全国中医药行业高等教育"十三五"创新教材

微针系统诊疗学

（第二版）

（供针灸推拿学专业用）

主 编　贾春生（河北中医学院）

　　　　马铁明（辽宁中医药大学）

U0335512

中国中医药出版社

·北 京·

图书在版编目（CIP）数据

微针系统诊疗学 / 贾春生，马铁明主编 . —2 版 .—北京：
中国中医药出版社，2016.7（2017.5重印）
全国中医药行业高等教育"十三五"创新教材
ISBN 978 - 7 - 5132 - 3414 - 6

Ⅰ.①微…　Ⅱ.①贾…　②马…　Ⅲ.①针灸疗法—中医药院校—
教材　Ⅳ.① R245

中国版本图书馆 CIP 数据核字（2016）第 110339 号

中国中医药出版社出版
北京市朝阳区北三环东路 28 号易亨大厦 16 层
邮政编码　100013
传真　010 64405750
山东百润本色印刷有限公司印刷
各地新华书店经销

开本 787×1092　1/16　印张 13.5　字数 302 千字
2016 年 7 月第 1 版　2017 年 5 月第 2 次印刷
书号　ISBN 978 - 7 - 5132 - 3414 –6

定价　29.00 元
网址　www.cptcm.com

社长热线　010 64405720
购书热线　010 64065415　010 64065413
微信服务号　zgzyycbs

书店网址　csln.net/qksd/
官方微博　http：//e.weibo.com/cptcm

淘宝天猫网址　http：//zgzyycbs.tmall.com

全国中医药行业高等教育"十三五"创新教材

《微针系统诊疗学》编委会

编写说明

　　微针系统诊疗学，是近几十年迅速发展起来的一门新兴学科。作为本学科的主要研究对象，微针系统（微针疗法）泛指采用针刺等方法刺激人体相对独立的特定部位，以诊断和治疗全身疾病的各种针灸疗法。其刺激部位有别于传统经穴，且偏于短针。与传统经穴应用相比，微针系统疗法具有穴位集中、操作简便、疗效独特等特点。微针系统诊疗学中的诊疗方法大多数是在继承中医诊法、针灸疗法、推拿疗法的基础上发展而成的，众多医家在长期的医疗实践中，积累了丰富的临床经验和理论知识，使得微针系统诊疗学的内容不断充实，逐渐形成了相对完善的理论体系，为本学科的发展奠定了坚实的基础。其主要内容包括如耳针、头针、眼针、舌针腕踝针、面针、口针、鼻针、人中针、手针、第二掌骨侧针法及全息律针法、足针与足底反射区疗法等各种微针疗法的穴位定位、操作、临床应用。这些不同的微针疗法在理论、操作、治疗作用和主治范围上各有特点，在临床上可以根据病证性质、证候类型及治疗要求等具体情况，分别选择应用。

　　根据教育部《关于进一步深化本科教学改革全面提高教学质量的若干意见》"对发展迅速和应用性强的课程，要不断更新教材内容，积极开发新教材，并使高质量的新版教材成为教材选用的主体"的指示精神，结合微针系统诊疗学近几十年理论体系的完善及广泛的临床应用的现实，我们组织全国20余所高等医学院校30余名知名专家组成编委会，编写了这本教材。

　　本教材的创新点体现在：首次将"微针系统诊疗学"的概念引入教材，对微针系统诊疗学的源流及发展进行了系统总结；以现有的各类微针疗法的"国家标准"为基础，并结合目前临床应用的实际情况，全面整理出微针系统的相关疗法；各个微针疗法之后给出典型病例，并对临床各科的主要疾病的微针治疗以专篇列出，以紧密与针灸临床相结合。此外，本教材精心配以大量插图，包括各类微针疗法的定位及操作图等，图文并茂，增强了教材的直观性。本教材适用于针灸推拿学专业本科学生使用，也可供其他各级各类专业学生学习参考。

本教材总论部分（第一章、第二章）由贾春生编写，第三章耳针由潘兴芳、张莘编写，第四章头针由高希言、周艳丽编写，第五章眼针由马铁明编写，第六章舌针由李晓峰编写，第七章腕踝针由赵吉平编写，第八章面针由孙曙霞、任珊编写，第九章口针由于溯编写，第十章鼻针由孔立红编写，第十一章人中针由杨志新、冯淑兰编写，第十二章手针由冯玲媚编写，第十三章第二掌骨侧针法及全息律针法由马铁明编写，第十四章足针与足底反射区疗法由田岳凤编写，第十五章神经精神疾病由王军、尚秀葵、陈卫华编写，第十六章内科疾病由田岳凤、张斌仁、胡幼平、秦晓光编写，第十七章外科及皮肤科疾病由张潮、杨宗保、李铁、杨路编写，第十八章妇科疾病由戴丽丽、姜云武、谢敏、杜玉茱编写，第十九章儿科疾病由尹洪娜、陈美仁、岳增辉编写，第二十章五官科疾病有岳增辉、杨志新编写，第二十一章其他疾病及美容由赵建新编写。

本教材为第二版，对第一版的部分内容和图片进行了修订，但仍可能存在不足，恳请各院校师生在使用过程中提出宝贵意见和建议，以便再版时修订提高，在此致谢！

本教材得到了国家自然科学基金面上项目的资助，编号为：81072883，81173342，81473773。

《微针系统诊疗学》编委会

2016 年 5 月

目　录

上篇 总 论

第一章 绪 论 ▷▷▷▷

　　微针系统疗法，泛指采用短针刺激人体相对独立的特定部位，以诊断和治疗全身疾病的各种针刺疗法。因其刺激部位有别于传统经穴，且偏于短针的应用而得名。与传统经穴应用相比，微针系统疗法具有穴位集中、操作简便、疗效独特等特点。

　　微针系统诊疗学中的诊疗方法大多数是在继承中医诊法、针灸疗法、推拿疗法的基础上发展而成的，随着近几十年的迅速发展，逐渐形成了相对完善的理论体系，成为在临床诊断与治疗方面应用广泛的一门新兴学科。

第一节　微针系统诊疗学发展简史

一、古代中医理论的奠基

　　早在3000多年以前，古人就对机体局部（特定部位）与整体之间的联系有所认识。如《周礼·天官》载："面之以九窍之变，参之以九脏之动。"意即通过观察体表九窍的变化，可测知内脏的病变。

　　在《黄帝内经》中就详细记载了五脏六腑、头面胸腹、上肢下肢等在面部的投影部位，并且根据这些部位的色泽变化，诊断与其相关的脏腑、肢体的病证。如《灵枢·五色》曰："庭者，首面也。阙上者，咽喉也。阙中者，肺也。下极者，心也。直下者，肝也。肝左者，胆也。下者，脾也。方上者，胃也。中央者，大肠也。扶大肠者，肾也。当肾者，脐也。面王以上者，小肠也。面王以下者，膀胱子处也。颧者，肩也。颧后者，臂也。臂下者，手也。目内眦上者，膺乳也。挟绳而上者，背也。循牙车以下者，股也。中央者，膝也。膝以下者，胫也。当胫以下者，足也。巨分者，股里也。巨屈者，膝髌也。此五脏六腑肢节之部也，各有部分。"论述了躯体内脏器官在面部的投影关系。

《灵枢·论疾诊尺》记述了古人把前臂作为一个整体的缩影,通过前臂的变化了解不同部位疾病的内容,其曰:"肘所独热者,腰以上热;手所独热者,腰以下热;肘前独热者,膺前热;肘后独热者,肩背热;臂中独热者,腰腹热;肘后粗以下三四寸热者,肠中有虫;掌中热者,腹中热;掌中寒者,腹中寒;鱼上白肉有青血脉者,胃中有寒。"

《灵枢·大惑论》云:"五脏六腑之精气,皆上注于目而为之精,精之窠为眼,骨之精为瞳子,筋之精为黑眼,血之精为络,其窠气之精为白眼,肌肉之精为约束。"在此基础上,后世发展起来的眼部五轮、八廓学说,是将眼部分为五轮或八个方位,分别对应相应的脏腑。

脉诊是中医四诊之一,脉诊法即通过脉口局部来测知人体生理病理的变化。《素问·脉要精微论》指出:"尺内两傍,则季胁也,尺外以候肾,尺里以候腹。中附上,左外以候肝,内以候膈;右外以候胃,内以候脾。上附上,右外以候肺,内以候胸中;左外以候心,内以候膻中。前以候前,后以候后。上竟上者,胸喉中事也;下竟下者,少腹腰股膝胫足中事也。"论述了寸口脉以候脏腑的观点。其后《难经》提出"独取寸口以决五脏六腑死生吉凶之法",即以膈、脐为界,将躯体分为上、中、下三段,分候寸、关、尺三部。晋代王叔和著《脉经》,对寸口脉与脏腑的对应关系规范为"肝心出左,脾肺出右,肾与命门俱出尺部",即左手分为心、肝、肾,右手分为肺、脾、命门。此后,取寸口脉以诊断全身疾病的中医独特方法一直沿用至今。

《灵枢·经脉》从经络联系的角度阐述了耳郭与全身相应的观点,"小肠手太阳之脉,其支者……却入耳中""三焦手少阳之脉,其支者……从耳后至耳中,出走耳前""胆足少阳之脉,其支者……从耳后入耳中,出走耳前""手阳明之别……入耳,会于宗脉""胃足阳明之脉……上耳前""膀胱太阳之脉……其支者,从巅至耳上角"。

唐代名医孙思邈不仅认识到耳郭与经络有密切的关系,而且在实践中还发现,当机体有病时能够在耳郭上产生反应。他在所著的《千金要方》中记载:"耳大小、高下、厚薄、扁圆则肾应之。""正黑色小理者,则肾小,小即安难伤。"

宋代钱乙的《小儿药证直诀》,除提出简要的小儿脉法外,尤其重视望色和局部诊察,书中对通过诊视小儿眼部测知全身疾病有较详细的论述。

明清时期,《审视瑶函》载眼部五轮学说,分属五脏,曰:"夫目之有轮,各应乎脏,脏有所病,必现于轮……肝有病则必发于风轮,心有病则发于血轮,肾有病则发于水轮,脾有病则发于肉轮。"《银海指南》则将眼分为八轮,分属于脏腑。《石室密录》记载鼻部为整体的缩影,认为两目之间为明堂,属心部;明堂下面,鼻的中端为肝部;肝部两侧为胆部;鼻的两侧为小肠部。《望诊遵经》搜集历代有关望诊的资料,将机体面、耳、口、唇、齿、腹、背、手、足等视为相对独立的部分,论述了通过诊察这些相对独立部分的异常推测全身疾病的所在。《厘正按摩要术》提出了耳背分属五脏的理论,并绘制了耳背图。此时,日趋成熟的舌诊,则根据舌部的不同部位与不同脏腑相关,进行望舌诊病。自17世纪初开始,有的望诊专书和小儿推拿专书又记载了五脏在耳郭的反映部位，开创了耳诊法。

由此可见，古代中医早已认识到身体的某些局部同全身各部分有着投影或关联关系，并以这种理论指导诊断及治疗。

二、近现代的迅速发展及成形

19 世纪中叶出现了利用虹膜变化诊断疾病的 Vega 虹膜分区表，虹膜诊断点发展到 30 个左右，这说明眼睛的每一细部与人体存在着密切的联系。匈牙利的 Peezely 以《用眼作诊断的操作引论》发表了他对虹膜的研究结果，确信眼睛与整体有连带关系。20 世纪初，Lean Vannier 对各器官系统与虹膜的关系进行了较系统的研究，他指出机体各部的状态、陈旧性损害和功能紊乱在眼睛上都有特异性改变。Craston Verdier 自 1930 年以后一直热衷于虹膜诊断学的研究，他将原有的 30 多个虹膜诊断点发展到 160 个左右。

20 世纪初，英国医生菲特兹格拉德提出了人体区带反射理论和人体反射区带图，并进一步创立了足反射疗法。实践中他发现在鼻腔内部也有像足那样与内脏相关的穴位。此发现促使他开始系统地研究人体各部与内脏器官的密切联系。在其所著的《区带治疗法》中，他将人体纵向分为 10 个区带，每个区带都是人体的缩影。其后，他又与美国按摩医师莫哈姆密切合作，绘制出足部全息图，将人体的各器官系统投射到足反射区带内。1940 年，莫哈姆著成《足会说话》一书，意即足部某处的反应是相关内脏器官的"呼叫"，充分体现了其对足部是整体缩影的认识。之后，德国的玛尔卡、日本的吉元昭治及我国台湾的吴若石等，都致力于足部反射疗法的研究。

"面诊及反馈疗法"于 20 世纪 70 ~ 80 年代在国外盛行，对此研究颇为深入者当属法国的 Tran Van Sen 等，其曾在《美国针灸杂志》上做过总结，指出"面诊及反馈疗法"是以人体各部在颜面具有投影理论为依据的。"面诊"是通过观察病人颜面的异常"疵点"（包括骨骼和肌肉的形态、张力、弹性的变化，皱纹、瘢痕、皮肤色泽变化及皮温变化、局部充血、皮下小动脉、雀斑、粉刺、白斑、痣，病人自觉的疼痛、痒感、烧灼感以及仪器测得的局部温度、电阻、电磁等的变化）来诊断疾病；"反馈疗法"则是在此基础上作用于相应的"疵点"治病的一种方法。同时，他们还绘制了面部投影图，人体各器官系统反射到面部，都有特定的位区。在探讨面诊及反馈疗法的理论基础时，他们提出了一整套的理论基础，其中最重要的理论之一便是反射理论。此理论认为宇宙、社会和人体为一个完整的整体，人体是宇宙的缩影，面部存在于整体之中，是整体的一部分，即颜面代表了整个人体，因此，人体任何心理、生理和病理状况都会反映于面部。颜面有如一面镜子，对内脏变化的反映既全面又有特异性。

现代意义的微针系统诊疗法，最初出现于 20 世纪 50 年代。耳针疗法为其先导。法国外科医生诺杰尔（P.Nogier）博士偶然发现一位患顽固性坐骨神经痛的妇女在同侧耳郭被烧灼后症状完全消失。此后，他经过长达 6 年的系统研究发现"外耳并非单纯为一弯曲软骨，它与内脏器官存在着密切的关系。内脏发生疾患时在耳郭上就会有相应的反应点出现"，并提出了形如胚胎倒影式的耳穴分布图。其后，耳针疗法迅速在世界范围内流传、使用和研究。1958 年，叶肖麟将 P.Nogier 博士的耳穴介绍到国内，于是耳穴很快受到国内学者的重视，并广泛开展耳穴临床诊治实践，对已有耳穴从临床治疗到作用原理等方面进行了验证、筛选和补充，逐渐形成了目前国内广为医用的耳穴图谱。为适应学术交流，世界卫生组织亚太区办事处于 1980 年委托我国制定了"耳穴标准化方案"，并于 1987 年在韩国举办的"国际耳穴标准化工作会议"上通过，这标志着耳穴诊疗研究又进入了一个新的时期。

在不断地探索和实践中，我国学者以中医学的理论为指导，又相继发现了相对独立的面穴、鼻穴、口周穴、手穴、头皮针穴区、眼针穴区等微针穴位系统，并分别创立了相应的针刺疗法，在临床上取得了很好的效果，受到人们的重视，并相继传到国外，引起了国外学者的关注。此后，微针系统诊疗体系逐渐完善，成为一门相对独立的学科。现在的微针系统诊疗学主要包括耳针、头针、眼针、舌针、腕踝针、面针、口针、鼻针、人中针、手针、第二掌骨侧针法及全息律针法、足针与足底反射区疗法等十余种诊疗法，在临床上发挥着越来越重要的作用。

三、微针系统概念的提出和命名

1976 年，美国学者 DALE 提出了"微针系统"说，与以他认为的"巨针系统"（指经典的十四经穴系统，现在流行的说法为体针系统）相区别。一时间不少人沿用此说，并衍生出"微针疗法""微诊疗系统""微诊疗学系统"等名称，有的专著对"微针疗法"下了定义：微针疗法即特定部位针刺疗法，它是通过针刺全身各部微小的经络脏象系统的缩影部位来治疗疾病的新疗法。由此可看出，其实际意义是指身体某一特定部位（如头、面、鼻、眼、耳、手、足等）能反映机体各脏腑、经络的生理和病理状态，按全息医学的观点，各局部均反映整体的信息而成为整体的各项全息元。

"微针系统"这个词组中的"针"字是针刺之意，这是由于微针系统治疗疾病大多采取针刺疗法的缘故。但是，随着微针系统诊疗法的发展，治疗方法已不限于针刺，还有艾灸疗法、热度疗法、贴压疗法、指压疗法、按摩疗法、低频声波疗法、电刺激疗法、磁疗法、激光照射疗法、穴位注射疗法、药物贴敷疗法等。微针系统不只用于治疗，还用于诊断，可见，"微针系统"这个名称已经同实际情况大相径庭了。再者，"微针系统"的"微"字，本是针对"系统"二字而言，即可供针刺的微小系统。有人误将"微针"当作一个词，而与《灵枢》所说的"微针"（即小针）相混淆。

由于上述原因，著名中医针灸专家王雪苔教授曾提出"微针系统"名称理应加以改换，用一个概念更准确的名称来代替。可供选用的新名称有三：一为"微针灸系统"，"针灸"二字比单一"针"字概念广泛，不只包括针刺疗法、艾灸疗法，还包括各种腧穴特种疗法；二为"微穴系统"，"穴"字更符合微针系统所使用的刺激与反应部位的特征，近年来，人们逐渐将"耳针疗法"改为"耳穴诊疗法"就是实践的证明；三为"全息区"，这是借鉴全息生物学的词汇，加一个"区"字，取代"系统"二字，也很贴切。姜瑞兰等曾提出"微经穴诊疗系统"来代替"微针系统"，也极力主张用全息理论引入此类系统中，用"耳全息穴群""头全息穴群"等来简称。

第二节　微针系统诊疗学的理论基础

一、经络学说

经络是经脉和络脉的总称，是人体内运行气血的通道。经络学说是阐述人体经络系统的循行分布、生理功能、病理变化及其与脏腑相互关系的一门学说。它是中医理论体系的重要组成部分，贯穿于中医学的生理、病理、诊断、治疗等方面，几千年来一直指导着中医各科的临床实践，与针灸学科的关系尤为密切。《灵枢·经别》说："夫十二经脉者，人之所以生，病之所以成，人之所以治，病之所以起。学之所始，工之所止也。"说明经络对生理、病理、诊断、治疗等方面具有重要意义，从而为历代医家所重视。

人体的五脏六腑、四肢百骸、五官九窍、皮肉筋骨等组织器官，之所以能保持相对的协调和统一，完成正常的生理活动，是依靠经络系统的联络沟通而实现的。经络系统密切联系周身的组织和脏器，在生理功能和病理变化方面都起着重要的作用。由于十二经脉及其分支纵横交错、入里出表、通上达下联系了脏腑器官，奇经八脉沟通于十二经之间，经筋皮部联结了肢体筋肉皮肤，从而使人体的各脏腑组织器官有机地联系起来，正如《灵枢·海论》云："夫十二经脉者，内属于脏腑，外络于肢节。"脏腑居于内，肢节居于外，其间是通过经络系统相联系的。

经络具有运行气血、协调阴阳和营养全身的作用。在疾病的情况下，经络具有抗御病邪、反映证候的作用，在正虚邪乘的情况下，经络又是病邪传注的途径，当体表受到病邪侵犯时，可通过经络由表及里，由浅入深。此外，经络也是脏腑之间、脏腑与体表组织部位之间相互影响的渠道，内脏病变又可通过经络反映到体表组织部位，如《灵枢·邪客》说："肺心有邪，其气留于两肘；肝有邪，其气流于两腋；脾有邪，其气留于两髀；肾有邪，其气留于两腘。"说明经络是病邪传注的途径。

由于经络有一定的循行部位和脏腑属络，它可以反映经络本身及所属脏腑的病证，因而在临床上，可根据疾病所出现的症状，结合经脉循行的部位及所联系的脏腑，作为辨证归经的依据。通过观察全身经络穴位的色泽、形态变化，如皮肤的皱缩、隆陷、松弛，以及颜色的变异、光泽的阴晦、色素的沉着和斑疹的有无等可诊断疾病。《灵枢·背腧》记载："欲得而验之，按其处，应在中而痛解，乃其俞也。"这就是说脏腑有病就会在体表相应部位出现反应，按压反应部位，疼痛也随之缓解。

微针系统诊疗学的穴位和刺激部位均通过经络与人体脏腑和组织有密切的联系，这种局部和整体的密切联系，与经络系统的作用是密不可分的。经络学说是微针系统诊疗学的理论基础。

二、生物全息学说

全息（Holography）一词，最早始于物理学，是"全部信息"的简称。1948年，物理学家葛伯（D. Gabor）发明了全息摄影术，这是一种利用光的干涉原理记录物像并在激光照射下显像的全新技术。通过这种摄影术得到的图像如果在一定程度上被破坏，任何一块小的碎片仍然能够显示出物体原来的完整影像，而并不会因为底片的碎裂使影像残缺不全，只是比例缩小。全息照片所反映的实质，是局部包含着整体的信息，是整体比例的缩小。

随着"全息"一词运用到生命科学的研究中，30 余年来国内外学者在生物学界开辟了一个新兴的研究领域，即全息生物学。全息生物学的核心理论是生物全息律。微针系统的诊疗学正是在这些理论的指导下迅速发展起来的。

1. 生物全息现象

生物全息律是由我国学者张颖清教授首先发现和提出的。张氏通过对自然界生物的大量观察和研究发现，无论是植物体还是动物体，其中都存在全息相关现象，如在整个植物体中，叶、果等作为相对独立的部分，其形状总是与植株的形状极为相似，是整个植株的缩影。1973 年，张氏发现了第二掌骨桡侧的全息穴位群（图 1-1），相关穴位在第二掌骨节肢的分布规律与它们对应部位在人体整体上的分布规律基本相同，恰似整体的缩影。在第二掌骨桡侧，根据压痛点的有无和位置，就能判断整个机体有无疾病及病变的位置；在压痛点进行相应的刺激（针刺或按摩），就可治疗整体对应部位的疾病。由此而扩展，张氏认为第二掌骨桡侧的穴位分布规律不应只是此处所独有，而在全身的其他节肢也应有相同的穴位排布规律，不论是股骨还是指骨，都有着与第二掌骨侧相同

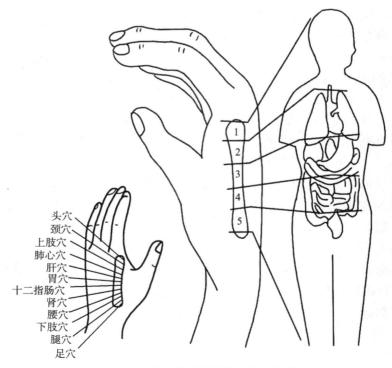

头穴
颈穴
上肢穴
肺心穴
肝穴
胃穴
十二指肠穴
肾穴
腰穴
下肢穴
腿穴
足穴

图 1-1　第二掌骨桡侧的全息穴位群

的穴位的分布规律，都是人体的整体缩影，进而提出了头部、躯干、四肢等各相对独立的部分全息穴位群。张氏把观察到的这种局部与整体的关系称为全息相关性，把这些生物学现象称为全息生物现象。

2. 全息元

在一个生物体内，功能或结构与其周围的部分有相对明显边界的相对独立的部分，称为全息元，也称全息胚。如一片叶片、一个果实、一个茎块、一根长骨、一只眼睛、一个鼻子、一只手、一只脚等，都是独立的全息元。

一个全息元各部位的生物学特性是大致相似的。但是同时又必须看到，一个全息元的各部位在生理、病理、生化、遗传等生物学特性上又是有差别的，即每一个生物全息元具有相对的独立性，如人体的眼睛、鼻子、耳朵、手、脚与周围组织都有明显的界限，植物的叶子、果实等更是独立存在的。

生物体是一个大系统，构成整体的全息元分属于不同的层次，大全息元中又包含着小全息元，即全息元具有层次级别性。整体以下的全息元的级别由高向低、由大向小依次为第 1 级，第 2 级……第 n 级全息元。在全息元之间的关系上，就有同级全息元（如眼睛与鼻子、左手和右手等）和异级全息元（如足和虹膜、手与第二掌骨桡侧等）的区别，同级全息元的生物学特性相似程度较大，异级全息元的生物学特性差异较大。全息元与整体、全息元与全息元之间具有如上所述的全息对应关系被称为具有全息相关性，全息相关性的程度称为全息相关度。

3. 生物全息律

生物体全息元上的每个位区（点），都分别在整体或其他全息元上有各自的对应部位；全息元上的某个位区（点）相对于该全息元的其他位区（点），与整体或其他全息元相比，其所对应部位的生物学特性相似程度较大；各位区（点）在全息元上的分布规律与其对应部位在整体上或其他全息元上的分布规律相似。这样，每一个全息元就包含着整体各部位及其他全息元各位点的生物学特性的信息，这与一幅全息照片的每一碎裂的小片都包含着整个生物的信息十分相似，故把生物体结构的这一法则称为"生物体结构的全息定律"，简称"生物全息律"。（图 1-2）

第二掌骨侧全息诊疗法和生物全息律问世后，微针系统中的多种诊疗方法便与之联系起来，并将生物全息学说的原理作为这些诊疗方法的穴位分布规律和作用原理的一种解释理论之一。如耳穴形似倒置胎儿的分布规律，以及鼻针、手针穴位的分布规律等，均完全符合生物全息律的原理。

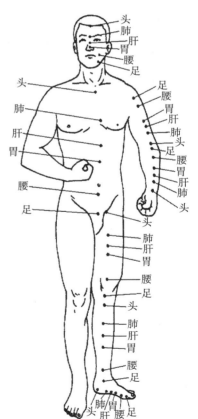

图 1-2　生物全息律穴区

三、神经反射学说

对微针系统相应穴位的刺激可以起到调节相对应脏腑器官生理功能的作用，它是以人体"刺激－反应"这一生理现象为基础的，也就是说，机体对内、外环境的刺激都能在中枢神经系统的参与下及时给予规律性的应答。而"刺激－反应"这一生理现象是以神经系统固有的反射方式——反射弧来完成的，即感受器－传入神经－神经中枢－传出神经－效应器。

人体表面和内部有无数的神经末梢感受器，当机体内、外环境发生改变，首先刺激感受器，引起神经冲动，沿传入神经到达中间神经元，再将冲动传到高级中枢效应神经元或传出神经到达效应器，传至相关的细胞、组织，发生生理变化。刺激微针系统的相应穴位，就是通过上述神经反射方式调动机体内各种系统保持不断地联系、合作与协调，从而使其相关的脏腑器官的生理功能得以调节，达到防治疾病的目的。

脑内神经元的全息联系学说指出，机体的任一相对独立部分的每一位区在中枢内投射，都与其所对应的整体部位在中枢内的投射存在着双向突触联系，如耳穴信息的传递就是由脑内全息联系的神经元作为反射中枢而形成的全息反射路。反射弧是神经元传递信息的通路。全息反射中枢所存在的基本部位是在脑干，从脑干到大脑皮层的各级中枢都有神经细胞参与这一反射过程的控制。微针系统穴位刺激作用的发生，即通过大脑皮层高级神经中枢和植物性神经系统反射引起的。

第二章　微针系统常用诊断及治疗方法 ▷▷▷▷

第一节　诊断方法

由于微针系统的穴位（穴区）均为整体的缩影，当整体组织器官发生病变时，在微针系统的相应穴位（穴区）就会出现一些异常的改变。利用微针系统相应穴位所出现的这些异常变化，可以帮助我们诊断整个机体的病变。

微针系统在诊断学方面的研究较多，如耳穴诊断的内容已经较为系统（详见各论）。临床上常用的微针系统诊断方法包括直接观察法、切按法、电阻测定法、染色法等。

一、直接观察法

直接观察法是指通过肉眼观察或借助放大镜观察不同微针系统穴位出现的异常变化来诊断整体组织器官疾病的方法。这些异常变化包括相应穴位的变形、变色、凹陷、隆起、丘疹、脱屑、条索、血管改变等，这些均为具有诊断意义的阳性反应点。

望诊时需让患者采取适当的体位，让被观察的部位充分暴露，在相应区域按一定的顺序（如从上至下、从左至右等，避免遗漏）仔细观察，寻找阳性反应点。如发现阳性反应时，用手指先绷紧阳性反应处的皮肤，然后放松，再慢慢绷紧、慢慢放松，以便仔细观察和鉴别阳性反应物的大小、形状、色泽及类型，同时与周围及对侧穴位进行对比观察，以鉴别反应的真伪及类型。阳性反应物常有强烈压痛反应，而一些常见的如痣、疣、白色结节、小脓疱、冻疮瘢痕等假象则无压痛。对于发现的皮下或皮内可疑结节或条索隆起，应用手指按、压或用探棒试探其大小、硬度、可否移动、有无压痛、边缘是否整齐等。

二、切按法

切按法是通过用探笔、毫针针柄或手指指腹触摸、按压相应穴位，探查其形态改变或压痛敏感程度而诊察疾病的方法。

按压时需以均匀的压力顺序按压，并观察患者的疼痛反应，寻找出压痛最敏感的穴位。按压要保持压力大小和方向一致性，过程中避免暗示病人，以增强结果的可靠性。尽可能减少对同一穴区按压的次数，反复按压同一部位会使该部位的感觉灵敏度降低，降低结果的可靠性。亦可以手指指腹仔细寻按，感知相应穴区是否存在隆起、凹陷、结节、软骨增生及水肿等阳性反应，并以适宜的压力上下左右捻动，仔细体会阳性反应物的边缘、界限、光滑度及是否移动等。

三、电测定法

当人体出现病理变化时，相应微针系统的反应点的电学特性亦会发生改变，运用电测定仪可以测定其电阻、电位、电容的变化，从而帮助我们诊断疾病。

探测时，患者手握电极，医者手执探测头，先放在某一基准穴上，以确定病人的基础电阻。然后在相应的微针系统位区按顺序探测，当探到电阻低的敏感点（良导点）时，可以通过电测定仪的指示信号、音响或仪表数据等显示出来。

由于电测定仪种类繁多，使用前必须熟悉所选仪器的性能，并严格按产品的使用规定操作。探测时用力要均匀，既不能太轻也不能太重，以不出现凹陷为度，在各穴位停留的时间要一致。由于皮肤电阻值的个体差异较大，因此不宜运用测得的穴位电阻绝对值来分析结果，最好是先测得基础电阻值，再计算穴位电阻值与基础值的比值来进行对比分析。

四、染色法

目前，染色法主要用于耳穴的染色诊断，是使用染色液和活体染色技术使相应穴区着色来观察的方法。

管遵信首创了管式染色液，由特殊的着色物质为主配制而成，其后有所改进。染色前先用 $NaHCO_3$ 液、高锰酸钾液、草酸液、蒸馏水逐次清洗耳郭并吸干，然后用棉球蘸饱和染色液在耳郭上均匀涂抹进行着色，最后用脱色液进行清洗，凡不能被洗去的耳穴即为着色阳性点。

第二节　治疗方法

一、术前准备

1. 体位

针刺时患者的体位选择是否得当，对穴位的定位、施术操作、持久的留针，以及防止晕针、滞针、弯针甚至折针等都有很大的影响。因此，根据施术部位，应以利于医者取穴、操作和患者舒适为原则选择适当的体位；如因治疗要求和某些腧穴定位的特点而必须采用两种不同体位时，应根据患者的体质、病情等具体情况灵活掌握。对初诊、精神紧张或年老、体弱、病重的患者，有条件时，应尽量采取卧位，以防病人感到疲劳或晕针等。

2. 取穴

治疗点的准确与否，直接关系到疗效。治疗前医者必须将相应穴位或反应点的位置定准。要熟悉治疗部位的解剖特征，如进行针刺，须掌握进针角度、方向、深浅，避免进针和行针时的疼痛，防止针刺出血、血肿、滞针、弯针等意外出现。

3. 消毒

术前的消毒范围应包括针具器械、医者的双手、病人的施术部位、治疗室用具等。使用毫针针刺，除一次性使用的无菌针灸针外，普通毫针如果不消毒或消毒不严，都有可能造成病毒交叉感染，轻者可引起局部红肿，形成脓疡，重者会出现全身症状等不良后果。因此，针刺治病要有严格的无菌观念，切实做好消毒工作。针后皮肤针孔不要立即接触水和污染物品。

二、选穴原则

1. 辨证取穴

根据中医的脏腑、经络学说辨证选用相关穴位。如耳针治疗皮肤病，按"肺主皮毛"的理论，选用肺穴；目赤肿痛患者，除选用相应的部位外，可按"肝开窍于目"的理论，选用肝穴。

2. 对症取穴

根据中医或西医学的生理、病理知识，针对临床症状选用有关的穴位。如用耳穴治疗胃痛取耳穴胃为主穴，如同时兼见腹胀，可选腹穴。

3. 对应取穴

直接选取病变部位或组织器官在相应微针穴区的对应穴位，如腰痛可取耳穴腰骶椎、手针腰腿区、足针腰穴等。

4. 经验取穴

指根据临床实践经验取穴。如耳穴外生殖器穴治疗腰腿痛效果良好，耳穴神门具有良好的止痛效果，头针顶颞前斜线治疗中风有奇效等。

三、刺激方法

1. 毫针刺法

针具一般选用28 ~ 30号粗细的0.5 ~ 1.5寸长的毫针。确定相应穴区及常规消毒后，快速刺入穴位皮肤，根据穴位局部特点采用相应的针刺角度刺入一定的深度，刺激的强度和手法应视病人的病情、体质和耐痛度等综合决定。留针时间一般为20 ~ 30分钟，慢性病、疼痛性疾病留针时间可适当延长，儿童、老年人不宜多留。期间可间歇运针，治疗结束后按常规方法出针，并用消毒干棉球压迫针孔，以免出血。

2. 电针法

电针法是将毫针法与脉冲电流刺激相结合的一种方法，利用不同波形的脉冲电刺激以强化效应，达到增强疗效的目的。凡适宜毫针刺法的疾病均可应用。操作时先按毫针刺法的操作将毫针刺入相应穴位并使之得气，然后将电针仪的两根导线接在两根毫针的针柄上，打开电源开关，选好波型，慢慢调高至所需的输出电流量。通电时间一般在5 ~ 20分钟，如感觉弱时，可适当加大输出电流量，或暂时断电1 ~ 2分钟后再行通电。当达到预定时间后，先将输出电位器退出"0"位，然后关闭电源开关，取下导线，最后按一般起针方法将针取出。

3. 埋针法

埋针法是将皮内针埋于相应穴位内以治疗疾病的一种方法，此法适用于一些疼痛性疾病和慢性病，可起到持续刺激，巩固疗效或防止复发的功用。使用时，消毒局部皮肤，左手固定埋针处的皮肤，右手用镊子夹住消毒的皮内针柄，轻轻刺入所选的穴位皮内，一般刺入针体 2/3，再用胶布固定。每日自行按压 3 次，留针 3 ~ 5 天。如埋针处痛甚而影响睡眠时，应适当调整针尖方向或深浅度。埋针处不宜淋湿浸泡；夏季埋针时间不宜过长，以免感染。局部若出现胀痛不适需及时检查，如针眼处皮肤红肿应立即出针，并采取相应措施。

4. 压丸法

压丸法又称压籽法，是利用某种压丸贴于相应穴位以取得治疗效果的一种简易刺激方法。本法能起到持续刺激的作用，可治疗常见病证，不仅能收到毫针、埋针法同样的疗效，而且安全无痛，副作用少，适用于老年人、儿童及惧痛的患者。将王不留行贴于 0.5cm×0.5cm 的小方块胶布中央，然后贴敷于相应穴位上。一般患者每天可自行按压数次，3 ~ 5 天更换 1 次。使用中应防止胶布潮湿或污染，以免引起皮肤炎症。个别病人可能对胶布过敏，局部出现红色粟粒样丘疹并伴有痒感，可改用毫针法治疗。一般孕妇用本法时按压宜轻，但习惯性流产者须慎用。局部皮肤有炎性病变、冻疮等不宜采用。

5. 灸法

灸法是指利用艾叶等易燃材料或药物，点燃后在穴位上或患处进行烧灼或熏熨，借其温热性刺激和药物的药理作用，以达到防病治病目的的一种外治方法。本法多用于虚证、寒证、痹证等。灸的材料可用艾条、灯心草、线香等。操作时，既可用艾条间隔穴位一定距离进行施灸，也可把艾炷直接或隔垫物品放在穴位皮肤上施灸。对精神紧张、严重心脏病患者、孕妇等均应慎用；颜面、耳鼻等部位不宜用艾炷直接灸；眼、唇、舌等部位不宜用灸法；施灸后局部若出现水疱，应注意护理，防止感染。

6. 刺血法

刺血法是用三棱针在相应穴位处刺血的一种治疗方法。凡属瘀血不散所致的疼痛，邪热炽盛所致的高热抽搐，肝阳上亢所致的头晕目眩、目赤肿痛等症，均可采用刺血法。本法具有祛瘀生新、清热泻火的作用。操作前常规消毒，持三棱针或毫针对准穴位或络脉迅速刺入 1 ~ 2mm，随即退出，用手挤压局部，放血 3 ~ 5 滴，然后以消毒干棉球压迫针孔止血。隔日 1 次，急性病可每日 2 次。虚弱者、孕妇及患出血性疾病或凝血功能障碍者不宜用本法。

7. 穴位注射法

穴位注射法是用微量药物注入相应的穴位内，通过注射针对穴位的刺激及注入药物的药理作用达到治疗疾病目的的方法。根据病情选用相应的注射药液，所用针具为 1mL 注射器和 26 号注射针头，将抽取的药液缓慢地注入皮下，每次 1 ~ 3 穴，每穴注入 0.1 ~ 0.3mL，隔日 1 次，7 ~ 10 次为 1 个疗程。

8. 磁疗法

磁疗法是用磁场作用于穴位而治疗疾病的方法，具有镇痛、消炎、止痒、催眠、止喘和调整自主神经功能等作用，适用于各类痛证、哮喘、皮肤病、神经衰弱、高血压病等。如用直接贴敷法，即把磁珠放置在胶布中央直接贴于穴位上（类似压丸法），或用磁珠或磁片异名极在患部前后相对贴，可使磁力线集中穿透穴位，更好地发挥作用。间接贴敷法则是用纱布或薄层脱脂棉把磁珠（片）包起来，再固定在穴位局部，这样可减少磁珠（片）直接接触皮肤而产生的某些副作用。

9. 其他

如推拿治疗、激光照射法、生物电治疗等。

四、适应范围

目前，我国用微针系统诊疗学的各种治疗方法治疗的病证已达200多种，病种涉及内、外、妇、儿、神经、五官、皮肤各科。根据临床应用情况，概括起来有以下几个方面：

1. 各种疼痛性病证

如对头痛、偏头痛、三叉神经痛、肋间神经痛、带状疱疹、坐骨神经痛等神经性疼痛，扭伤、挫伤、落枕等外伤性疼痛，五官、颅脑、胸腹、四肢外科手术后所产生的伤口痛、胆绞痛、肾绞痛、胃痛等内脏痛，麻醉后头痛、腰痛等手术后遗痛，均有较好的止痛作用。

2. 各种炎性病证

如对急性结膜炎、中耳炎、牙周炎、咽喉炎、扁桃体炎、腮腺炎、气管炎、肠炎、风湿性关节炎、面神经炎、末梢神经炎等有一定的消炎止痛作用。

3. 功能紊乱性病证

如对心律不齐、高血压、多汗症、肠功能紊乱、月经不调、神经衰弱、癔病等具有良好的调节作用，可促进病证的缓解和痊愈。

4. 过敏与变态反应性疾病

如对过敏性鼻炎、支气管哮喘、过敏性结肠炎、荨麻疹等能消炎、脱敏，改善免疫功能。

5. 内分泌代谢性疾病

如单纯性肥胖症、甲状腺功能亢进、绝经期综合征等，微针系统诊疗法有减肥、改善症状、减少常规服药量等辅助治疗作用。

6. 传染病

如对菌痢、疟疾等，耳针治疗能恢复和提高机体的免疫力，从而加速疾病的痊愈。

除上述病证外，微针系统诊疗法还可以用于预防感冒、晕车、晕船，治疗输液反应，还可用于戒烟、戒毒等。

五、禁忌证

微针系统诊疗学的禁忌证，因刺激部位及刺激方法的不同而各异。总体概括起来包括以下几个方面：

1.过饥、过饱、过劳、醉酒、年老体弱及精神紧张或畏针者，不宜用毫针刺法，以避免出现晕针等异常反应。

2.有严重器质性病变、伴有高度贫血者，有严重心脏病史者，刺激量不宜过强或不宜针刺。

3.孕妇下腹部所对应的微针系统穴位及易引起子宫收缩的相应穴位，应慎用或禁用。

4.皮肤有开放性感染、溃疡、冻疮、肿瘤等部位，禁用针刺或其他刺激方法。

5.对不同刺激方法有其不同的禁忌证，亦须严格遵守。

六、常见异常情况及处理

微针系统治疗方法多为简便安全的疗法，但由于种种原因，如操作不慎，或疏忽大意，或触犯针刺禁忌，或针刺手法不适当，或对人体解剖部位缺乏全面的了解，有时也会出现某种不应有的异常情况，如晕针、滞针、弯针、折针、针后异常感、损伤内脏等。一旦出现上述情况，应立即进行有效的处理，不然，将会给患者造成不必要的痛苦，甚至危及生命。因此，针灸工作者应加以注意，预防异常情况的发生。

1.晕针

晕针是在针刺过程中患者发生的晕厥现象，多见于初受针刺治疗的患者。可因情绪紧张、素体虚弱、劳累过度、饥饿，或大汗后、大泻后、大失血后；也有的是因体位不当，施术者手法过重，或因诊室内空气闷热、过于寒冷、临时的恶性刺激等，而致针刺时或留针过程中患者发生此症。患者轻者感觉精神疲倦，头晕目眩，恶心欲吐；重者突然出现心慌气短，面色苍白，出冷汗，四肢厥冷，脉细弱而数或沉伏，甚而神志昏迷，猝然仆倒，唇甲青紫，大汗淋漓，二便失禁，脉细微欲绝。

此时应立即停止针刺，或停止留针，退出全部已刺之针，扶病人平卧，头部放低，松解衣带，注意保暖。轻者静卧片刻，给饮温茶或温开水，即可恢复。不能缓解者，在行上述处理后，可指按或针刺急救穴，如人中、素髎、合谷、内关、足三里、涌泉、太冲等。也可灸百会、关元、气海。若仍人事不省、呼吸细微、脉细弱者，可采取西医急救措施，在病情缓解后，仍需适当休息。

对初次接受针治者，要做好解释工作，解除恐惧心理，对体质虚弱或年迈者应采取卧位，且体位适当、舒适、少留针；取穴宜适当，不宜过多；手法宜轻，切勿过重。对过累、过饥、过饱的患者，推迟针刺时间，应待其体力恢复、进食后再进行针刺。注意室内空气流通，消除过热、过冷因素。医者在针刺过程中应密切观察患者的神态变化，询问其感觉。

2.滞针

滞针是指在行针时或留针后医者感觉针下涩滞，捻转、提插、出针均感困难，而患者则感觉疼痛的现象。患者精神紧张，或因病痛或当针刺入腧穴后，引起局部肌肉强烈痉挛；或行针手法不当，捻针朝一个方向角度过大，肌纤维缠绕于针体；或针后患者移动体位所致。若留针时间过长，有时也可出现滞针。

如因患者精神紧张，或肌肉痉挛而引起的滞针，须做耐心解释，消除紧张情绪，延长留针时间，或用手在邻近部位做按摩，以求松解，或在邻近部位再刺一针，或弹动针柄，以宣散气血，缓解痉挛；如因单向捻转过度，需向反方向捻转；如因患者体位移动，需帮助其恢复原来的体位。滞针切忌强力硬拔。

对初次接受针治者和精神紧张者，做好针前解释工作，消除紧张情绪。进针时应避开肌腱，行针时手法宜轻，不可捻转角度过大，切忌单向捻转。选择较舒适的体位，避免留针时移动体位。

3. 弯针

弯针是指进针和行针时，或当针刺入腧穴及留针后，针身在体内形成弯曲的现象。术者进针手法不熟练，用力过猛且不正；或针下碰到坚硬组织；或进针后病者体位有移动；或因外力碰撞而压迫针柄；或因滞针处理不当可造成弯针。

出现弯针后，不要再行任何手法。弯曲度较小的，可按一般拔针法，将针慢慢拔出；针身弯曲度较大的，可顺着弯曲方向慢慢将针退出；体位移动所致的弯针，先协助患者恢复进针时的体位，之后始可退出；针体弯曲不止一处者，须结合针柄，扭转倾斜的方向，逐次分段外引。总之，要避免强拔猛抽而引起折针、出血等。

因此，术者手法要轻巧，用力适当，不偏不倚；患者体位适当，留针过程中不可移动体位；针刺部位和针柄要防止受外物碰压。

4. 针后异常感

针后异常感是指出针后患者遗留酸痛、沉重、麻木、酸胀等不适的感觉。多半是行针手法过重，或留针时间过长，或体位不适造成。一般出针后让患者休息片刻，不要急于离去。用手指在局部上下循按，或加艾条施灸，即可令不适症状消失或改善。

5. 出血和皮下血肿

出血是指出针后针刺部位出血；皮下血肿是指针刺部位出现的皮下出血而引起肿痛的现象。出血、青紫多是刺伤血管所致，有的则为凝血功能障碍。

出血者，可用棉球按压较长的时间和少施按摩。若微量的皮下出血而引起局部小块青紫，一般不必处理，可自行消退。若局部肿胀疼痛较剧，青紫面积大而且影响活动功能时，可先做冷敷，止血后，再做热敷，以促使局部瘀血消散吸收。

应仔细检查针具，熟悉人体解剖病位，避开血管针刺。行针手法要匀称适当，避免手法过强，并嘱患者不可随意改变体位。出针时立即用消毒干棉球按压针孔。

中篇 常见微针系统

第三章 耳 针 ▷▷▷▷

第一节 概 述

耳针，是指在中医、针灸基本理论以及西医学理论的指导下，使用毫针针刺或其他方法刺激耳穴以诊治疾病的一种方法。

一、耳针源流及发展

耳针疗法是我国中医学的重要组成部分。1973 年，长沙马王堆西汉墓出土的《阴阳十一脉灸经》中就提到了与上肢、眼、颊、咽喉相联系的"耳脉"。《灵枢·经脉》直接记载手足六条阳经都与耳郭有经脉联系，且有通过观察耳部变化诊断疾病的应用，如"视耳好恶，以知其性""耳轮焦枯，如受尘垢者，病在骨"等，这些都是望耳诊病最早的记载。清代汪宏在《望诊遵经》一书中专辟"望耳诊法提纲"讨论耳郭望诊，除引述前人经验外，对望耳识病加以概括和阐发，将耳部色泽变化分属五行，应乎五脏。关于刺激耳部穴位以治疗疾病，古人也积累了一些成功的经验。如《灵枢》载"厥头痛，头痛甚，耳前后脉涌有热，泻其出血""邪在肝，则两胁中痛……取耳间青脉以去其掣"。唐代孙思邈的《千金翼方》亦载有灸耳以治病。到清代四明陈氏的《小儿按摩经》已经出现了耳部的复式按摩手法。此时《厘正按摩要术》一书已经提出了耳背分属五脏的理论，这是《黄帝内经》之后论述耳与脏腑生理关系最引人注目的发展。

1946 年，美国人 Potter. F. L 曾报道先天两肾的发育情况与耳壳形态有某种对应关系，但当时并未引起世人的注意。1957 年，法国医师 P.Nogier 在中国耳穴诊治的基础上，将他形如倒置胎儿的耳穴分布图公之于世，引起世界医学界对耳穴医学的关注，并掀起了耳穴诊治学临床试验研究的热潮，促进了我国耳针疗法的发展。

迄今为止，采用耳针疗法治疗的疾病种类已达 200 余种，涉及内、外、妇、儿、五官、皮肤、骨伤等临床各科；不仅对功能性病变、变态反应性疾病、炎症性疾病有较好的疗效，对部分器质性病变和某些疑难杂症也具有一定的疗效。为促进耳穴应用的发展与研究，国家质量检测检疫总局和国家标准化管理委员会分别于1992年和2008年两次颁布和实施了《耳穴名称与定位》的国家标准。

二、耳郭解剖

1. 耳郭的软骨、肌肉、皮肤

耳郭的表皮由生发层、颗粒层、透明层和角质层组成，除耳垂外均有耳软骨为支架，并附有韧带、脂肪、结缔组织和数块退化的耳部肌肉。

耳部主要肌肉有耳内肌、耳外肌。耳外肌分为耳上肌、耳后肌、耳前肌，耳内肌有耳轮小肌、耳轮匝肌、耳屏肌、对耳屏肌、耳郭横肌、耳郭斜肌。

2. 耳郭的神经分布

神经入耳后，贴近软骨循行，不断分支，分支相互吻合，有的交织成网，形成浅、深神经丛，因此各部神经的支配范围错综交叉，很难划出明显的界限。耳郭神经大致的分布情况是：耳垂、耳轮、耳舟及对耳轮等区主要有脊神经－耳大神经与枕小神经分布，部分人有枕大神经；在耳腔区为脑神经－耳颞神经与迷走神经、舌咽神经、面神经之混合支分布，极少数人还有副神经参与分布；三角窝内神经分布极为丰富，几乎所有支配外耳的神经都有分支到三角窝内。此外，耳郭上还有沿血管分布的交感神经。

3. 耳郭的血管分布

（1）动脉：耳郭的动脉血主要由颞浅动脉和耳后动脉供给，两者各分上、中、下三支分别供应耳郭上、中、下段的内外侧皮肤。耳郭外侧面上段（包括对耳轮上下脚、三角窝和耳舟部分）主要由耳后动脉上支或中支与颞浅动脉上支供给，中段（包括耳甲腔、耳甲艇、对耳轮和耳舟部分）主要由耳后动脉中支供给。耳郭内侧面上段主要由耳后动脉上支供给，中段由耳后动脉中支供给，下段（包括耳垂与对耳屏）主要由耳后动脉下支或与颞浅动脉下支共同供给或单由颞浅动脉下支供给。耳郭前缘的耳屏由颞浅动脉中支供给，部分耳轮由颞浅动脉上支供给，部分耳垂由颞浅动脉下支供给。

（2）静脉：耳郭的静脉起于皮肤浅层，前面最后汇成2～3支较大的静脉，并有耳轮和耳垂较大的吻合支连接，经颞浅静脉及其他的头皮静脉汇入颈外静脉。应注意耳郭的静脉分布存在着一定的个体差异。

4. 耳郭的淋巴分布

耳郭的淋巴管分布密集，多呈网状，淋巴注入周围的淋巴结，按流向分为前、后、下三组。

前组：耳郭外侧面的淋巴汇入耳前及腮腺淋巴结。

后组：耳郭内侧面的淋巴汇入耳后淋巴结。

下组：耳垂、外耳道下壁、下颌关节及腮腺上部表面皮肤的淋巴结流入耳下淋巴结、颈前淋巴结与颈深淋巴结。

第二节 耳针理论基础

一、耳与经脉脏腑的关系

耳与经脉的关系密切。马王堆帛书《阴阳十一脉灸经》提及与上肢、眼、颊、咽喉相联系的"耳脉"。《黄帝内经》时期，不仅将"耳脉"发展成了手少阳三焦经，而且对耳与经脉、经别、经筋的关系均有详细的记载。

在十二经脉循行中，有的经脉直接入耳中，有的分布在耳郭周围。如手太阳小肠经、手少阳三焦经、足少阳胆经等经脉、经筋分别入耳中，或循耳之前、后；足阳明胃经、足太阳膀胱经则分别上耳前，至耳上角；手阳明大肠经之别络入耳合于宗脉。六条阴经虽不直接联系耳郭，但均可借助经别与阳经相合而达于耳。故《灵枢·口问》曰："耳者，宗脉之所聚也。"《灵枢·邪气脏腑病形》亦云："十二经脉，三百六十五络，其血气皆上于面而走空窍。其精阳气上走于目而为睛，其别气走于耳而为听。"

临床实践中发现，接受耳针或耳穴贴压治疗的病人，有轻微的触电或气体流动或一股发热暖流感由耳郭沿着一定路线向身体的某一部位放射，其经过路线大部分与经脉循行的路线相似。刺激耳郭上的耳穴，具有疏通经络、运行气血的功能，从而达到防治疾病的目的。

耳与五脏六腑关系密切。其论述散见于历代医典。如《素问·金匮真言论》所载："南方赤色，入通于心，开窍于耳，藏精于心。"《灵枢·脉度》所载："肾气通于耳，肾和则耳能闻五音矣。"《千金方》所载："……神者，心之脏……心气通于舌，非窍也，其通于窍者，寄见于耳，荣华于耳。"《证治准绳》所载："肾为耳窍之主，心为耳窍之客。"《厘正按摩要术》中进一步将耳背分为心、肝、脾、肺、肾五部，其云："耳珠属肾，耳轮属脾，耳上轮属心，耳皮肉属肺，耳背玉楼属肝。" 又如《素问·玉机真脏论》："（脾）不及，则令人九窍不通。"《素问·脏器法时论》："肝病者……虚则……耳无所闻……气逆则头痛，耳聋不聪。"等。说明耳与脏腑在生理方面相互联系，病理方面相互影响。

临床用电针耳穴胃区观察对人体胃电的影响，实验结果表明，针刺耳穴胃区对胃电的波幅和频率，其效应呈良性双向性调整作用，即针前胃电波幅和频率偏低者，针后可提高；针前偏高的针后则能降低。提示针刺耳穴胃区对病理状态下的胃、十二指肠具有良好的功能改善、促进恢复的作用，说明针刺耳穴胃区对胃功能调整有相对的特异性，更加证实了耳穴和内脏之间存在着密切的联系。因此，针刺或贴压耳穴可调节脏腑和器官的功能活动，从而治疗疾病。

二、耳与神经的关系

耳郭的神经很丰富，有来自脊神经颈丛的耳大神经和枕小神经，有来自脑神经的耳颞神经、面神经、舌咽神经、迷走神经的分支，以及随着颈外动脉而来的交感神经。分布在耳郭上的四对脑神经及两对脊神经和中枢神经系统均有联系，如分布在耳郭的耳颞神经属三叉神经下颌支的分支，除司咀嚼运动和头面感觉外，还与脊髓发生联系；面神经除司面部表情肌运动外，还管理一部分腺体。延髓发出的迷走神经和舌咽神经对呼吸中枢、心脏调节中枢、血管运动中枢、唾液分泌中枢（呕吐、咳嗽中枢）等都有明显的调节作用。来自脊神经的耳大神经、枕小神经除管理躯干、四肢、骨关节肌肉运动以外，还支配五脏六腑的运动。由脑、脊髓部发出的副交感神经和脊髓胸、腰部发出的交感神经（分布在耳郭上的迷走神经属副交感神经，交感神经在耳郭上伴动脉分布）所组成的内脏神经，对全身的脏器几乎有双重支配作用，两者互相抵抗，而又互相协调，共同维持全身脏腑和躯干四肢的正常运动。

从耳郭神经的分布可以看出耳郭与全身有密切的联系。从耳郭神经分布的显微观察更可以看出，耳郭和神经系统有密切的联系。神经进入耳郭后，从表皮至软骨膜中含有各种神经感受器：游离丛状感觉神经末梢、毛囊神经感觉末梢及环层小体；耳肌腱上和耳肌中存在有单纯型和复杂型丛状感觉神经末梢、高尔基型腱器官、鲁菲尼样末梢及肌梭。由于耳郭含有浅层和深层感受器，在耳穴治疗中运用手法行针、耳穴按压、电脉冲、激光、磁力线等不同刺激方法所出现的"得气"，可能是兴奋了多种感觉器尤其是痛觉感觉器，使其接受和传递各种感觉冲动，并汇集到三叉神经脊束核。然后，由该核传递冲动至脑干的网状结构，从而对各种内脏活动和各种感觉机能的调节起到重要的影响。

三、耳与全息理论的关系

全息理论认为每个生物个体中的具有生命功能又相对独立的局部（又称全息元），均包含了整体的全部信息，全息元在一定程度上即整体的缩影。

耳郭就是一个相对独立的全息元，从形式上成为人体整体的缩影，并包含了人体各部分的主要信息。根据生物全息律，耳郭与脑内全息联系的神经元（反射中枢）、躯体（内脏）形成了全息反射路，并通过脑内神经元的全息联系起作用。脑内神经元的全息联系，是指机体的任一相对独立部分的每一位区在中枢内的投影，都与其相应的整体部分在中枢内的投射存在着双向突触联系。故每个耳穴在中枢内的投射也必然存在着这种联系。

从某种意义上说，这种"躯体（内脏）—中枢—耳郭"间的双向反射径路是耳穴刺激疗法的生理学基础。全身各部位的异常，通过全息反射路会在耳部引起相应的改变，从而为耳穴诊断疾病提供了生理学的依据。对耳穴实施的各种刺激，也会通过全息反射路传达给身体相应的器官，以调节相应组织器官的状态，使其恢复正常状态，从而达到治疗疾病的目的。

第三节　耳针穴位及操作技术

一、耳穴

耳穴是耳郭表面与人体脏腑经络、组织器官、躯干四肢相互沟通的特殊部位。耳穴既是疾病的反应点，也是防治疾病的刺激部位。

（一）耳郭表面解剖

1. 耳郭正面（表 3-1、图 3-1）

表 3-1 耳郭正面解剖部位

名称	部位
耳垂	耳郭下部无软骨的部分
耳轮	耳郭卷曲的游离部分
耳轮脚	耳轮深入耳甲的部分
耳轮脚棘	耳轮脚和耳轮之间的软骨隆起
耳轮脚切迹	耳轮脚棘前方的凹陷处
耳轮结节	耳轮后上部的膨大部分
耳轮尾	耳轮前下移行于耳垂的部分
轮垂切迹	耳轮和耳垂后缘之间的凹陷处
对耳轮	与耳轮相对呈"丫"字形的隆起部，由对耳轮体、对耳轮上脚和对耳轮下脚三部分组成
对耳轮体	对耳轮下部呈上下走向的主体部分
对耳轮上脚	对耳轮向上分支的部分
对耳轮下脚	对耳轮向前分支的部分
轮屏切迹	对耳轮与对耳屏之间的凹陷处
耳舟	耳轮与对耳轮之间的凹沟
三角窝	对耳轮上、下脚与相应耳轮之间的三角形凹窝
耳甲	部分耳轮和对耳轮、对耳屏、耳屏及外耳门之间的凹窝，由耳甲艇、耳甲腔两部分组成
耳甲艇	耳轮脚以上的耳甲部
耳甲腔	耳轮脚以下的耳甲部
耳屏	耳郭前方呈瓣状的隆起
屏上切迹	耳屏与耳轮之间的凹陷处
上屏尖	耳屏游离缘上隆起部
下屏尖	耳屏游离缘下隆起部
耳屏前沟	耳屏与面部之间的浅沟
对耳屏	耳垂上方，与耳屏相对的瓣状隆起
屏间切迹	耳屏和对耳屏之间的凹陷处
外耳门	耳甲腔前方的孔窍

2. 耳郭背面（表 3-2、图 3-2）

表 3-2　耳郭背面解剖部位

名称	部位
耳轮背面	耳轮背部的平坦部分
耳轮尾背面	耳轮尾背部的平坦部分
耳垂背面	耳垂背部的平坦部分
耳舟隆起	耳舟在耳背呈现的隆起
三角窝隆起	三角窝在耳背呈现的隆起
耳甲艇隆起	耳甲艇在耳背呈现的隆起
耳甲腔隆起	耳甲腔在耳背呈现的隆起
对耳轮上脚沟	对耳轮上脚在耳背呈现的凹沟
对耳轮下脚沟	对耳轮下脚在耳背呈现的凹沟
对耳轮沟	对耳轮体在耳背呈现的凹沟
耳轮脚沟	耳轮脚在耳背呈现的凹沟
对耳屏沟	对耳屏在耳背呈现的凹沟

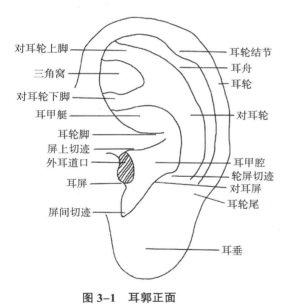

图 3-1　耳郭正面

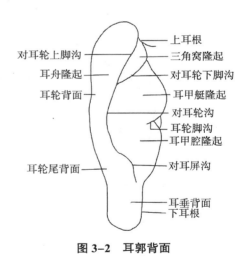

图 3-2　耳郭背面

3. 耳根（表 3-3、图 3-2）

表 3-3　耳根部解剖部位

部位	定位
上耳根	耳郭与头部相连的最上处
下耳根	耳郭与头部相连的最下处

（二）耳穴分布规律（图3-3）

耳穴在耳郭的分布有一定规律，耳穴在耳郭的分布犹如一个倒置在子宫内的胎儿，头部朝下，臀部朝上。其分布的规律是：与面颊相应的穴位在耳垂；与上肢相应的穴位在耳舟；与躯干相应的穴位在对耳轮体部；与下肢相应的穴位在对耳轮上、下脚；与腹腔相应的穴位在耳甲艇；与胸腔相应的穴位在耳甲腔；与消化道相应的穴位在耳轮脚周围等。

（三）耳郭区划定位标准与耳穴（图3-4）

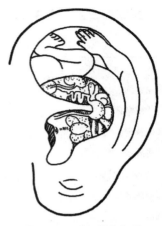

图3-3 耳穴分布规律

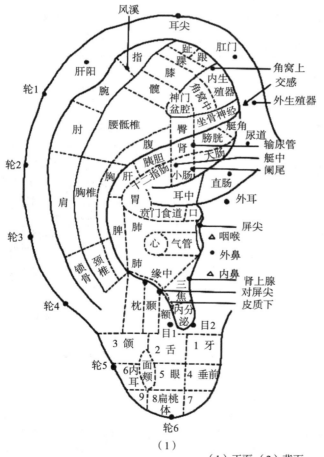

（1）

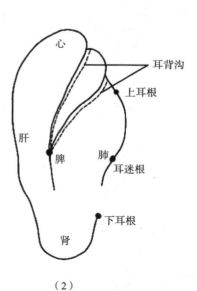

（2）

（1）正面；（2）背面

图3-4 耳穴总图

1. 耳郭基本标志线的设定（表 3-4、图 3-5、图 3-6、图 3-7）

表 3-4 耳郭基本标志线的设定

名称	位置设定
耳轮内缘	即耳轮与耳郭其他部分的分界线，指耳轮与耳舟，对耳轮上、下脚，三角窝及耳甲等部的折线
耳甲折线	指耳甲内平坦部与隆起部之间的折线
对耳轮脊线	指对耳轮体及其上、下脚最凸起处之连线
耳舟凹沟线	指沿耳舟最凹陷处所做的连线
对耳轮耳舟缘	即对耳轮与耳舟的分界线，指对耳轮（含对耳轮上脚）脊与耳舟凹沟之间的中线
三角窝凹陷处后缘	指三角窝内较低平的三角形区域的后缘
对耳轮三角窝缘	即对耳轮上、下脚与三角窝的分界线，指对耳轮上、下脚脊与三角窝凹陷处后缘之间的中线
对耳轮耳甲缘	即对耳轮与耳甲的分界线，指对耳轮（含对耳轮下脚）脊与耳甲折线之间的中线
对耳轮上脚下缘	即对耳轮上脚与对耳轮体的分界线，指从对耳轮上、下脚分叉处向对耳轮耳舟缘所做的垂线
对耳轮下脚后缘	即对耳轮下脚与对耳轮体的分界线，指从对耳轮上、下脚分叉处向对耳轮耳甲缘所做的垂线
耳垂上线	（亦为对耳屏耳垂缘和耳屏耳垂缘）即耳垂与耳郭其他部分的分界线，指过屏间切迹与轮垂切迹所做的直线
对耳屏耳甲缘	即对耳轮与耳甲的分界线，指对耳屏内侧面与耳甲的折线
耳屏前缘	即耳屏外侧面与面部的分界线，指沿耳屏前沟所做的直线
耳轮前缘	即耳轮与面部的分界线，指沿耳轮前沟所做的直线
耳垂前缘	即耳垂与面颊的分界线，指沿耳垂前沟所做的直线

2. 耳郭标志点、线的设定（表 3-5、图 3-8）

表 3-5 耳郭标志点、线的设定

标志点、线名称	设定
A 点	在耳轮的内缘上，设耳轮脚切迹至对耳轮下脚间中、上 1/3 交界处
D 点	在耳甲内，由耳轮脚消失处向后做一水平线与对耳轮耳甲缘相交处
B 点	耳轮脚消失处至 D 点连线中、后 1/3 交界处
C 点	外耳道口后缘上 1/4 与下 3/4 交界处
AB 线	从 A 点向 B 点做一条与对耳轮耳甲艇缘弧度大体相仿的曲线
BC 线	从 B 点向 C 点做一条与耳轮脚下缘弧度大体相仿的曲线

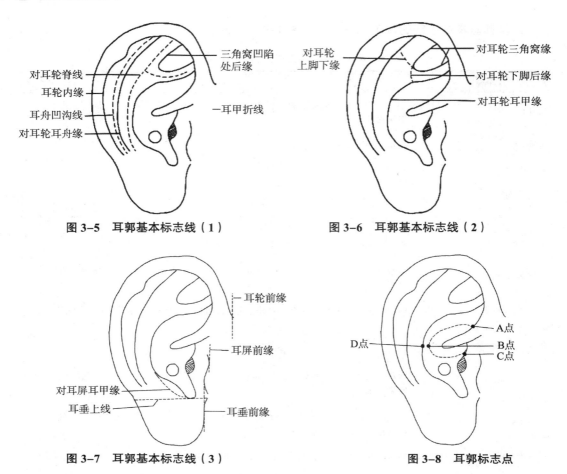

图 3-5　耳郭基本标志线（1）

图 3-6　耳郭基本标志线（2）

图 3-7　耳郭基本标志线（3）

图 3-8　耳郭标志点

3. 耳轮部分区与耳穴（表 3-6、图 3-9）

总计耳轮为 12 区 13 穴。耳轮脚为耳轮 1 区。耳轮脚切迹到对耳轮下脚上缘之间的耳轮分为三等分，自下而上依次为耳轮 2 区、耳轮 3 区、耳轮 4 区。对耳轮下脚上缘到对耳轮上脚前缘之间的耳轮为耳轮 5 区。对耳轮上脚前缘到耳尖之间的耳轮为耳轮 6 区。耳尖到耳轮结节上缘为耳轮 7 区。耳轮结节上缘到耳轮结节下缘为耳轮 8 区。耳轮结节下缘至轮垂切迹之间的耳轮分为 4 等分，自上而下依次为耳轮 9 区、耳轮 10 区、耳轮 11 区和耳轮 12 区。

表 3-6　耳轮穴位

穴名	定位	主治
耳中（HX$_1$）	在耳轮脚处，即耳轮 1 区	呃逆、荨麻疹、皮肤瘙痒、咯血
直肠（HX$_2$）	在耳轮脚棘前上方的耳轮处，即耳轮 2 区	便秘、腹泻、脱肛、痔疮
尿道（HX$_3$）	在直肠上方的耳轮处，即耳轮 3 区	尿频、尿急、尿痛、尿潴留
外生殖器（HX$_4$）	在对耳轮下脚前方的耳轮处，即耳轮 4 区	睾丸炎、附睾炎、阴道炎、外阴瘙痒
肛门（HX$_5$）	三角窝前方的耳轮处，即耳轮 5 区	痔疮、肛裂

续表

穴名	定位	主治
耳尖前（HX$_6$）	在耳尖的前部，即耳轮 6 区	发热、结膜炎
耳尖（HX$_{6,7i}$）	在耳郭向前对折的上部尖端处，即耳轮 6、7 区交界处	发热、高血压、急性结膜炎、麦粒肿、痛症、风疹、失眠
耳尖后（HX$_7$）	在耳尖的后部，即耳轮 7 区	发热、结膜炎
结节（HX$_8$）	在耳轮结节处，即耳轮 8 区	头晕、头痛、高血压
轮1（HX$_9$）	在耳轮结节下方的耳轮处，即耳轮 9 区	扁桃体炎、上呼吸道感染、发热
轮2（HX$_{10}$）	在轮 1 区下方的耳轮处，即耳轮 10 区	扁桃体炎、上呼吸道感染、发热
轮3（HX$_{11}$）	在轮 2 区下方的耳轮处，即耳轮 11 区	扁桃体炎、上呼吸道感染、发热
轮4（HX$_{12}$）	在轮 3 区下方的耳轮处，即耳轮 12 区	扁桃体炎、上呼吸道感染、发热

注：大写字母标示该穴位所在解剖分区英文缩写；下标数字为该穴所在分区编号。

4. 耳舟部分区与耳穴（表 3–7、图 3–10）

耳舟分为 6 等分，自上而下依次为耳舟 1 区、2 区、3 区、4 区、5 区、6 区。总计 6 区 6 穴。

表 3–7 耳舟穴位

穴名	定位	主治
指（SF$_1$）	在耳舟上方处，即耳舟 1 区	甲沟炎、手指疼痛和麻木
腕（SF$_2$）	在指区的下方处，即耳舟 2 区	腕部疼痛
风溪（SF$_{1,2i}$）	在耳轮结节前方，指区与腕区之间，即耳舟 1、2 区交界处	荨麻疹、皮肤瘙痒、过敏性鼻炎、哮喘
肘（SF$_3$）	在腕区的下方处，即耳舟 3 区	肱骨外上髁炎、肘部疼痛
肩（SF$_4$、SF$_5$）	在肘区的下方处，即耳舟 4、5 区	肩关节周围炎、肩部疼痛
锁骨（SF$_6$）	在肩区的下方处，即耳舟 6 区	肩关节周围炎

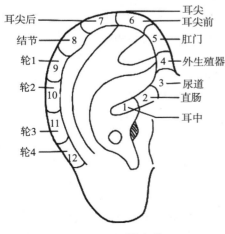

图 3–9 耳轮穴位

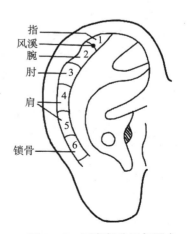

图 3–10 耳舟部分区与耳穴

5. 对耳轮部分区与耳穴（表3-8、图3-11）

对耳轮总计13区14穴。

对耳轮上脚分为上、中、下3等分，下1/3为对耳轮5区，中1/3为对耳轮4区；再将上1/3分为上、下两等分，下1/2为对耳轮3区，再将上1/2分为前后两等分，后1/2为对耳轮2区，前1/2为对耳轮1区。

对耳轮下脚分为前、中、后3等分，中、前2/3为对耳轮6区，后1/3为对耳轮7区。将对耳轮体从对耳轮上、下脚分叉处至轮屏切迹分为5等分，再沿对耳轮耳甲缘将对耳轮体分为前1/4和后3/4两部分，前上2/5为对耳轮8区，后上2/5为对耳轮9区，前中2/5为对耳轮10区，后中2/5为对耳轮11区，前下1/5为对耳轮12区，后下1/5为对耳轮13区。

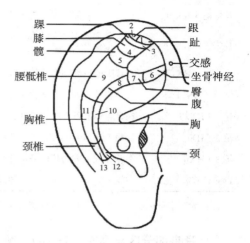

图3-11 对耳轮部分区与耳穴

表3-8 对耳轮穴位定位与主治

穴名	定位	主治
跟（AH_1）	在对耳轮上脚前上部，即对耳轮1区	相应部位疾病
趾（AH_2）	在耳尖下方的对耳轮上脚后上部，即对耳轮2区	相应部位疾病
踝（AH_3）	在趾、跟区下方处，即对耳轮3区	相应部位疾病
膝（AH_4）	在对耳轮上脚中1/3处，即对耳轮4区	相应部位疾病
髋（AH_5）	在对耳轮上脚的下1/3处，即对耳轮5区	相应部位疾病
坐骨神经（AH_6）	在对耳轮下脚的前2/3处，即对耳轮6区	相应部位疾病
交感（AH_{6a}）	在对耳轮下脚前端与耳轮内缘交界处，即对耳轮6区前端	自主神经功能疾病及胃肠、心、胆、输尿管等疾病
臀（AH_7）	在对耳轮下脚的后1/3处，即对耳轮7区	相应部位疾病
腹（AH_8）	在对耳轮前部上2/5处，即位于对耳轮8区	消化系统、盆腔疾病
腰骶椎（AH_9）	在腹区后方，即对耳轮9区	相应部位疾病
胸（AH_{10}）	在对耳轮体前部中2/5处，即对耳轮10区	胸胁部位疾病
胸椎（AH_{11}）	在胸区后方，即对耳轮11区	相应部位疾病
颈（AH_{12}）	在对耳轮体前部下1/5处，即对耳轮12区	颈项部疾病
颈椎（AH_{13}）	在颈区后方，即对耳轮13区	相应部位疾病

6. 三角窝部分区与耳穴（表3-9、图3-12）

将三角窝由耳轮内缘至对耳轮上、下脚分叉处分为前、中、后3等分，中1/3为三角窝3区；再将前1/3分为上、中、下3等分，上1/3为三角窝1区，中、下2/3为三角窝2区；再将后1/3分为上、下2等分，上1/2为三角窝4区，下1/2为三角窝5区。

总计 5 区 5 穴。

表 3-9　三角窝穴位定位与主治

穴名	定位	主治
角窝上（TF_1）	在三角窝前 1/3 的上部，即三角窝 1 区	痛经、带下、不孕、阳痿、遗精
内生殖器（TF_2）	在三角窝前 1/3 的下部，即三角窝 2 区	妇科、男科病证
角窝中（TF_3）	在三角窝中 1/3 处，即三角窝 3 区	肝病等
神门（TF_4）	在三角窝后 1/3 的上部，即三角窝 4 区	失眠、多梦、烦躁等
盆腔（TF_5）	在三角窝前 1/3 的下部，即三角窝 5 区	盆腔内病证

7. 耳屏部分区与耳穴（表 3-10、图 3-13）

耳屏总计 4 区 9 穴。耳屏外侧面分为上、下 2 等分，上部为耳屏 1 区，下部为耳屏 2 区。将耳屏内侧面分上、下 2 等分，上部为耳屏 3 区，下部为耳屏 4 区。

表 3-10　耳屏穴位定位与主治

穴名	定位	主治
上屏（TG_1）	在耳屏外侧面上 1/2 处，即耳屏 1 区	咽炎、单纯性肥胖症
下屏（TG_2）	在耳屏外侧面下 1/2 处，即耳屏 2 区	鼻炎、单纯性肥胖症
外耳（TG_{1u}）	在屏上切迹前方近耳轮部，即耳屏 1 区上缘处	各类耳病，如耳鸣、眩晕等
屏尖（TG_{1p}）	在耳屏游离缘上部尖端，即耳屏 1 区后缘处	炎症、疼痛
外鼻（$TG_{1,2i}$）	在耳屏外侧面中部，即耳屏 1、2 区之间	各类鼻病，如鼻渊等
肾上腺（TG_{2p}）	在耳屏游离缘下部尖端，即耳屏 2 区后缘处	低血压、昏厥、无脉症等
咽喉（TG_3）	在耳屏内侧面上 1/2 处，即耳屏 3 区	咽喉肿痛
内鼻（TG_4）	在耳屏内侧面下 1/2 处，即耳屏 4 区	各类鼻病，如鼻渊、鼻塞流涕等
屏间前（TG_{2l}）	在屏间切迹前方耳屏最下部，即耳屏 2 区下缘处	鼻咽炎、口腔炎

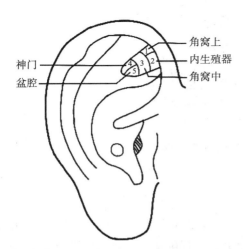

图 3-12　三角窝部分区与耳穴

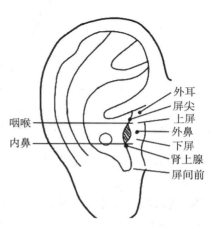

图 3-13　耳屏部分区与耳穴

8. 对耳屏部分区与耳穴（表 3-11、图 3-14）

对耳屏总计 4 区 8 穴。由对屏尖及对屏尖至轮屏切迹连线之中点，分别向耳垂上线作两条垂线，将对耳屏外侧面及其后部分成前、中、后 3 区，前为对耳屏 1 区、中为对耳屏 2 区、后为对耳屏 3 区。对耳屏内侧面为对耳屏 4 区。

表 3-11　对耳屏穴位定位与主治

穴名	定位	主治
额（AT$_1$）	在对耳屏外侧面的前部，即对耳屏 1 区	额窦炎、头痛、头晕、失眠、多梦
屏间后（AT$_{11}$）	在屏间切迹后方对耳屏前下部，即对耳屏 1 区下缘处	眼病
颞（AT$_2$）	在对耳屏外侧面的中部，即对耳屏 2 区	偏头痛
枕（AT$_3$）	在对耳屏外侧面的后部，即对耳屏 3 区	头痛、眩晕、哮喘、癫痫、神经衰弱
皮质下（AT$_4$）	在对耳屏内侧面，即对耳屏 4 区	痛症、间日疟、神经衰弱、假性近视、胃溃疡、腹泻、高血压病、冠心病、心律失常
对屏尖（AT$_{1, 2, 4i}$）	在对耳屏游离缘的尖端，即对耳屏 1、2、4 区交点处	哮喘、腮腺炎、皮肤瘙痒、睾丸炎、附睾炎
缘中（AT$_{2, 3, 4i}$）	在对耳屏游离缘上，对屏尖与轮屏切迹之中点处，即对耳屏 2、3、4 区交点处	遗尿、内耳眩晕症、功能性子宫出血
脑干（AT$_{3, 4i}$）	在轮屏切迹处，即对耳屏 3、4 区之间	头痛、眩晕、假性近视

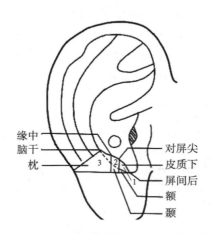

图 3-14　对耳屏部分区与耳

9. 耳甲部分区与耳穴（表 3-12、图 3-15）

耳甲总计 18 区 21 穴。

将 BC 线前段与耳轮脚下缘间分成 3 等分，前 1/3 为耳甲 1 区，中 1/3 为耳甲 2 区，后 1/3 为耳甲 3 区。ABC 线前方，耳轮脚消失处为耳甲 4 区。将 AB 线前段与耳轮脚上缘及部分耳轮内缘间分成 3 等分，后 1/3 为 5 区，中 1/3 为 6 区，前 1/3 为 7 区。

　　将对耳轮下脚下缘前、中 1/3 交界处与 A 点连线，该线前方的耳甲艇部为耳甲 8 区。将 AB 线前段与对耳轮下脚下缘间耳甲 8 区以后的部分，分为前、后 2 等分，前 1/2 为耳甲 9 区，后 1/2 为耳甲 10 区。在 AB 线后段上方的耳甲艇部，将耳甲 10 区后缘与 BD 线之间分成上、下 2 等分，上 1/2 为耳甲 11 区，下 1/2 为耳甲 12 区。由轮屏切迹至 B 点作连线，该线后方、BD 线下方的耳甲腔部为耳甲 13 区。以耳甲腔中央为圆心，圆心与 BC 线间距离的 1/2 为半径作圆，该圆形区域为耳甲 15 区。过 15 区最高点及最低点分别向外耳门后壁作两条切线，切线间为耳甲 16 区。15、16 区周围为耳甲 14 区。将外耳门的最低点与对耳屏耳甲缘中点相连，再将该线下的耳甲腔部分为上、下 2 等分，上 1/2 为耳甲 17 区，下 1/2 为耳甲 18 区。

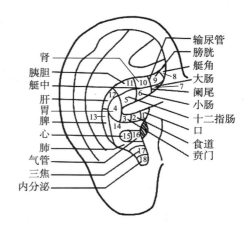

图 3-15　耳甲部分区与耳穴

表 3-12　耳甲穴位定位与主治

穴名	定位	主治
口（CO_1）	在耳轮脚下方前 1/3 处，即耳甲 1 区	面瘫、口腔炎、胆囊炎、胆石症、戒断综合征、牙周炎、舌炎
食道（CO_2）	在耳轮脚下方中 1/3 处，即耳甲 2 区	食道炎、食道痉挛
贲门（CO_3）	在耳轮脚下方后 1/3 处，即耳甲 3 区	贲门痉挛、神经性呕吐
胃（CO_4）	在耳轮脚消失处，即耳甲 4 区	胃炎、胃溃疡、失眠、牙痛、消化不良、恶心呕吐
十二指肠（CO_5）	在耳轮脚及部分耳轮与 AB 线之间的后 1/3 处，即耳甲 5 区	十二指肠球部溃疡、胆囊炎、胆石症、幽门痉挛、腹胀、腹泻、腹痛
小肠（CO_6）	在耳轮脚及部分耳轮与 AB 线之间的中 1/3 处，即耳甲 6 区	消化不良、腹痛、心动过速、心律不齐
大肠（CO_7）	在耳轮脚及部分耳轮与 AB 线之间的前 1/3 处，即耳甲 7 区	腹泻、便秘、痢疾、咳嗽、痤疮
阑尾（$CO_{6,7i}$）	在小肠区与大肠区之间，即耳甲 6、7 区交界处	单纯性阑尾炎、腹泻、腹痛
艇角（CO_8）	在对耳轮下脚下方前部，即耳甲 8 区	前列腺炎、尿道炎
膀胱（CO_9）	在对耳轮下脚下方中部，即耳甲 9 区	膀胱炎、遗尿、尿潴留、腰痛、坐骨神经痛、后头痛
肾（CO_{10}）	在对耳轮下脚下方后部，即耳甲 10 区	腰痛、耳鸣、神经衰弱、水肿、哮喘、遗尿症、月经不调、遗精、阳痿、早泄、眼病、五更泻
输尿管（$CO_{9,10i}$）	在肾区与膀胱区之间，即耳甲 9、10 区交界处	输尿管结石绞痛
胰胆（CO_{11}）	在耳甲艇的后上部，即耳甲 11 区	胆囊炎、胆石症、胆道蛔虫症、偏头痛、带状疱疹、中耳炎、耳鸣、听力减退、胰腺炎、口苦、胁痛

续表

穴名	定位	主治
肝（CO_{12}）	在耳甲艇的后下部，即耳甲 12 区	胁痛、眩晕、经前紧张征、月经不调、更年期综合征、高血压病、假性近视单纯性青光眼、目赤肿痛
艇中（$CO_{6, 10i}$）	在小肠区与肾区之间，即耳甲 6、10 区交界处	腹痛、腹胀、腮腺炎
脾（CO_{13}）	在 BD 线下方，耳甲腔的后上部，即耳甲 13 区	腹胀、腹泻、便秘、食欲不振、功能性子宫出血、白带过多、内耳眩晕症、水肿、痿证、内脏下垂
心（CO_{15}）	在耳甲腔正中凹陷处，即耳甲 15 区	心动过速、心律不齐、心绞痛、无脉症自汗盗汗、癔病、口舌生疮、心悸怔忡、失眠、健忘
气管（CO_{16}）	在心区与外耳门之间，即耳甲 16 区	咳嗽、气喘、急慢性咽炎
肺（CO_{14}）	在心、气管区周围处，即耳甲 14 区	咳喘、胸闷、声音嘶哑、痤疮、皮肤瘙痒、荨麻疹、便秘、戒断综合征、自汗盗汗、鼻炎
三焦（CO_{17}）	在外耳门后下，肺与内分泌区之间，即耳甲 17 区	便秘、腹胀、水肿、耳鸣、耳聋、糖尿病
内分泌（CO_{18}）	在屏间切迹内，耳甲腔的底部，即耳甲 18 区	痛经、月经不调、更年期综合征、痤疮、间日疟、糖尿病

10. 耳垂部分区与耳穴（表 3-13、图 3-16）

耳垂总计 9 区 8 穴。在耳垂上线至耳垂下缘最低点之间划两条等距离平行线，于该平行线上引两条垂直等分线，将耳垂分为 9 个区，上部由前到后依次为耳垂 1 区、2 区、3 区；中部由前到后依次为耳垂 4 区、5 区、6 区；下部由前到后依次为耳垂 7 区、8 区、9 区。

表 3-13　耳垂穴位定位与主治

穴名	定位	主治
牙（LO_1）	在耳垂正面前上部，即耳垂 1 区	牙痛、牙周炎、低血压
舌（LO_2）	在耳垂正面中上部，即耳垂 2 区	舌炎、口腔炎
颌（LO_3）	在耳垂正面后上部，即耳垂 3 区	牙痛、颞颌关节功能紊乱症
垂前（LO_4）	在耳垂正面前中部，即耳垂 4 区	神经衰弱、牙痛
眼（LO_5）	在耳垂正面中央部，即耳垂 5 区	假性近视、目赤肿痛、迎风流泪
内耳（LO_6）	在耳垂正面后中部，即耳垂 6 区	内耳眩晕症、耳鸣、听力减退
面颊（$LO_{5, 6i}$）	在耳垂正面，眼区与内耳区之间，即耳垂 5、6 区交界处	周围性面瘫、三叉神经痛、痤疮、扁平疣
扁桃体（LO_7）	在耳垂正面下部，即耳垂 7、8、9 区	扁桃体炎、咽炎

11. 耳背及耳根部分区与耳穴（表 3–14、图 3–17）

耳背及耳根总计 5 区 9 穴。分别过对耳轮上、下脚分叉处耳背对应点和轮屏切迹耳背对应点作两条水平线，将耳背分为上、中、下 3 部，上部为耳背 1 区，下部为耳背 5 区，再将中部分为内、中、外 3 等分，内 1/3 为耳背 2 区，中 1/3 为耳背 3 区、外 1/3 为耳背 4 区。

表 3–14 耳背及耳根穴位定位与主治

穴名	定位	主治
耳背心（P_1）	在耳背上部，即耳背 1 区	心悸、失眠、多梦
耳背肺（P_2）	在耳背中内部，即耳背 2 区	咳喘、皮肤瘙痒
耳背脾（P_3）	在耳背中央部，即耳背 3 区	胃痛、消化不良、食欲不振、腹胀、腹泻
耳背肝（P_4）	在耳背中外部，即耳背 4 区	胆囊炎、胆石症、胁痛
耳背肾（P_5）	在耳背下部，即耳背 5 区	头痛、眩晕、神经衰弱
耳背沟（P_6）	在对耳轮沟和对耳轮上、下脚沟处	高血压病、皮肤瘙痒
上耳根（R_1）	在耳郭与头部相连的最上处	鼻衄、哮喘
耳迷根（R_2）	在耳轮脚沟的耳根处	胆囊炎、胆石症、胆道蛔虫症、鼻炎、心动过速、腹痛、腹泻
下耳根（R_3）	在耳郭与头部相连的最下处	低血压、下肢瘫痪

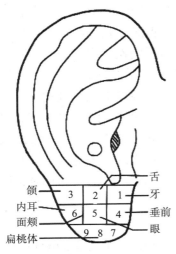

图 3–16 耳垂部分区与耳穴

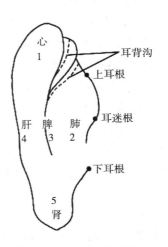

图 3–17 耳背及耳根部分区与耳穴

二、操作方法

(一) 操作前准备

1. 选穴

诊断明确后，根据耳穴的选穴原则，或在耳郭上所获得阳性反应点，确立处方。

2. 消毒

先用2%碘伏消毒耳穴，再用75%乙醇消毒并脱碘，或用酪合碘消毒。

(二) 刺激方法

1. 毫针刺法

针具选择：选用28～30号粗细的0.5～1寸长的毫针。

常用进针法有常规直刺法和沿皮透穴刺法两种。

(1) 直刺法：进针时，押手固定耳郭，刺手持针以单手进针法速刺进针；针刺方向视耳穴所在部位灵活掌握，针刺深度宜0.1～0.3cm，以不穿透对侧皮肤为度；多用捻转、刮法或震颤法行针，刺激强度视患者病情、体质和敏感性等因素综合决定；得气以热、胀、痛，或局部充血红润为多见；一般留针15～30分钟或间歇行针1～2次。疼痛性或慢性疾病留针时间可适当延长；出针时，押手托住耳背，刺手持针速出，同时用消毒干棉球压迫针孔片刻。(图3-18)

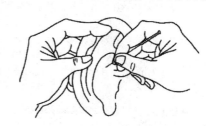

图3-18　耳部毫针刺法

(2) 沿皮透穴刺法：是从某一穴点刺入，沿着皮下与皮下软骨之间通达另一穴点；或从某一穴区的一端刺入，沿着皮下与皮下软骨之间通贯该穴区的全程的耳针刺法。此法多适用于耳郭的耳舟部 (上肢区)，对耳轮的上、下脚部 (下肢区)，对耳轮部 (躯干区)，对耳屏后下方 (枕、颞、额区)。先将皮肤按常规消毒，用左手固定耳郭，拇指在前，食指和中指从后方将所刺穴区的耳郭局部顶起。右手拇、食、中三指持针，从选定的某一穴点呈小于10°的角度刺入，然后沿着皮下与皮下软骨之间通达另一穴点的皮下；对于对耳轮部较大的穴区，如果一针难以通贯全程，可采用2～3支毫针接力连续刺入，以通贯该穴区的全程。进针后，施小幅度的捻转手法5～7下，留针30分钟，留针期间可行此法2～3次，以加强针感。针毕，即刻令患者活动患部，越是活动困难的动作，越要多加活动。留针期间，应根据患者的病情及体力不断地或间歇地活动病患部位。

2. 电针法

针具选择：选用28～30号粗细的0.5～1寸长的毫针；相应型号电针仪。

操作方法：押手固定耳郭，刺手持针以单手进针法速刺进针；行针得气后连接电针仪导线，多选用疏密波、适宜强度，刺激15～20分钟；起针时，先取下导线，押手固定耳郭，刺手持针速出，并用消毒干棉球压迫针孔片刻。

3. 埋针法

针具选择：揿针型皮内针为宜。

操作方法：押手固定耳郭并绷紧欲埋针处皮肤，刺手用镊子夹住皮内针柄，速刺（压）入所选穴位皮内，再用胶布固定；以轻压针柄后局部有轻微刺痛感为宜，可留置 1～3 天，期间可嘱患者每日自行按压 2～3 次；起针时轻撕下胶布即可将针一并取出，并再次消毒。两耳穴交替埋针，必要时双耳穴同用。（图 3-19）

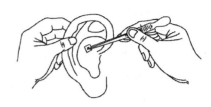

图 3-19　耳部埋针法

4. 压籽法

压籽选择：压籽又称压豆或埋豆，以王不留行、磁珠、磁片等为主，或油菜籽、小绿豆、莱菔子等表面光滑、硬度适宜、直径在 2mm 左右的球状物为宜，使用前用沸水烫洗后晒干备用。

操作方法：将所选"压豆"贴于 0.5cm×0.5cm 大小的透气胶布中间，医生用镊子挟持之敷贴于耳穴并适当按压贴固；以耳穴发热、胀痛为宜；可留置 2～4 天，期间可嘱患者每日自行按压 2～3 次。使用中应防止胶布潮湿或污染，以免引起皮肤炎症。个别患者胶布过敏，局部出现红色粟粒样丘疹并伴有痒感，宜改用他法。孕妇选用本法时刺激宜轻，有流产倾向者慎用。使用医用磁片注意同磁疗法。（图 3-20）

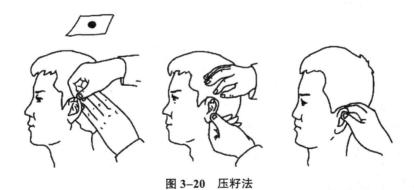

图 3-20　压籽法

5. 灸法

灸具选择：艾条、灸棒、灯心草、线香等。

操作方法：灯心草灸，即医生手持灯心草，前端露出 1～2cm，浸蘸香油后点燃，对准耳穴迅速点烫，每次 1～2 穴，两耳交替；艾条或灸棒、线香等灸法操作类似，即将艾条等物点燃后，距欲灸耳穴约 1～2cm 施灸，以局部红晕或热胀感为宜，持续施灸 3～5 分钟。

6. 刺血法

针具选择：三棱针、粗毫针。

操作方法：针刺前在欲点刺部位的周围向中心处推揉，以使血液聚集；常规消毒后，押手拇、食指固定耳郭，刺手依照三棱针刺法点刺出血；一般点刺 2～3 穴，多 3～5 次为一个疗程。

7. 水针法

根据病情选用相应的注射药液，所用针具为 1mL 注射器和 26 号注射针头。将抽取的药液缓慢地注入耳穴的皮下，每次 1～3 穴，每穴注入 0.1～0.3mL，隔日 1 次，7～10 次为 1 疗程。

8. 磁疗法

如用直接贴敷法即把磁珠放置在胶布中央直接贴于耳穴上（类似压籽法），或用磁珠或磁片异名极在耳郭前后相对贴，可使磁力线集中穿透穴位，更好地发挥作用。间接贴敷法则是用纱布或薄层脱脂棉把磁珠（片）包起来，再固定在耳穴上，这样可减少磁珠（片）直接接触皮肤而产生的某些副作用。

9. 按摩法

主要包括全耳按摩、手摩耳轮和提捏耳垂。全耳按摩，是用两手掌心依次按摩耳郭前后两侧至耳郭充血发热为止；手摩耳轮，是两手握空拳，以拇食两指沿着外耳轮上下来回按摩至耳轮充血发热为止；提捏耳垂，是用两手由轻到重提捏耳垂。按摩时间以 15～20 分钟为宜，双耳充血发热为度。

（三）注意事项

1. 严格消毒，防止感染。因耳郭暴露在外，表面凹凸不平，结构特殊，针刺前必须严格消毒。湿疹、溃疡、冻伤和炎症部位禁针。针刺后如针孔发红、肿胀应及时涂 2% 碘酒，并服用消炎药，以防止耳化脓性软骨膜炎的发生。

2. 对扭伤和有运动障碍的患者，进针后宜适当活动患部，有助于提高疗效。

3. 有习惯性流产史的孕妇应禁针。

4. 患有严重器质性病变和伴有高度贫血者不宜针刺，对年老体弱的高血压病患者不宜行强刺激法。

5. 耳针治疗时亦可发生晕针，应注意预防并及时处理。

三、耳针的临床应用

（一）辅助诊断

疾病的发生会在耳郭的相应部位出现不同的病理反应（阳性反应），如皮肤色泽、形态改变，局部痛阈降低，耳穴电阻下降等。可以借助下列检查法加以判定，结合临床症状、体征，从而起到辅助诊断的作用。

1. 常用耳穴检查方法

（1）望诊观察法：在自然光线下，眼观或借助放大镜观察耳郭皮肤有无变色、变形等征象，如脱屑、丘疹、硬结、充血，以及血管形状、颜色的改变等，以确定所在区域与脏腑的关系。

（2）压痛点测定法：围绕全耳或在与疾病相关耳穴的周围，用弹簧探棒等工具以均匀的压力触压耳穴，当触压某穴区时患者出现呼痛或躲闪、皱眉、眨眼等反应，即可确定为压痛敏感。

（3）皮肤电阻测定法：用特制仪器如耳穴探测仪等，依照使用方法测定皮肤电阻、电位、电容等变化；仪器会以蜂鸣或指针等形式显示其异常，提示某穴区有电阻降低、导电增加等异常改变。

2. 注意事项

（1）多穴区敏感时，注意其间的联系与区别。任何疾病的发生都是多因素共同作用的结果，相关脏腑、组织、器官之间必然会产生内在的关联与影响，均可能在耳穴上有所表现，因此，要注意敏感穴区之间主次关系和关联度。

（2）痛敏及变形变色与正常反应的区别。点压刺激健康人耳郭也可有不同程度的反应，可采用看压结合的方法综合判定痛敏点之性质，以避免假阳性。此外，如耳郭上的色素沉着、疣痣、冻疮、瘢痕等也要与疾病相关的变形、变色相区分。

（3）在观察中要做到全面望诊、有顺序、无遗漏；点压力度均匀一致，点压位置以穴区中心点为宜，注意不同程度痛敏点之间的差异。

（二）临床应用

1. 选穴组方原则

（1）辨证取穴：根据中医的脏腑、经络学说辨证选用相关耳穴。如皮肤病，按"肺主皮毛"的理论，选用肺穴；目赤肿痛患者，除选用相应的部位外，可按"肝开窍于目"的理论，选用肝穴。

（2）对症取穴：根据中医理论对症取穴；也可根据西医学的生理病理知识对症选用有关耳穴。如月经不调选内分泌，神经衰弱者选皮质下等。也可据中医理论对症取穴。如耳中穴与膈相应，用于治疗膈肌痉挛，又可凉血清热，用于血液病和皮肤病；胃穴用于消化系统病证，又用于脾胃不和所致的失眠。

（3）对应取穴：直接选取发病脏腑器官对应的耳穴。如眼病选眼穴及屏间前、屏间后穴；胃病取胃穴；妇女经带病取内生殖器穴。

（4）经验取穴：临床医生结合自身经验灵活选穴。如外生殖器穴可以治疗腰腿痛。

2. 适应范围

（1）各种疼痛性病证：如偏头痛、三叉神经痛、肋间神经痛等神经性疼痛；扭伤、挫伤、落枕等外伤性疼痛；各种外科手术所产生的伤口痛；胆绞痛、肾绞痛、胃痛等内脏痛等。

（2）各种炎症性病证：如急性结膜炎、牙周炎、咽喉炎、扁桃体炎、支气管炎、风湿性关节炎、面神经炎等。

（3）功能紊乱性病证：如心律不齐、高血压病、多汗症、胃肠功能紊乱、月经不调、神经衰弱、癔病等。

（4）过敏与变态反应性疾病：如过敏性鼻炎、支气管哮喘、过敏性结肠炎、荨麻疹等。

（5）内分泌代谢性疾病：如单纯性肥胖症、甲状腺功能亢进、绝经期综合征等。

（6）其他：如用于手术麻醉，预防感冒、晕车、晕船，戒烟，戒毒等。

四、典型病例

病例1：患者，女，44岁，于2007年10月3日初诊。右侧眼周、口角不自主抽动3个月，症状逐渐加重，每于说话及情绪激动时抽动发作或加重，一日内眼睑跳动无数次，经多家医院诊治，诊为面肌痉挛，使用中、西药物治疗无效，故来就诊。选取耳穴神门、皮质下、心、肝、肾、面颊区，常规消毒后，以消毒过的揿针压于上述耳穴，每穴必有胀痛为度，再以胶布固定揿针。嘱患者每日自行按压耳穴3～5次，隔日更换1次，两耳交替进行。治疗2周后显效，治疗4周后面肌痉挛停止发作，至今未见复发。

病例2：王某，女，25岁，农民，于2009年6月10日初诊。主诉：双目红肿疼痛2天。患者在2天前与红眼病患者有接触史，因有4个月身孕，惧怕药物对胎儿有影响，故不敢轻率服药，而来寻求针灸治疗。症见：双目红肿疼痛，畏光流泪，舌红，苔薄黄，脉浮数。诊为急性结膜炎，独取耳尖结节，用三棱针点刺放血，双侧交替放血，每次出血量共2～4mL，每日上午、下午分别放血1次，连治4天而愈。

第四章 头 针 ▷▷▷▷

第一节 概 述

头针，又称头皮针、颅针，是用毫针或其他方法刺激头部特定区域以防治疾病的一种方法。

一、头针源流及发展

针刺头部治疗疾病的方法在我国已有数千年的历史，历代医家对头部腧穴的位置、数目、功能和主治范围都有整理记载。但是，头针疗法作为一种专门疗法问世，则是在20世纪50年代初至70年代。这一时期浙江、陕西、山西、上海等地的一些针灸工作者，相继对头皮某些腧穴和穴区进行探索，发现针刺头皮某些特定部位，对脑和身体其他部位的疾病有治疗作用。其中，陕西方云鹏提出"伏像"和"伏脏"学说，即沿前额部、冠状缝、矢状缝、人字缝为一个对应人体的头部、上肢、躯干、下肢的伏像；自前额正中向额角方向延伸，为一个依次代表上焦、中焦、下焦的伏脏投影。山西焦顺发根据大脑皮层功能定位与头皮的空间对应关系，在头皮上确定16个刺激区，即运动区（包括言语一区）、感觉区、舞蹈震颤控制区、血管舒缩区、晕听区、言语二区、言语三区、运用区、足运感区、视区、平衡区、胃区、肝胆区、胸腔区、生殖区、肠区。上海汤颂延则根据中医基础理论和经络学说，将额顶、顶枕发际头皮分成前、后两部分。

前属阴、后属阳，并分别确立点、线、面（区）等治疗穴区，如三角区、血线等。陈克彦将头针疗法纳入中医理论体系之中，使刺激区与传统的经络穴位相结合，并且把徐疾补泻、提插补泻等手法运用到头针施术中去。

头针疗法问世以后，很快在国内推广运用，并传播到国外，正在成为某些国家和地区临床医生常用的一种治疗方法。为了适应国际间头针疗法的学术交流和促进其进一步发展，我国在传统的针灸医学基础上，按照按区定穴、联穴成线、以线归经的原则，制定了《头皮针穴名标准化国际方案》，并于1984年5月世界卫生组织西太区针灸穴名标准化会议上通过。制订方案并不妨碍各学派的进一步研究和发展，朱明清在方案的基础上又补充了5条治疗线，使之更为完善。2008年，国家质量监督检验检疫总局和国家标准化管理委员会再次颁布和实施了《针灸技术操作规范》（头针部分）及《头针穴名国际标准化方案》。

二、头部相关解剖

1. 头皮分层

头皮分为以下 5 层：

（1）皮层：头皮的皮层较厚实，血运很丰富。

（2）浅筋膜层：主要由许多致密的短纤维束和填充在其间的脂肪粒所组成，因此它的伸缩性很小。头皮的主要血管和神经都分布于此层。

（3）帽状腱膜层：由坚韧的纤维组织所构成，其四周与扁平的颅盖肌直接和间接地相连接，并借此覆盖在颅骨之上。

（4）蜂窝组织层：是由疏松的纤维组织所构成。它与其上的帽状腱膜层和其下的骨膜层都只有很不牢固的联系。

（5）骨膜层：亦称颅骨外衣。

皮层、浅筋膜层和帽状腱膜层紧密相连，针刺在该三层之间不仅疼痛明显，而且阻力大，不易进针，所以一般应针刺在帽状腱膜层下的蜂窝组织层。

颅顶骨，属于扁骨。前方为额骨，后方为枕骨。在额、枕之间，是左、右顶骨。两侧前方小部分为蝶骨大翼，后方大部分为颞骨。颅顶各骨之间以骨缝相结合。

头皮血管丰富，并且互相吻合，特别在浅筋膜层，血管壁与纤维组织粘连甚紧，损伤后不易收缩，因此头针较体针易出血。

2. 大脑皮层的功能定位（图 4-1）

（1）中央前回和旁中央小叶：主要管理躯体之随意运动。其功能分布像一个倒挂半侧的人体，脚在上，上肢在中间，头在下。损伤后出现局限性主动运动障碍，如单肢瘫痪等。

（2）中央后回：为一般痛温觉、触觉分析器，是感觉高级中枢。其功能分布基本上与中央前回相似。损伤后出现感觉异常。

（3）颞上回中部：为皮层听觉分析器。损伤时可出现耳鸣、眩晕、听力下降。

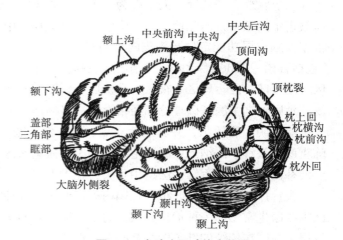

图 4-1　大脑皮层功能定位图

（4）缘上回：是运用功能分析器，调节人体的综合性运动。损伤后患者不能做解扣子、挖耳朵的动作和一些精细的工作等，称为失用症。

（5）布洛卡氏区：其功能与口、舌、咽、喉诸肌肉的运动有关。此区单纯损害后表现为能理解他人语意，但不能用语言表达本人思想，即运动性失语。

（6）角回：是书写文字符号的视觉分析器，与复杂感觉有关。损伤时常出现失掉理解字、词义的能力，但无视觉障碍，称命名性失语或失读症。

（7）颞上回后部：是语言信号听觉分析器，能检查自己和理解别人发言的含义。损伤时患者不能理解他人的言意和词意，但能听到声音，称感觉性失语症。

（8）距状裂上下（楔回、舌回）：是皮层视觉分析器。此区刺激性损害时产生视幻觉，破坏性损害时产生皮层性视力障碍。

第二节　头针理论基础

一、头与经络脏腑的关系

头，又称首，内藏脑髓，与心、肾、五官的关系尤为密切。《灵枢·邪气脏腑病形》中说："十二经脉，三百六十五络，其血气皆上于面而走空窍。"说明头部与人体的经络脏腑存在着密切的联系。十二经脉中，足阳明胃经循行于头的前部，足太阳膀胱经循行于头的前额和后部，足少阳胆经和手少阳三焦经循行于头的侧部，此外，足厥阴肝经之脉气上行于颠顶部。奇经八脉中，督脉循行于头部的前、后部，阳脉循行至风府穴处入脑，阴脉循行至风府穴处和阳脉相接。在十二经筋、十二经别、十二皮部、十五络脉中，有足太阳、足少阳、足少阴、手太阳、手少阳、手阳明六条经筋上行头面部。足阳明、手少阳两经别和脑部有关系。足太阳膀胱经、足少阳胆经、手少阳三焦经和足阳明胃经皮部上循头部。足阳明、督脉二络之气上布于头。

脏腑和头部也存在密切联系，头为神明之府，诸阳之会。五脏六腑之精气上输于头部，以维护脑的功能，而五脏六腑的功能失常也会影响脑。故《灵枢·邪气脏腑病形》说："肝病者……气逆则头痛。"《素问·厥论》说："巨阳之厥，则肿首头重。"头脑是脏腑精气汇聚的部位，正如《黄帝内经》所云："五脏六腑之精气，皆上注于目而为之精……上属于脑。"它们在生理上密切相关，病理上相互影响。同时，头皮选区治疗脑源性疾患距离最近，使针刺作用直趋病所，符合"近部选穴"的原则。

二、头针与大脑皮质功能定位区的关系

大脑皮质的功能在相应的头皮部位存在一定的投影关系，采用针刺等方法刺激相应的头皮，可影响相应的大脑皮质功能。临床表明，顶颞前斜线的主治以运动功能障碍为主，而顶颞前斜线即相当于大脑中央前回运动中枢在头皮的投影；顶颞后斜线的主治以感觉功能障碍为主，顶颞后斜线则相当于感觉中枢在头皮的投影；且这两条治疗线的主治顺序也与大脑运动中枢、感觉中枢的代表顺序一致，间接地表明头针穴位的主治和投影与其对应的大脑皮质功能关联密切。

第三节　头针穴位及操作技术

一、标准头穴线的定位和主治

标准化头针线共25条，分别位于额区（表4-1、图4-2）、顶区（表4-2、图4-3）、颞区（表4-3、图4-4）、枕区（表4-4、图4-5）4个区域的头皮部。

表4-1　额区头穴线定位与主治

穴名	定位	与经脉的关系	主治
额中线	在额部正中，前发际上下各0.5寸，即自神庭穴向下针1寸	属督脉	头痛、强笑、自哭、失眠、健忘、多梦、癫狂痫、鼻病等
额旁1线	在额部，额中线外侧直对目内眦角，发际上下各半寸，即自眉冲穴起，沿经向下针1寸	属足太阳膀胱经	冠心病、心绞痛、支气管哮喘、支气管炎、失眠等上焦病证
额旁2线	在额部，额旁1线的外侧，直对瞳孔，发际上下各半寸，即自头临泣穴起，向下针1寸	属足少阳胆经	急慢性胃炎、胃十二指肠溃疡、肝胆疾病等中焦病证
额旁3线	在额部，额旁2线的外侧，自头维穴内侧0.75寸处，发际上下各半寸，共1寸	足少阳胆经和足阳明胃经之间	功能性子宫出血、阳痿、遗精、子宫脱垂、尿频、尿急等下焦病证

表4-2　顶区头穴线定位与主治

穴名	定位	与经脉的关系	主治
顶中线	在头顶正中线上，自百会穴向前1.5寸至前顶穴	属督脉	腰腿足病证，如瘫痪、麻木、疼痛、皮层性多尿、小儿夜尿、脱肛、胃下垂、子宫脱垂、高血压病、头顶痛等
顶颞前斜线	在头部侧面，从前顶穴起至悬厘穴的连线	斜穿足太阳膀胱经、足少阳胆经	对侧肢体中枢性运动功能障碍将全线分为5等分，上1/5治疗对侧下肢中枢性瘫痪；中2/5治疗对侧上肢中枢性瘫痪；下2/5治疗对侧中枢性面瘫、运动性失语、流涎、脑动脉硬化等
顶颞后斜线	在头部侧面，从百会穴至曲鬓穴的连线	斜穿督脉、足太阳膀胱经和足少阳胆经	对侧肢体中枢性感觉障碍。将全线分为5等分，上1/5治疗对侧下肢感觉异常；中2/5治疗对侧上肢感觉异常；下2/5治疗对侧头面部感觉异常
顶旁1线	在头顶部，顶中线左右各旁开1.5寸的两条平行线，自承光穴起向后针1.5寸	属足太阳膀胱经	腰腿足病证，如瘫痪、麻木、疼痛等
顶旁2线	在头顶部，顶旁1线的外侧，两线相距0.75寸，距正中线2.25寸，自正营穴起沿经线向后针1.5寸	属足少阳胆经	肩、臂、手病证，如瘫痪、麻木、疼痛等

表 4-3 颞区头穴线定位与主治

穴名	定位	与经脉的关系	主治
颞前线	在头部侧面，颞部两鬓内，从额角下部向前发际处额厌穴至悬厘穴	属足少阳胆经	偏头痛、运动性失语、周围性面神经麻痹及口腔疾病等
颞后线	在头部侧面，颞部耳上方，耳尖直上率谷穴至曲鬓穴	属足少阳胆经	偏头痛、眩晕、耳聋、耳鸣等

表 4-4 枕区头穴线定位与主治

穴名	定位	与经脉的关系	主治
枕上正中线	在枕部，枕外粗隆上方正中的垂直线，自强间穴起至脑户穴	属督脉	眼病
枕上旁线	在枕部，枕上正中线平行向外0.5寸	属足太阳膀胱经	皮层性视力障碍、白内障、近视眼、目赤肿痛等眼病
枕下旁线	在枕部，从膀胱经玉枕穴，向下引一直线，长2寸	属足太阳膀胱经	小脑疾病引起的平衡障碍、后头痛、腰背两侧痛

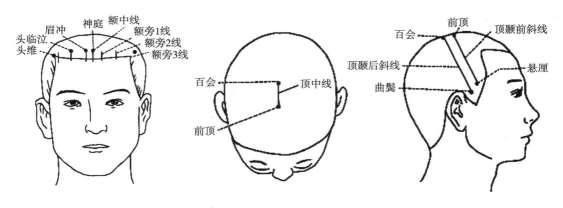

图 4-2 额区　　　　　　　　　　图 4-3 顶区

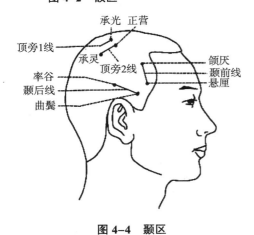

图 4-4 颞区

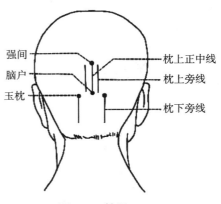

图 4-5 枕区

二、操作方法

（一）针前准备

临床上根据疾病的操作部位的不同选择不同型号的毫针，一般选用 28 ～ 30 号毫针，根据治疗需要，常用 1 ～ 1.5 寸，婴幼儿可用 5 分毫针点刺。多取患者舒适且便于医者操作的体位。在进针前，首先要暴露头皮，分开局部头发，以免刺入发囊而引起疼痛。选用 75% 的乙醇对施术部位进行常规消毒。

（二）进针方法

一般针体与头皮成 15° ～ 30° 进针，使针尖快速刺入皮下，然后将针体快速推进至帽状腱膜下层。额、颞部头穴痛感较强，进针时可嘱病人憋气（屏息），深吸气一口，暂停呼吸，进针则无痛感。对头皮坚韧者，推进针体时可稍作捻转，以助推进针体；推针时如发生疼痛或针下有阻力感，应停止继续推进，可将针体退出少许，改变针刺角度和方向，再行推进。针刺的深浅和方向，应根据治疗要求，并结合患者的年龄、体质及其对针刺的耐受程度而决定。（图 4-6、图 4-7）

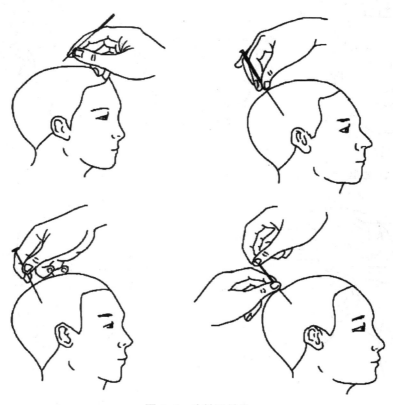

图 4-6　头针进针法

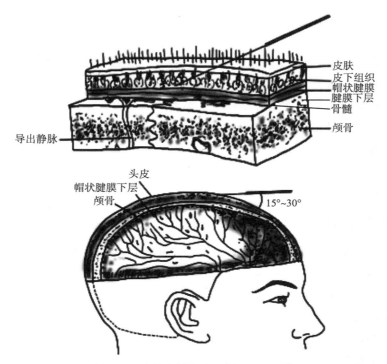

图 4-7　头针进针角度及刺入组织结构

（三）行针方法

针体进入帽状腱膜下层之后，术者可采用捻转、提插等手法，激发经气，达到有效刺激量。

1. 快速捻转手法

要求针体进入帽状腱膜下层后，在一定深度时固定针体，不能上下移动，一般要求术者肩、肘、腕各关节和拇指固定不动。食指呈半屈曲状态，用食指第一节桡侧面和拇指第一节的掌侧面捏住针柄，利用食指掌指关节的伸屈动作，使针体快速旋转。每分钟使毫针左右捻转达 200 次左右，持续 2 ～ 3 分钟。其特点在于速度快、频率高，较易激发针感，能在较短的时间内达到有效刺激量，从而使患部出现气至病所的感应，如温热、抽动感等。

2. 提插手法

根据汪机《针灸问对》的抽添法演化而成，分为抽提法和进插法两种，以向外抽提"一抽数抽"或向内进插"一按数按"的手法动作为主要特点。

（1）抽提法：针体进入帽状腱膜下层，针体平卧，用右手拇、食指紧捏针柄，左手按压进针点处以固定头皮，用爆发力将针迅速向外抽提 3 次，然后再缓慢地向内退回原处（插至 1 寸处），以紧提慢插为主，是为泻法。

（2）进插法：针体进入帽状腱膜下层，针体平卧，右手拇、食指紧捏针柄，左手按压进针点以固定头皮，用爆发力将针迅速向内进插 3 次，然后再缓慢地向外退回原处

（提至 1 寸处），以紧插慢提为主，是为补法。

以上方法可反复施行，每次行针半分钟至 1 分钟。其施术要领有二：一是要用全身力量带动肩、肘、腕，运气于指，行抽提或进插；二是每次抽提或进插都要迅速，要在 1 分范围的幅度内进行，针体勿左右转动。值得指出的是，用上法时并不要求频率，而着重于瞬间速度，因此术者手指并不疲劳，患者局部亦较少疼痛，且能在短时间内达到有效刺激量，从而迅速取得相应的效果。

3. 弹拨针柄

在留针期间，可用手指弹拨针柄以加强刺激，用力要适度，速度不宜过快，一般适用于不宜过强刺激者。

（四）留针与出针

头针的留针一般分为静留针和动留针两种。静留针是指在留针期间不再施行任何针刺手法，让针体安静而自然地留置在头皮内。一般情况下，头针留针时间宜在 15 ~ 30 分钟。如症状严重、病情复杂、病程较长者，可留针 2 小时以上。动留针是指在留针期间间歇重复施行相应的手法，以加强刺激，一般情况下，在 15 ~ 30 分钟内，宜间歇行针 2 ~ 3 次，每次 2 分钟左右，并可适当配合患部的按摩导引。

出针时，先缓慢将针退至皮下，然后迅速拔出，要及时按压针孔，以免出血。

三、头针的临床应用

（一）适应范围

1. 中枢神经系统疾患

中枢神经系统疾患为头针的主要适应证，包括脑血管病引起的偏瘫、失语、假性延髓性麻痹，小儿神经发育不全和脑性瘫痪，颅脑外伤后遗症，脑炎后遗症。头针对上述病证的疗效，主要表现在运动、智力和语言功能障碍的康复，能不同程度地缓解症状、改善体征、缩短病程，达到治疗目的。此外，还可治疗癫痫、舞蹈病和震颤麻痹等。

2. 精神疾患

头针可用于治疗精神分裂症、癔病、考前综合征、抑郁症，也适用于老年痴呆和小儿先天愚型者。

3. 疼痛和感觉异常等病证

临床可用于头痛、三叉神经痛、颈项痛、肩痛、腰背痛、坐骨神经痛、胆绞痛、胃痛、痛经等各种急慢性疼痛病证的治疗，有显著的止痛作用。此外，还可用于治疗多发性神经炎所致的肢体远端麻木，皮肤瘙痒症、荨麻疹、皮炎、湿疹等皮肤病引起的瘙痒症状。

4. 皮质内脏功能失调所致的疾患

用于治疗高血压病、冠心病、溃疡病、男子性功能障碍、月经不调，以及神经性呕吐、功能性腹泻等。

（二）处方选穴原则

针对不同疾病在大脑皮质的定位，选用定位对应的刺激区为主，并根据兼证选用其他有关刺激区配合治疗。单侧肢体病，一般选用病证对侧刺激区；双侧肢体病，同时选用双侧刺激区；内脏病证，选用双侧刺激区。

（三）注意事项

1. 头针刺入时要迅速，行针要密切注意针下感觉，如有阻力感或局部疼痛时，要及时调整针刺方向与深度，且要保证针体在帽状腱膜下层。

2. 留针时不要随意碰撞针柄，以免发生弯针和疼痛。如局部疼痛、瘙痒、沉重而无法忍受时，可将针体稍向外提，异常感觉可随即消失。

3. 对精神紧张、过饱、过饥者应慎用，不宜采用强刺激手法。囟门和骨缝尚未骨化的婴儿和孕妇不宜用头皮针治疗。头颅手术部位，头皮严重感染、溃疡和创伤处不宜针刺，可在其对侧取相应的头皮针治疗线进行针刺。有脑出血病史者，用头皮针治疗必须谨慎从事。治疗前要认真进行各种检查，治疗时要避免过强的手法刺激，尽量少留针或不留针，加强严密监护。

4. 头发较密部位常易遗忘所刺入的毫针，起针时需反复检查。

5. 头针长时间留针，并不影响肢体活动，在留针期间可嘱患者配合运动，有提高临床疗效的作用。

四、典型病例

刘某，女，50 岁，农民。2006 年 5 月 6 日因"结肠癌"入住我院肿瘤外科。患者行结肠癌切除术后出现呃逆，持续半月余，曾肌肉注射胃复安、654–2，口服冬眠宁，效果欠佳。要求针灸治疗。取头部胸腔区，在胃区与前后正中线之间，从发际向上下各引 2cm 长的平行于前后中线的直线，快速捻转进针，左、右各 1 针。耳穴取膈、胃、内分泌、皮质下、脑点、神门，针刺治疗 1 次，呃逆即止。针刺时该病人的酸胀感很明显，所以一次见效，随访半年无复发。

第五章 眼 针 ▷▷▷▷

第一节 概 述

眼针是指采用毫针或其他针具刺激眼区的特定部位,以诊断和治疗全身疾病的一种方法。

一、眼针源流及发展

眼针疗法是《黄帝内经》"观眼察病"的综合发展,如《灵枢·大惑论》云:"五脏六腑之精气皆上注于目而为之精,精之窠为眼,骨之精为瞳子,筋之精为黑眼,血之精为络,其窠气之精为白眼,肌肉之精为约束,裹撷筋骨血气之精而与脉并为系,上属于脑,后出于项中。"后世据此将眼分五轮,根据五轮配属五脏的关系,通过眼部的变化可判断全身各相应脏器的生理、病理变化。《黄帝内经》不仅在目诊理论上阐明了诊目的方法,而且从察目色、血络、瞳孔等方面来识别疾病的寒热虚实、病的预后、病位等,为眼针疗法提供了理论依据,对于后世"观眼识病"的发展具有深远的影响。后世历代眼科医籍,如《目经大成》《银海指南》《审视瑶函》《眼科入门》等均记载有"眼分八廓,分属五脏"的问题,诊察八廓,可测知相应脏腑的病变。

国外有虹膜诊断法,也是通过眼部诊断全身的典型代表。19世纪,匈牙利的Ignace Von Peezely发表了题为"眼睛诊断学研究引证"的研究报告,将虹膜上与人体各部相对应的关系划分为35个区域,均为组织器官在虹膜上的投影。其后,虹膜诊断法在大量的临床研究中不断完善和发展,许多专著相继问世,在20世纪70~80年代逐渐形成了相对完整的理论。

辽宁中医药大学彭静山教授在中医脏腑经络学说、五轮八廓学说及华佗"看眼识病"的基础上,以观察眼球结膜脉络形色变化为诊病手段,以针刺特定的眼周八区十三穴为治疗方法,在20世纪70年代独创眼针疗法。彭教授用观眼识病法诊察患者1万余例,其准确率达90%,在此基础上,他开始了在眼区针刺治疗各种疾病的尝试,使眼针的临床疗效得到了肯定,1982年,被辽宁省人民政府授予"眼针疗法研究"重大科技成果奖。眼针疗法自1982年公布后,吸引了不少学者对眼针进行临床研究和实验研究,其临床和解剖学结果均肯定彭氏的眼针穴区划分和眼针疗法的临床价值,眼针疗法不仅被国内广大针灸工作者广泛应用于临床,而且还推广至美国、日本、德国及东南亚的许多国家。目前,眼针疗法已广泛应用于内、外、妇、儿、五官等科多种急慢性疾病的治疗，并取得显著疗效，其中，对中风偏瘫和各种急慢性疼痛的疗效较为显著，深得国内外学者的好评。

二、眼部解剖

人的眼睛近似球形，位于眼眶内，受眼睑保护。眼睑分上睑和下睑，居眼眶前口，覆盖眼球前面。眼球包括眼球壁、眼内腔和内容物、神经、血管等组织。眼球壁主要分为内、中、外三层。内层为视网膜；中层又称葡萄膜，具有丰富的色素和血管，包括虹膜、睫状体和脉络膜三部分；外层由角膜、巩膜组成，前 1/6 为透明的角膜，其余 5/6 为白色的巩膜。眼球外层起维持眼球形状和保护眼内组织的作用。角膜是接受信息的最前哨入口。眼内腔包括前房、后房和玻璃体腔。眼内容物包括房水、晶状体和玻璃体。视神经是中枢神经系统的一部分。眼附属器包括眼睑、结膜、泪器、眼外肌和眼眶。眼的神经包括眶上神经额支、眶下神经睑支、滑车神经的分支等。

第二节　眼针理论基础

一、眼与经脉的关系

《灵枢·口问》载："目者，宗脉之所聚也。"《灵枢·邪气脏腑病形》载："十二经脉，三百六十五络，其血气皆上于面而走空窍，其精阳气上走于目而为睛。"十二经脉之足厥阴肝经、手少阴心经、足三阳经以本经或支脉或别出之正经直接系连于目系；手三阳经皆有 1～2 条支脉终止于眼或眼附近；足三阳经之本经均起于眼或眼附近。奇经八脉之任、督二脉系于两目下之中央；阴脉、阳脉相交于目内眦之睛明穴；阳维脉经过眉上。此外，在十二经筋中，足太阳之筋为目上网，足阳明之筋为目下网，足少阳之筋为目之外维，手太阳之筋、手少阳之筋都连属目外眦。可见，眼和经络存在密切的联系。眼需要经络不断地输送气血，以维持其视觉功能。诊察眼目，可测知上述经络及相应脏腑的病变情况。

二、眼与脏腑的关系

《灵枢·大惑论》说："五脏六腑之精气皆上注于目而为之精。"如果脏腑功能失调，精气不能充足流畅地上注入目，就会影响眼的正常功能，甚至发生眼病。

1. 眼与心和小肠的关系

心主全身血脉，脉中血液受心气推动，循环全身，上输于目，目受血养，才能维持视觉。心主藏神，目为心使，《灵枢·大惑论》说："目者心之使也，心者神之舍也。"《素问·解精微论》还说："夫心者，五脏之专精也，目者其窍也。"由于心为五脏六腑之大主，脏腑精气任心所使，而目赖脏腑精气所养，视物又受心神支配，因此，人体脏腑精气的盛衰及精神活动的状态均能反映于目，故目又为心之外窍。这一理论，也为中医望诊的"望目察神"提供了重要依据。此外，心与小肠脏腑相合，经脉相互络属，经气相互流通，故小肠功能是否正常，既关系到心，也影响眼。

2. 眼与肝和胆的关系

肝开窍于目。《素问·金匮真言论》说"东方青色，入通于肝，开窍于目，藏精于肝"，指出了目为肝与外界联系的窍道。因此，肝所受藏的精微物质，也能源源不断地输送至眼，使眼受到滋养，从而维持其视觉功能。目为肝之窍，尤以肝血的濡养为重要。《素问·五脏生成》说："肝受血而能视。"《灵枢·脉度》说："肝气通于目，肝和则目能辨五色矣。"这就强调了只有肝气冲和条达，眼才能够辨色视物。鉴于眼与肝在生理上有着以上多方面的密切联系，故肝的病理变化也可以在眼部有所反映。所以，《仁斋直指方》又说"目者，肝之外候"，概括了眼与肝在生理、病理上的关系。

3. 眼与脾和胃的关系

脾输精气，上贯于目。《素问·玉机真脏论》在论及脾之虚实时说："其不及，则令人九窍不通。"其中包含了脾虚能致眼病。李东垣《兰室秘藏·眼耳鼻门》进一步阐述说："夫五脏六腑之精气，皆禀受于脾，上贯于目……脾虚则五脏之精气皆失所司，不能归明于目矣。"这就突出了眼赖脾之精气供养的关系。血液之所以运行于眼络之中而不致外溢，有赖于脾气的统摄。若脾气虚衰，失去统摄的能力，则可引起眼部的出血病证。脾主肌肉，睑能开合，《素问·痿论》说："脾主身之肌肉。"脾运水谷之精，以生养肌肉。胞睑肌肉受养则开阖自如。脾胃脏腑相合，互为表里，共为"后天之本"。胃为水谷之海，主受纳、腐熟水谷，下传小肠，其精微通过脾的运化，以供养周身。所以，李东垣的《脾胃论·脾胃虚实传变论》说："九窍者，五脏主之，五脏皆得胃气乃能通利。"并指出："胃气一虚，耳、目、口、鼻俱为之病。"由此可见胃气于眼之重要。此外，《素问·阴阳应象大论》说："清阳出上窍，浊阴出下窍。"脾胃为机体升降出入之枢纽，脾主升清，胃主降浊，二者升降正常，出入有序，清阳之气升运于目，目得温养则视物清明；浊阴从下窍而出，则不致上犯清窍。

4. 眼与肺和大肠的关系

肺为气主，气和目明。张景岳说："肺主气，气调则营卫脏腑无所不治。"若肺气不足，以致目失所养，则昏暗不明。此即《灵枢·决气》所谓"气脱者，目不明"。肺气宣发，能使气血和津液敷布全身；肺气肃降，又能使水液下输膀胱。肺之宣降正常，则血脉通利，目得卫气和津液的温煦濡养，卫外有权，且浊物下降，不得上犯，目不易病。肺与大肠脏腑相合，互为表里。若大肠积热，腑气不通，影响肺失肃降，则可导致眼部因气、血、津液壅滞而发病。

5. 眼与肾和膀胱的关系

《素问·脉要精微论》谓"夫精明者，所以视万物，别白黑，审短长；以长为短，以白为黑，如是则精衰矣"，说明眼之能视，有赖于充足的精气濡养。《素问·上古天真论》说："肾者主水，受五脏六腑之精而藏之。"故眼的视觉是否正常，与肾所受藏脏腑的精气充足与否，关系至为密切。《黄帝内经》说，肾生骨髓，脑为髓海，目系上属于脑。肾精充沛，髓海丰满，则思维灵活，目光敏锐。若肾精亏虚，髓海不足，则脑转耳鸣，目无所见。《灵枢·五癃津液别》又说："五脏六腑之津液，尽上渗于目。"如津液在目化为泪，则为目外润泽之水；化为神水，则为眼内充养之液。总之，眼内外水液的分布和调节，与肾主水的功能有密切关系。肾与膀胱脏腑相合，互为表里。膀胱属足太阳经，主一身之表，易遭外邪侵袭，亦常引起眼病，故不可不引起重视。

6. 眼与三焦的关系

三焦为孤府，主通行元气与运化水谷、疏通水道的功能，故上输入目之精气津液无不通过三焦。若三焦功能失常，致水谷精微之消化、吸收和输布、排泄紊乱或发生障碍，则可引起眼部病变。

以上论述均说明了眼与脏腑关系密切，说明了眼受五脏六腑精气之濡养。

三、眼与五轮八廓学说的关系

中医理论早有"眼分五轮，归属五脏""眼分八廓，分属六腑"的论述，这些理论充分体现了眼与五脏六腑相应的学术思想。五轮学说是基于眼与脏腑关系的理论，将眼球分为肉轮、血轮、气轮、风轮、水轮五个部分，分属于五脏，用以说明眼的生理、病理及与脏腑的关系，以指导临床治疗。八廓学说是历代医家运用八卦将眼分为八个部分，并分属于脏腑，以说明眼与脏腑之间的相互关系。如明代王肯堂的《证治准绳》不仅论及眼的理论基础和临床证治，还涉及目的脏腑划分。如"五轮，金之精腾结而为气轮，木之精腾结而为风轮，火之精腾结而为血轮，土之精腾结而为肉轮，水之精腾结而为水轮"之说，是基于眼与脏腑关系的理论，将眼球从外至内分为五个部分，即肉轮、血轮、气轮、风轮、水轮，并将五轮分属于五脏，用以说明眼之生理、病理及脏腑的关系。五轮学说实质上是脏腑关系在眼部的分属。

《证治准绳·杂病》提出："目内有大络六，谓心、肺、脾、肝、肾、命门各主其一。中络八，谓胆、胃、大小肠、三焦、膀胱各主其一。外有旁支细络莫知其数，皆悬贯于脑，下连脏腑，通畅气血往来，以滋于目。故凡病发则有形色丝络显见，而可验内之何脏腑受病也。"《证治准绳》称"眼具五脏六腑也"，提出"乾居西北，络通大肠之府，藏属于肺；坎正北方，络通膀胱之府，藏属于肾；艮位东北，络通上焦之府，藏配命门；震正东方，络通胆之府，藏属于肝；巽位于东南，络通中焦之府，藏属肝络；离正南方，络通小肠之府，藏属于心；坤位西南，络通胃之府，藏属于脾；兑正西方，络通下焦之府，藏配肾络。左目属阳，阳道顺行，故廓之经位法象亦以顺行。右目属阴，阴道逆行，故廓之经位法象亦逆行。"这种眼的八卦脏腑划分为眼针疗法穴区分布提供了理论依据。

第三节 眼针穴位及操作技术

一、眼针穴位分区

眼针穴位分区与八卦的关系密切，分为 8 区，共 13 个穴位。具体划分方法：眼平视，经瞳孔中心画十字交叉线并分别延伸过内、外眦及上、下眼眶，将眼廓分为 4 个象限；再将每一个象限二等分，分成 8 个象限，其八等分线即为代表 8 个方位的方位线；配以八卦定位，每个方位线各代表一个卦位；以左眼为标准，按上北下南、左西右东划分，首起乾卦于西北方，依次为正北为坎，东北为艮，正东为震，东南为巽，正南为离，西南为坤，正西为兑；还可将乾、坎、艮、震、巽、离、坤、兑改用 1 ~ 8 八个阿拉伯数字来代表。右眼的眼区划分是以鼻为中心，将左眼的穴区水平对折而确定的。即左眼经穴区顺时针排列，右眼经穴区逆时针排列，体现"阳气左行，阴气右行"的原则。

最后将上述 8 个象限等分为 16 个象限，以方位线为中心，其相邻的两个象限即为一个眼穴区，共计 8 个眼穴区。每区对应一脏一腑，中心线前象限为脏区，后象限为腑区。按照八卦、脏腑的五行配属及五行相生的关系排列。乾属金，对应肺、大肠；坎为水，对应肾、膀胱；震属木，对应肝、胆；离属火，对应心、小肠；坤属土，对应脾、胃；艮为山，对应上焦；巽为风，对应中焦；兑为泽，对应下焦。总计 8 区，共 13 穴。（表 5-1、图 5-1）

眼针穴位的具体定位：距眼眶内缘外侧 2mm 的眶缘上，长度为 1/16 弧长；或对应位置的眼眶内缘中心点上。

表 5-1　眼部分区与穴位定位

分区	方向	五行属性	所属脏腑	所属卦
1 区	西北	金	肺与大肠	乾
2 区	正北	水	肾与膀胱	坎
3 区	东北	（山）	上焦	艮
4 区	正东	木	肝与胆	震
5 区	东南	（风）	中焦	巽
6 区	正南	火	心与小肠	离
7 区	西南	土	脾与胃	坤
8 区	正西	（泽）	下焦	兑

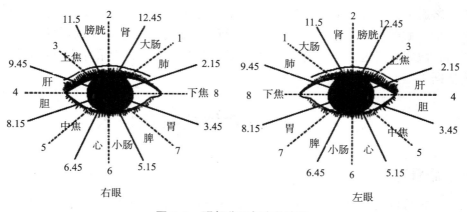

图 5-1　眼部分区与穴位定位

二、操作方法

1. 针前准备

患者多取坐位；以规格为 0.34mm×15mm 的毫针为宜；穴位常规消毒。

2. 针刺方法

（1）进针方法：主要分为眶内直刺法和眶外横刺法两种。押手固定眼睑并压于指下，刺手单手持针，速刺进针。

（2）行针方法及得气表现：刺入以后，不施行提插、捻转等手法；如未得气，可将针退出 1/3，稍改换方向再刺入；或用手刮针柄，或用双刺法。得气以局部酸、麻、胀、重或温热、清凉等感觉为宜，或针感直达病所。

（3）留针方法：多静留针 5 ~ 15 分钟。

（4）出针方法：起针时用右手两指捏住针柄活动数次，缓缓拔出 1/2，稍停几秒钟，再慢慢提出，迅速用干棉球压迫针孔片刻，以防出血。

3. 注意事项

（1）多采用眶外横刺法。

（2）不宜施行提插捻转等手法。

（3）眼睑过于肥厚者不宜用眼针。

三、眼针的临床应用

1. 适应范围

（1）辅助诊断：正常人的白睛上可见隐约纵横交错的脉络，尤其是儿童的白睛，如无大病重病，白睛青白洁净，无异常脉络。若有疾病发生，可从眼白睛上显露，且一经出现，其残痕难消除。主要是白睛中与相关脏腑对应区域中的脉络发生形、色改变，如脉络怒张、延伸、离断，颜色鲜红、紫红，或红中带黑等。检查时主要借助望诊观察法。医生双手常规消毒后，嘱患者放松，用拇、食两指分开上下眼睑，露出白睛，令病人眼球转向鼻侧，则可由 2 区看到 6 区，病人眼球转向外眦侧，可由 6 区转看到 2 区。先观察左眼，后观察右眼。

（2）治疗各种脑血管疾病：如中风偏瘫等。

（3）治疗各种疼痛性病证：如偏头痛、腰腿痛、三叉神经痛、坐骨神经痛、急性扭伤、胆囊炎、痛经等。

（4）治疗各种炎症性病证：如面神经炎等。

（5）治疗功能紊乱性病证：如高血压、心律不齐、胃肠功能紊乱、月经不调、神经衰弱等。

（6）治疗其他疾病：如面肌痉挛、阳痿及遗精等。

2. 选穴原则

（1）循经取穴：确诊病属于哪一经即取哪一经区穴位，或同时对症取几个经区。

（2）看眼取穴：观眼，哪个经区络脉的形状、颜色最明显即取哪一经区穴。

（3）病位取穴：按上、中、下三焦划分界限，病在哪里即针所属的区域。

3. 注意事项

（1）眼针留针不宜过久。

（2）病势垂危及精神错乱、气血虚脱已见绝脉者禁用。

（3）震颤不止、躁动不安、眼睑肥厚（俗名内眼胞）者慎用。

四、典型病例

1974年，在一例胆道蛔虫症患者的胆区试针一下，竟收到针入痛止的效果，从此引起了人们研究眼针的兴趣。在眼区眶外2分许控出13个穴位，谓之眼周眶区穴，这13个穴位都是古今针灸书上没有提到的地方。用5分长的29号针，沿皮横刺，无痛，留针6分钟，不须脱衣解带，操作简便，疗效迅速。适应证和针灸相同，对经络病候的某些疾病有立竿见影之效，如中风偏瘫、扭伤、高血压病、冠心病、胆绞痛、各种疼痛等，治疗效果尤佳。

第六章　舌　针 ▷▷▷▷

第一节　概　述

舌针是在中医、针灸理论的指导下，针刺舌体上的穴位而达到防病治病目的的一种方法。

一、舌针源流及发展

在舌体上针刺以治病，其历史久远。《黄帝内经》中关于"舌"的论述有 60 多条，记录了舌的解剖、生理、病理，明确指出舌头变化对疾病的诊断意义，以及刺舌治病的方法。如《灵枢·五阅五使》曰："心病者，舌卷短，颧赤。"《素问·热刺》曰："肺热病者……舌上黄。"在《素问·脏气法时论》中记载，治疗心病（即今冠心病之心绞痛）可"取其经，少阴太阳，舌下血者"。《灵枢·终始》说："重舌，刺舌柱以铍针也。"晋唐宋明时期，除了继承《黄帝内经》中刺舌下脉络以治病的治法，还发展了数个舌体上的穴位，并且有了定名、定位、定主治的符合现代奇穴范围的舌部穴位。

至 13 世纪，第一部舌诊专注《敖氏伤寒金镜录》问世，为辨舌诊病奠定了基础。关于舌面不同的区域可划分为五脏六腑所属始于清代的《厘正按摩要术》，该书绘有舌部应五脏图（图 6-1）：即舌尖属心，主上焦；舌中属脾胃，主中焦；舌根主肾，属下焦；舌左边属肝；舌右边属肺。这些内容多用于舌的望诊，而非舌穴的定位，但无疑对后人创立舌针穴位体系给予了有益的启发。

现今的舌针穴位体系有两种。最先创立舌针穴位体系的是管正斋先生（1907—1980）。管氏根据《黄帝内经》中舌与脏腑经络关系的理论，结合数十年的临床经验进一步丰富和发展，形成了比较系统、独具特色的舌针穴位体系，基础穴位共有 24 穴，即管氏舌针。继管式舌针之后，又有一些医者先后提出不同的舌针穴位分布方案，然而只是一己之见，影响不广。

本书介绍的是香港孙介光先生自 20 世纪

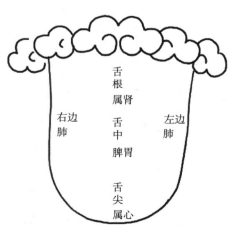

舌根属肾

右边肺

舌中脾胃

左边肺

舌尖属心

图 6-1　清代《厘正按摩要术》

舌部应五脏图

80年代以来，通过临床观察、现代科学研究与理论升华而形成的孙氏舌针穴位体系。

二、舌部解剖

舌位于口腔内，附着于口腔底的上面，是一个肌性器官，表面覆盖黏膜，具有协助咀嚼、搅拌吞咽食物、感受味觉和辅助发音的功能。舌肌属于横纹肌，分为舌内肌和舌外肌两群。在舌体的上面，有很多小的舌乳头，内有味蕾存在，有味觉作用。舌的动脉有来自颈外动脉的分支——舌动脉。舌的静脉，吻合成静脉丛，汇集成舌静脉，注入颈内静脉。

分布于舌的神经有舌下神经、舌咽神经、舌神经、迷走神经至舌根的分支、交感神经纤维。舌下神经支配全部舌内肌和舌外肌的运动。舌咽神经的分支分布到舌后1/3，兼管舌后1/3的一般感觉及味觉。来自下颌神经的舌神经分布于舌前2/3，其中，舌神经的纤维管理舌前2/3的一般感觉，由面神经鼓索来的纤维分布到舌前2/3的味蕾，管理味觉。由迷走神经发出的喉上神经喉内支分布到舌根和会厌，管理一般感觉和味觉。来自交感干颈上神经节发出的颈外动脉神经的交感神经纤维可进入舌的腺体。

第二节　舌针理论基础

一、舌与经络的关系

舌直接或间接地与许多经络脏腑相联系。从《黄帝内经》等医籍的记载来看，经络系统中部分经脉、经别、经筋、络脉与舌有直接的联系。（图6-2）

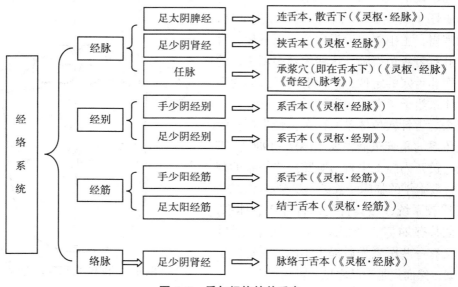

图6-2　舌与经络的关系表

经络与舌的关系还可以从经穴主治舌病上反映出来。（表 6-1）

表 6-1 经穴主治舌病

经脉名称	穴名	舌病	出处
手少阴心经	通里	舌强不语	《中国针灸大全》
足阳明胃经	大迎	舌不能言	《针灸甲乙经》
足少阴肾经	涌泉	舌干、舌急失音	《针灸大成》
	然谷	舌纵烦满	《针灸甲乙经》
	大钟	口舌干	《针灸甲乙经》
	复溜	舌干	《针灸大成》
	腹通谷	舌下肿难以言，舌纵	《针灸甲乙经》
手厥阴心包经	中冲	舌本痛	《针灸甲乙经》
		舌强肿痛	《中国针灸大全》
手少阳三焦经	关冲	舌缓不语	《百症赋》
		喉痹舌蜷	《灵枢·热病》
足少阳胆经	头窍阴	舌本出血，舌强	《针灸大成》
	足窍阴	舌蜷	《针灸甲乙经》
督脉	哑门	舌缓	《针灸甲乙经》
		舌缓不能言	《铜人针灸腧穴图经》
		中风舌缓	《医宗金鉴》
	风府	舌急难言	《针灸甲乙经》
	脑户	舌本出血	《外台秘要》
任脉	廉泉	廉泉、然谷主舌下肿难言，舌肿涎出	《千金翼方》
		廉泉、中冲舌下肿痛堪取	《百症赋》
		舌重	《汉药神效方》
	承浆	口舌生疮	《中国针灸大全》

从表 6-1 可以看出，十四经穴中有 9 条经脉的腧穴可以治疗舌病，尤其是远端的穴位，如涌泉、关冲、中冲、足窍阴等穴治舌病，进一步说明了舌与经络的联系。

二、舌与脏腑的关系

舌通过经络与多脏腑有直接的联系。

其中，联系最为密切的是心。心与舌的密切关系可以从两个方面来看。其一，是心本脏与舌的直接联系，心开窍于舌，手少阴心经联系于舌。由于舌体的血脉极为丰富，从舌质的色泽可以直接察知气血的运行并判断心主血脉功能的盛衰。此外，心主神明的功能也可以从舌体的运动、语言的表达等方面得到反映。《灵枢·脉度》还指出："心和则舌能知五味矣。"说明舌的味觉也与心的功能有关。心的功能正常，则舌体柔软灵活，舌质红活荣润，味觉敏锐，语言流利。反之，若心有病变，也最容易从舌上反映出来。如心阳不足，可见舌质淡白胖嫩；心阴不足，可见舌质红绛瘦瘪；心火上炎，常见舌尖红赤，甚则糜烂生疮；心血瘀阻，可见舌质紫暗或在舌的边尖部见到瘀斑瘀点；此外，若心主神明的功能失常，舌窍失其所主，还可出现舌的运动失常，如舌强、语言不利或失语等。其二，心可间接地将其他脏腑的信息反映于舌，由于心为"五脏六腑之大主"（《灵枢·邪客》）、"君主之官"（《素问·灵兰秘典论》），主宰全身各脏腑的功能，故各脏腑的病变也可通过心反映于舌，这也是望舌诊病、望舌治病的原理之一。

与舌关系密切的脏腑还有脾与胃。舌为脾之外候，足太阴脾经"连舌本，散舌下"，脾主运化，担负着将饮食物化为精微物质并将其转输布散至全身的功能；胃为"水谷之海"，主受纳腐熟水谷，故脾胃运化、腐熟水谷、化生气血的功能正常与否直接关系着全身气血的盛衰，而气血的盛衰又必然会反映于舌上，由此可见，脾胃与舌也有着密切的关系。除此之外，中医学还认为，舌苔的形成与胃气密切相关，是由胃气上蒸于舌面而形成的，正如清代医家章虚谷所说："然无病之人，常有微薄苔如草根者即胃中之生气也。若光滑如镜，则胃无生发之气，如不毛之地。"

脏腑组织通过经络直接或间接地与舌发生联系，从而使舌成为反映机体功能状态的镜子，一旦体内发生病变，就会出现舌象变化，所以观察舌象的变化，可以测知体内脏腑的病变，也可以用针刺激相应的穴位来治疗疾病。

三、用神经学说解释

舌体上的神经很丰富。来自脑神经及其分支的神经包括舌下神经、舌咽神经、舌神经（三叉神经分支）和迷走神经至舌根的分支。这些神经支配舌肌的运动、感觉和味觉功能。从交感干颈上神经节发出的交感神经纤维管理着舌的腺体。

分布在舌体上的4对脑神经及其分支与中枢神经有着密切的联系，进而与全身有密切的联系。针刺舌体上的穴位，可兴奋舌体上的多种感受器，使之接受和传递各种感觉冲动，并汇集到三叉神经脊束核，然后由该核传递冲动至脑干的网状结构。网状结构是由延髓到丘脑下部的脑干全长的异质性神经元集团，网状结构的功能和结构特点是在这一系统的神经元中各种冲动的高度集合，它对各种内脏活动的调节和对感受功能的调节都有重要的影响。

网状核的细胞是脑干的联合神经元，它除了联系脑和脊髓的运动神经之外，还联系脑干上下各段的传入纤维，这就是网状结构的非特异性投射系统。所以，网状结构很可能是舌针作用的高级神经部分。

另外，舌体感觉十分敏感，而且脑神经分布至舌体的经路最近，使得针刺后的感觉冲动很快能传至脑干的网络结构，因而对全身各系统，尤其是脑源性疾病有快速与良好的调节作用。

第三节　舌针穴位及操作技术

一、舌穴的分布规律

舌穴在舌面和舌下均有分布。舌面上的舌穴从舌尖到舌根依次对应人体从上到下的内脏器官。舌尖部是上焦的心穴、肺穴；舌中部是中焦的脾穴、胃穴；从舌中到舌根是下焦的肝穴、大肠穴、卵巢穴等。舌下面的舌穴对应人体的肢体躯干，因此，从舌尖到舌根呈一倒置的人形。延舌纵轴两侧依次分布有相应的下肢穴、上肢穴；舌根部是与脑部相应的舌穴区。

二、舌穴的定位及主治

（一）舌面穴位（表 6-2、图 6-3）

表 6-2　舌面穴位定位与主治

穴名	定位	主治
心穴	舌尖内 3 分	心痛、胸闷、心悸、气短、胁肋疼痛、心肌供血不足、室性早搏、房颤、心律不齐等心脏功能失调的疾患
肺穴	心穴与胃穴之间上 1/3 处旁开，舌中线与舌边缘 1/2 处	咳嗽、气喘、胸闷、胸痛、肺炎、胸膜炎、肋间神经痛、支气管炎、过敏性鼻炎（花粉症）等
胃穴	心穴与小肠穴之中间点	胃脘痛、消化不良、胃纳不佳、反酸、胃及十二指肠溃疡、慢性胃炎、呃逆等
肝穴	胃穴右侧舌中线与舌边缘外 1/3 处	肝病、胸满、呃逆及情绪、精神异常等
脾穴	胃穴左侧舌中线与舌边缘外 1/3 处	呃逆、胃脘病、腹胀、嗳气、大便不畅等
胆穴	胃穴与大肠穴间上 1/3，舌面中线与右侧舌边缘内 1/3 处	胆囊炎、胆结石、黄疸、惊吓后情志失常、口苦、胸肋痛等
大肠穴	胃穴与小肠穴之中间点	腹泻、便秘、腹痛、腹胀等
小肠穴	舌自然伸出，上齿尖接触处之中间点	胃及十二指肠溃疡、消化不良等
肾穴	大肠穴旁开，舌中线与舌边缘 1/2 处	肾功能异常、腰痛、阳痿、早泄及内分泌失调等
胰穴	胃与大肠穴间上 1/3，舌面中线与左侧舌边缘内 1/3 处	胰腺炎、糖尿病等
膀胱穴	小肠穴下，小肠穴与胃穴之距	尿频、尿急、尿潴留及前列腺异常等
前列腺穴	膀胱穴下 2 分处	前列腺炎、前列腺肥大等
子宫穴	膀胱穴上 2 分处	月经失调、痛经、不孕、子宫功能性出血、更年期综合征及内分泌失调等
卵巢穴	膀胱穴上 4 分旁开 3 分处，小肠穴与膀胱穴间下 1/3 处旁开 3 分处	卵巢炎、不孕、更年期综合征及内分泌失调等
悬钟穴	悬雍垂之底正中处	延髓麻痹所致的软腭功能受限及发音困难、失真等
天腭穴	悬钟穴旁开 3 分	延髓麻痹等致上腭功能受限及发音失真等

（二）舌底穴位（表 6-3、图 6-4）

表 6-3 舌底穴位定位与主治

穴名	定位	主治
颈穴	位于舌蒂与舌系带之中间点	颈椎病、颈部肌肉损伤、甲状腺功能异常、甲状腺肿、气管炎等
胸穴	位于颈穴、尾穴之间上 1/3 点	胸痛、肋间神经痛、胸骨痛及胸背肌肉痛等
腰穴	位于颈穴、尾穴之间下 1/3 点	腰痛、腰肌劳损、腰椎间盘脱出症、腰扭伤等
骶穴	脑灵穴、足穴中间点的舌中线上	骶骨痛、腰腿痛等症
尾穴	位于颈穴、舌尖之中间点	尾骨痛、腰腿痛等症
肩穴	位于颈穴、胸穴之中点旁开伞襞处	颈椎病、肩周炎、肩部肌肉损伤、韧带损伤、中风、帕金森病及肩功能障碍等
上臂穴	位于肩穴与肘穴之间旁开之伞襞处	上臂功能障碍、肌肉痛、肌肉及肌腱损伤等
肘穴	位于腰穴旁开之伞襞处	肘关节损伤、网球肘、中风上肢偏瘫及肘关节功能障碍等
前臂穴	位于肘穴与手穴间旁开伞襞处	臂痛、肌肉损伤及其他原因致前臂功能障碍等
手穴	位于颈穴与舌尖中间点旁开之伞襞处	手、腕关节损伤、功能障碍、手指痉挛、腕管综合征及上肢末梢神经炎等
大腿穴	位于手穴与膝穴间旁开之伞襞处	大腿肌肉痛、髋关节疾患、股骨头坏死等
膝穴	位于尾穴与足穴之中间点旁开（去掉）之伞襞处	膝关节痛、损伤、功能障碍，以及半月板损伤及中风等
小腿穴	位于膝穴与足穴间旁开之伞襞处	小腿肌肉、韧带损伤、功能障碍、腓长肌痉挛及中风等
足穴	位于舌尖内 1 分旁开 2 分处	趾、腕关节活动受限、关节损伤、痉挛萎缩、足根病及下肢末梢神经炎等
脑灵穴	位于舌蒂下 1/3 处	小脑疾患、眼病、共济运动失调、中风、帕金森病、忧郁症、小儿脑瘫、自闭症及神经性头痛等神经科病
脑明穴	位于脑灵穴旁开近舌蒂外边缘处	视觉、听觉、语言障碍等神经科病证
脑中穴	位于舌蒂中间的凹陷处	自闭症、弱智、小儿脑瘫、中风、帕金森病、老年痴呆、脑损伤等神经科病
脑源穴	位于脑中穴与脑枢穴中间旁开舌蒂外边缘外	智力受损、记忆力减退、理解障碍、语言障碍、情绪失调、性功能减退等
脑枢穴	位于舌蒂之上端	弱智、老年痴呆、忧郁症、神经性头痛、中风等神经科病证
襞中穴	位于舌下襞之正中点	脑瘫、弱智、语言障碍、小脑萎缩、老年痴呆、延髓麻痹、中风等
附蒂穴	位于舌阜之正中点	脑瘫、弱智、自闭症、语言障碍、老年痴呆、中风、帕金森病等神经科病
上唇际	上唇际之中间点	肌肉萎缩、面瘫、中风等
下唇际	下唇际之中间点	肌肉萎缩、面瘫等

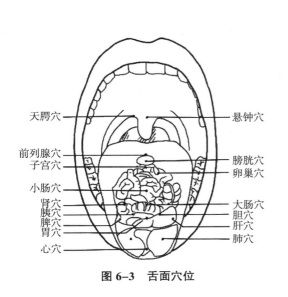

图 6-3　舌面穴位

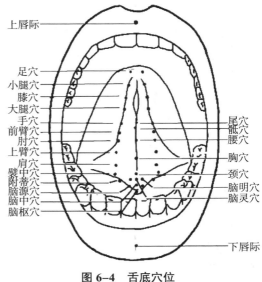

图 6-4　舌底穴位

三、操作方法

1. 针前准备

针刺治疗前，应先清洁口腔，一般用 3% 的高锰酸钾液或淡盐水漱口。针具须严格消毒。病人多采取坐位或仰卧位。针舌面穴位时，患者舌自然伸出，伸出部分约占舌体的 2/3（以上齿齿尖接触部分为准）。针舌底穴位时，患者口自然张开，将舌尖向上反卷；舌尖抵上齿，或舌尖向上卷起，用上下齿夹住舌以使之固定，亦可由医者用洁净的药用纱布垫舌后将舌拉出。

2. 针刺方法

选取长 40mm 或 50mm，直径 0.32 ~ 0.34mm 的毫针。刺舌下络脉出血时可采用 0.38mm 的较粗毫针，也可使用三棱针刺血。一般多采用速刺法。用拇指、食指和中指捏住针柄，对准穴位快速刺入并捻转 5 ~ 7 下，或小幅度快速提插 5 ~ 7 下。

辨证施治，针对不同的病证，可施以不同的针刺方法和不同的补泻手法，以达到最佳的治疗效果。针刺过程中，应密切观察病人的反应，尽量避免出现不良反应。

本法在多数情况下不留针，做完基本手法后即可快速出针，但根据病情的需要也可留针。

3. 注意事项

（1）由于舌体血管丰富，多数情况下针后会有出血点或少量出血现象。另外，针舌下络脉的目的就是放出少量血液，这些都是舌针针法的正常情况，一般无须处理。如果出血量较大，可用消毒纱布压迫止血。

（2）部分病人针后舌体会有瘀血现象，即被针刺舌体的局部出现青紫，一般无须处理，数日后即可消散。

（3）个别病人针后舌体出现肿胀无青紫，属于水肿，一般无须处理，数日后即可消散。

（4）有严重的口腔疾患，或常有自发性出血或损伤后出血不止的患者，不宜针刺。患者在过于饥饿、疲劳、精神过度紧张时，不宜立即进行针刺。对身体瘦弱、气虚血弱的患者，进行针刺时手法不宜过强，并应尽量选用卧位。

（5）浅刺放血时，应严格掌握"针不宜过粗，刺不宜过深，出血不宜过多"的原则。

（6）医者在进行针刺的过程中，精神必须高度集中，严格掌握进针的深度、角度，以防事故的发生。

四、舌针的临床应用

1. 适应范围

舌针对部分中枢神经与精神系统疾病疗效显著。如中风、癫痫、特发性震颤、帕金森病、神经衰弱、失眠、脑萎缩、脑外伤后遗症、小儿自闭症、小儿脑瘫、遗传性共济失调、脑炎、脑膜炎后遗症、智力障碍等疾病。

另外，对神经性疼痛有良好的镇痛效应，如偏头痛、舌咽神经痛等。

对心血管疾病（如心绞痛、心律失常、病毒性心肌炎等）、内分泌功能紊乱的疾病（如甲状腺病、肾上腺皮脂功能亢进）、尿崩症，也有良好的治疗作用。

2. 选穴原则

（1）辨证取穴：根据中医脏腑经络学说辨证选取相应的穴区。

（2）对应选穴：直接选取发病脏腑器官或肢体部位对应的穴区。

（3）对中枢神经系统病变选穴：重点选取调节神经系统功能紊乱的穴位或选取有特异性治疗作用穴位，如脑灵、脑明等。

（4）经验取穴：临床医生结合自身的经验灵活选穴。

五、典型病例

男童，14岁，两岁半时被发现有语言障碍，之后被诊断为自闭。患儿跟别人没有眼神接触，不能与人沟通、交往，虽能明白别人的话，但自己却不能说出正常、合乎文法的句子；对数学减法有困难，能够阅读和抄写，但不明白其真正的意思。主穴取脑枢穴、脑中穴、心穴等，随症加减。患儿在接受58次舌针治疗后，PET结果显示脑部各区域的新陈代谢率较舌针前出现了显著的增长，平均有57%的提高，表示患儿在情绪、抽象认知等的功能上都会有所进步。父母亦留意到患儿的眼神接触和理解能力有所进步，学会注意周围的环境，并能告诉父母；同时，脾气改善，喃喃自语的状况减少，发音较前清楚，句子能包含"我"字，甚至已能计算加法和减法。

第七章　腕踝针 ▷▷▷▷

第一节　概　述

腕踝针是腕踝针针法的简称，是一种在腕踝部选取特定的进针点，用毫针循肢体纵轴沿真皮下刺入一定长度以治疗疾病的方法。

一、腕踝针源流及发展

腕踝针问世仅有 30 多年。腕踝针的探索，自 1966 年用电刺激法开始，受经络学说、耳针的启发，从克服各个阶段所出现的困难中逐渐取得进展。至 1972 年，改用针刺，为克服垂直针刺遇到的滞针现象，改用皮下浅刺法，方法逐步得到改善。因针刺的部位仅限在腕、踝，1975 年定名为 "腕踝针"，1976 年发表于《人民军医杂志》[第二军医大学第一附属医院神经科 . 腕踝针 . 人民军医，1976，（7）：71.]

腕踝针从萌芽初生至今，渐在临床得以较广泛的应用，经过了两个阶段的探索与发展过程。

第一阶段是探索阶段。其又细分为两个阶段：1966—1969 年应用的是电刺激疗法；1972—1975 年才是腕踝针的探索阶段，是在电刺激疗法基础上探索的继续。20 世纪 60 年代，第二军医大学第一附属医院神经科在应用电刺激疗法时，根据经络理论，将刺激电极分别放在经过腕、踝部的手足三阴经和三阳经的某些经穴上（如内关、外关、三阴交、悬钟等），用来治疗功能性麻木、肢体瘫痪、腰腿疼痛及神经官能症等疾病，取得了较满意的疗效。同时还发现，当电极移动时，腕踝部的一些点同身体的一定部位是有联系的。根据经络学说，腕部有三条阴经和阳经，再结合四肢和躯干的阴阳关系进行探索，确定了刺激点与身体作用部位的对应关系。将电极放在手阳明大肠经上时，能对阴阳交界的一些病证起作用；放在手少阴心经上时，则对身体前正中线附近的一些病证有效；放在手太阳小肠经上，能治疗身体后正中线附近的病证。从腕部类推到踝部六条经，也有同样的作用。由此在腕部和踝部各定了 6 个刺激点，并将身体两侧从前向后大致划分为 6 个纵区，与 6 个纵区具有对应关系的 6 个点作为治疗的基础，一侧腕踝部的刺激点主要作用于同侧身体，而身体上下以膈为界，分别以腕部或踝部为刺激点。

中医学认为，腹为阴，背为阳，四肢部靠近躯体正中线的内侧为阴，外侧为阳。由此，可以把躯体分为 6 个纵区，即阴面和阳面各 3 个纵区。为了简便起见，用数字 1 ~ 6 进行编号，其中，1、2、3 区在阴面，4、5、6 区在阳面，上、下肢同躯体相对应。

当躯体某纵区内出现病证时，在腕踝部同一编号区内给予刺激，即可出现调整反应。这样，只要找出病证所在的区就可确定治疗的刺激点。

至此，借助电刺激疗法探索出腕踝部不同的刺激点，并找到了"按区选点"的治疗规律，奠定了腕踝针的形成基础。

第二阶段从 1972 年 2 月开始，重要的变化是将电刺激改为针刺。将电刺激作用电极的刺激点改用针刺后发现，用电刺激法所探测出来的身体分区、刺激点和区的对应关系依然适用，而且显得更明显，对针刺的要求更高。其一，针刺方法。垂直针刺时会出现针刺深度不易掌握、皮肤与骨面接近的部位无法垂直刺入、得气感过于强烈、滞针等问题，经过反复思考实践，将垂直针刺改为斜刺又逐步改为皮下浅刺，既避免了以上诸问题，又保证了疗效，方法逐步得到完善，理论也逐步成形。其二，针刺点。前期的研究已知腕踝部刺激点与身体各纵区具有对应关系，那么，在腕踝部各区内任何一点给予针刺，就能治疗对应区内的病证。因此认为，腕踝部的针刺点不像传统的"穴位"那样要有固定的位置，而根据针刺的局部情况随机移动点的位置，并不影响疗效。因此，针刺点并非针疗的作用点，而只是针刺进入皮下的进针点，针沿皮下刺入，对神经末梢的刺激呈线状，比垂直刺入的点范围大，用微刺激即能奏效，且不存在"补""泻"的问题。其三，针刺方向。临床发现，针刺向上（向近心端）刺入后，针刺点以上的症状消失，针刺点以下的症状仍然存在，而当改变针刺方向，向下（向远心端）刺入后，针刺点以下的症状逐渐消失。因此证明，针刺作用与针刺方向有关。

腕踝针法虽出现较晚，但其理论可溯源至《黄帝内经》。《素问·皮部论》说："凡十二经络脉者，皮之部也。"十二皮部的分布区域，以十二经脉的体表分布范围为依据，所以腕踝针与经络的循行有密切的关系。

二、腕踝部解剖

分布在腕部的骨骼：包括桡骨、尺骨以及手骨（腕骨、掌骨、指骨）。

分布在腕部的肌肉、肌腱：分布在腕部的肌肉属于前臂肌。前臂肌分为前后两群，每群又分为深、浅两层，共 19 块肌肉。如浅层的肱桡肌、旋前圆肌、桡侧腕屈肌、掌长肌、指浅屈肌、尺侧腕屈肌、桡侧腕长伸肌、桡侧腕短伸肌、指伸肌、小指伸肌、尺侧腕伸肌等。

分布在腕部的神经：包括前臂外侧皮神经、正中神经、尺神经、桡神经、前臂内侧皮神经。前臂外侧皮神经，分布于前臂外侧的皮肤。正中神经，支配除肱桡肌、尺侧腕屈肌、示指屈肌尺侧以外的所有前臂屈肌、旋前肌及附近关节。尺神经，在前臂上部发出肌支支配尺侧腕屈肌、示指屈肌尺侧半。桡神经分出的皮支，分布于臂后部、臂下外侧部、前臂后面的皮肤；分出的肌支，支配肱三头肌、肘肌、肱桡肌、桡侧腕长伸肌。臂内侧皮神经，分布于臂内侧皮肤。前臂内侧皮神经，分布于前臂内侧皮肤。

分布在腕部的血管：分布在腕部的动脉包括桡动脉、尺动脉。桡动脉在前臂上部被肱桡肌掩盖，在前臂下部行于肱桡肌腱和桡侧腕屈肌腱之间，位置表浅，为临床上最常用的摸脉点。尺动脉自肱动脉发出后，再在尺侧腕屈肌腱和指浅屈肌之间下行，最后经豌豆骨桡侧至手掌。分布在腕部的静脉包括深、浅两部分。上肢的深静脉与同名的动脉伴行，臂以下的动脉有两条同名静脉伴行，到腋窝处合成一条腋静脉。上肢的浅静脉位于皮下，手背的浅静脉形成手背静脉网，再向上汇合成尺侧的贵要静脉。

踝关节由胫、腓骨下端和距骨组成。胫骨下端内侧向下的骨突称为内踝，胫骨下端后缘也稍向下突出，称为后踝。腓骨下端的突出部分称为外踝。距骨上面的鞍状关节面与胫骨干下端的凹形关节面相接，其两侧关节面与内、外踝的关节面正好嵌合。

胫腓两骨下端被坚强而有弹性的骨间韧带、胫腓下前、后联合韧带及横韧带联结在一起。当踝背屈时，因较宽的距骨体前部进入踝穴，胫腓两骨可稍稍分开，跖屈时，两骨又互相接近。踝关节的关节囊前后松弛，两侧较紧，踝关节的前后韧带菲薄软弱，内、外侧副韧带比较坚强。内侧为三角韧带，分深、浅两层。浅部为跟胫韧带，止于载距突的上部。

踝关节周围有肌腱包围，但缺乏肌肉和其他软组织遮盖。后面主要为跟腱，前面有胫前肌腱和趾伸长肌腱及第三腓骨肌腱。内侧有胫后肌腱及屈趾长肌腱。外侧有腓骨长、短肌腱。

第二节 腕踝针理论基础

一、腕踝部与经络的关系

腕、踝部与经络的关系密切。

腕、踝部有十二经脉循行分布。腕、踝部分别有手三阴经、手三阳经、足三阴经、足三阳经循行所过。因为每条经脉的分布和部位都有一定的规律，都有内属脏腑和外络肢节的特定部位，这是腕踝针可以治疗相关脏腑、相关部位疾病的重要理论基础。

奇经八脉理论也与腕踝针有密切的关系。奇经八脉中阴、阳的循行起始部位，阴维、阳维的循行部位也正是腕踝针取穴点的分布区域。分布于腕、踝部的后溪、外关、内关、列缺、申脉、足临泣、照海、公孙穴治疗范围广泛，作用显著。

腕、踝部还与十二络脉有关。十二络脉多在腕踝附近的络穴分出，之后均走向相表里的经脉，从而加强了阴阳表里经的联系。如位于腕部的列缺、内关、通里、外关、偏历穴，位于足踝部的大钟穴。

腕踝针与十二皮部有关。十二皮部是十二经脉功能活动反应于体表的部位，也是络脉之气散布之所在。皮部作为十二经络的体表分区，呈面状分布。在皮部进行的多种外治法，能够治疗相应脏腑和经脉器官的疾病。腕踝针的应用与十二皮部在腕踝部的分布极为相似。

腕踝针与十二经筋有关。十二经筋的循行分布大体上和十二经脉一致，分别依靠十二经脉的经气渗灌和濡养。经筋与内脏、经络生理上相互联系，病理上相互影响。通过调理腕踝部经筋之气，也可以治疗相应脏腑和经脉器官的疾病。

腕踝针与标本、根结有关。按标本、根结理论，腕踝针的12个刺激点均位于腕踝关节附近，相当于本部、根部，故可主治全身各部病证。

综上可知，腕踝与全身经络、五脏六腑各部均有密切的关系。12 个刺激点均分布于经线上，与十二络穴的位置大致相当，浅刺这些部位的皮部，可以调整相应经脉之气及其连属的脏腑功能，以达到祛邪扶正的目的。

二、用神经学说解释

有人认为，腕踝针疗法在施治时用轻微的不引起酸麻胀痛感觉的针刺激就能迅速反应在远距离的病灶部位，只有通过神经传导才有可能。因此，初步认为腕踝针的治疗机制是表浅地刺激皮下神经末梢，能引起保护性反应，从而使机体释放神经递质，改善局部微循环，兴奋迷走神经，从而达到治疗作用。

在人体从皮肤至骨膜的所有组织结构中，浅部以游离神经末梢为主，深部组织中，除有神经末梢外，还有肌梭、环层小体等。其中，游离神经末梢在组织中分布最广、数量最多。现代研究表明，在许多情况下，真正的感觉神经末梢和换能器都是传入神经纤维本身的外周游离神经末梢。针刺机体时，选用不同的刺激方式或刺激数量，所兴奋的神经纤维的数目和种类是不同的。这些数目不同、粗细不同的神经纤维或末梢兴奋时所产生的神经冲动，以不同形式的编码传导到高级中枢，就产生了不同类型的针感。针感是取得针刺疗效的必要条件，没有针感就不可能有针刺效应。如传统针刺会有神经干发麻、骨痛、肌肉酸胀等针感，并有辐射、传导，而腕踝针于皮下浅刺，不会有任何不适。这种特殊的针感，恰恰在于刺激了皮下丰富的游离神经末梢这个真正的神经末梢和换能器，从而引起神经中枢的极大"关注"，采取相应的"措施"。

也有人推测，腕踝针所兴奋的主要是游离的神经末梢、毛囊感受器、各种特殊结构的环层小体、Meissner 小体及 Ruffini 小体等，兴奋的是触 – 压感受器，然后由 C 类神经纤维将兴奋传至大脑，再由大脑进一步辨认整合，最后给病变部位发出治疗信息。

三、腕踝针的身体分区

身体分区分为纵行六区和上下两段。纵行六区包括头、颈、躯干六区和肢体六区两部分。

（一）纵行六区

1. 头、颈和躯干六区

以前、后正中线为标线，将身体两侧面由前向后划分为 6 个纵行区，用数字 1 ～ 6 编号。（图 7-1、图 7-2、图 7-3）

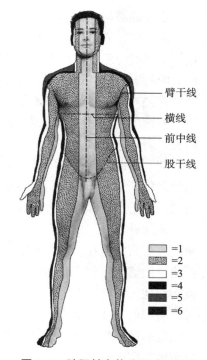

臂干线
横线
前中线
股干线

=1
=2
=3
=4
=5
=6

图 7-1　腕踝针身体分区（正面）

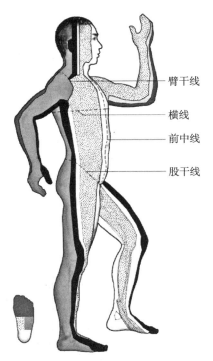

图 7-2　腕踝针身体分区（侧面）

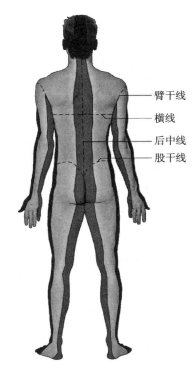

图 7-3　腕踝针身体分区（背面）

1 区：前中线两侧，分别称为左 1 区、右 1 区。临床常把左 1 区与右 1 区合称为 1 区，以下各区亦同。头面部在前中线至以眼眶外缘为垂直线之间的区域，包括前额、眼、鼻、唇、前牙、舌、咽喉、扁桃体、颏；颈部沿气管、食管，胸部自前中线至胸骨缘，包括胸肋关节、气管、食管、乳房近胸骨缘、心前区（左侧）；腹部自前中线至腹直肌区域，包括胃、胆囊、脐部、下腹之膀胱、子宫、会阴部。

2 区：从 1 区边线到腋前线之间所形成的区域，左右对称。头颈部包括颞前部、面颊、后牙、颌下、甲状腺；胸部沿锁骨中线向下的区域，包括锁骨上窝、上胸部、乳中部、前胸、肺、肝（右侧）、侧腹部。

3 区：从腋前线至腋中线之间所形成的区域，左右对称。包括沿耳郭前缘、腮腺、腋前缘垂直向下的狭窄区域、乳房近腋前缘部分。

4 区：前后面交界，即腋中线至腋后线之间所形成的区域，左右对称。包括自头顶经耳向下至颈，肩部沿斜方肌缘，胸腹部自腋窝至髂前上棘的胸侧壁及腹侧部区域。

5 区：腋后线至 6 区边线之间所形成的区域，左右对称，与前面的 2 区相对。包括颞后部、颈后外侧靠斜方肌缘、肩胛冈上窝及肩胛中线垂直向下区域的背和腰。

6 区：后中线两侧，与 1 区相对。包括枕、颈后部及颈椎棘突至斜方肌缘、胸椎棘突至肩胛骨内缘、腰椎与骶正中嵴至尾骨两侧、肛门。

2. 肢体六区

以臂干线和股干线分别为躯干与四肢的分界线。臂干线环绕肩部三角肌附着缘至腋窝；股干线自腹股沟至髂嵴。

当两侧的上下肢处于内侧面向前的外旋位置，即四肢的阴阳面和躯干的阴阳面处在同一方向并互相靠拢时，以靠拢处出现的缘为分界，在前面的相当于前中线，在后面的相当于后中线，这样四肢的分区就可按躯干的分区类推。

（二）上下两段

以胸骨末端和两侧肋弓的交接处为中心，划一条环绕身体的水平线，称横膈线。横膈线将身体两侧的 6 个区分成上、下两段。横膈线以上各区分别叫做上 1 区、上 2 区、上 3 区、上 4 区、上 5 区、上 6 区；横膈线以下的各区分别叫做下 1 区、下 2 区、下 3 区、下 4 区、下 5 区、下 6 区。如需标明症状在左侧还是在右侧，在上还是在下，可记作"右上 2 区"或"左下 2 区"等。

四、腕踝针与经络的关系

腕踝针疗法是把人体分为 6 个区，基本与十二皮部相一致，如少阴在身侧中间，以 1 区相合，由此绕躯体从前向后，依次为厥阴、太阴、阳明、少阳、太阳，大体相当于 1 ～ 6 区的划分。上 1 区、上 2 区、上 3 区沿阴侧面上行，相当于手三阴经；上 4 区、上 5 区、上 6 区沿阳侧面上行，相当于手三阳经。下 1 ～ 6 区相当于足三阴经、足三阳经。从五脏的关系看，上 6 区联结膈以上胸腔的心、肺，下 6 区联结膈以下腹腔的肝、脾、肾，此与手六经、足六经所属的脏腑也是一致的。

另外，从经脉循行来看，手三阴经、手三阳经均循行于腕部，足三阴经、足三阳经均循行于踝部，且通过腕踝部的特定穴，如后溪、外关、内关、列缺、申脉、足临泣、照海、公孙等分别通于督脉、阳维脉、阴维脉、任脉、阴脉、带脉、阳脉及冲脉。可见，腕踝与全身经络、五脏六腑各部均有密切的关系。按标本、根结理论，腕踝针的 12 个刺激点均位于腕踝关节附近，相当于本部、根部，故可主治全身各部的病证。12 个刺激点，均分布于经线上，与十二络穴的位置大致相当，浅刺这些部位的皮部，可以调整相应经脉之气及其连属的脏腑功能，以达到祛邪扶正的目的。

第三节　腕踝针穴位及操作技术

一、腕踝针进针点的分布规律

腕踝针疗法把人体分为 6 个区。

（一）四肢部

1. 上肢

内侧面：从尺骨到桡骨方向依次划分为 1 区、2 区、3 区。

外侧面：从桡骨到尺骨方向依次划分为 4 区、5 区、6 区。

2. 下肢

内侧面：从足跟到足趾方向依次划分为1区、2区、3区。

外侧面：从足趾到足跟方向依次划分为4区、5区、6区。

（二）躯干部

以前正中线、后正中线为界，左右对称。1区：前正中线向左、右分别旁开1.5寸。2区：1区边界到腋前线的体表区域。3区：腋前线到腋中线的体表区域。4区：腋中线到腋后线的体表区域。5区：6区边界到腋后线的体表区域，与2区前后呼应。6区：后正中线向左、右分别旁开1.5寸，与1区前后呼应。

（三）横膈线

胸剑联合处环身1周将躯体分为上、下两段。上段：左右上肢，横膈线以上的上1区、上2区、上3区、上4区、上5区、上6区。下段：左右下肢，横膈线以下的下1区、下2区、下3区、下4区、下5区、下6区。

二、腕踝针进针点的定位及各区主治

1. 腕部进针点

左右两侧共6对，在腕横纹上2寸处（同身寸，相当于内关穴或外关穴位置），环前臂做一水平线，从前臂内侧尺骨缘开始，沿前臂内侧中央、前臂内侧桡骨缘、前臂外侧桡骨缘、前臂外侧中央、前臂外侧尺骨缘的顺序，依次取上1、上2、上3、上4、上5、上6进针点。（表7-1、图7-4）

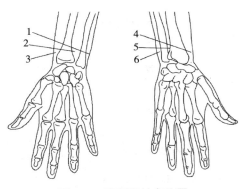

图 7-4 腕部进针点位置

表 7-1 腕部进针点定位与适应病证

穴名	定位	适应病证
上1	在小指侧的尺骨缘与尺侧腕屈肌腱之间	前额、眼、鼻、口、门齿、舌、咽喉、胸骨、气管、食管及左上肢、右上肢1区内的病证。如前额痛、近视、鼻炎、牙痛、腕关节痛、小指疼痛麻木、荨麻疹、高血压病、失眠、更年期综合征、糖尿病等
上2	在腕掌侧面中央，掌长肌腱与桡侧腕屈肌腱之间，相当于内关穴处	额角、眼、后齿、肺、乳房、心（左上2区）及左上肢、右上肢2区内的病证。如眼睑下垂、目赤肿痛、眶下疼痛、鼻旁窦炎、牙痛、颈痛、胸痛、胁痛、乳腺增生、乳房胀痛、缺乳、回乳、心悸、心律不齐、腕关节屈伸不利、腕关节扭挫伤、中指和无名指扭挫伤等
上3	在桡动脉与桡骨缘之间	面颊、侧胸及左上肢、右上肢3区内的病证。如偏头痛、急性腮腺炎、牙痛、耳鸣、中耳炎、侧胸痛、腋臭、腋窝多汗症、肩关节疼痛、桡骨茎突炎、拇指和食指扭挫伤等

续表

穴名	定位	适应病证
上 4	在拇指侧的桡骨内外缘之间	颞、耳、侧胸及左上肢、右上肢 4 区内的病证。如耳后痛、胸锁乳突肌炎、耳鸣、中耳炎、侧胸痛、腋窝多汗症、肩关节疼痛、腕关节疼痛、桡骨茎突炎、拇指和食指扭挫伤等
上 5	在腕背中央，即外关穴处	后头部、后背部、心、肺及左上肢、右上肢 5 区内的病证。如后头痛、颈椎病、落枕、眩晕、肩背痛、腕关节屈伸不利、腕关节肿痛、手背疼痛、中指和无名指疼痛等
上 6	在距小指侧尺骨缘 1cm 处	后头部、脊柱颈胸段及左上肢、右上肢 6 区内的病证。如后头痛、颈项强痛、落枕、胸背痛、腕关节肿痛、小指麻木不仁等

2. 踝部进针点

左右两侧共 6 对，在内踝高点上 3 寸或外踝上 3 寸处（同身寸，相当于三阴交穴或悬钟穴位置），环小腿做一水平线，从小腿内侧跟腱缘开始，沿小腿内侧中央、小腿内侧胫骨缘、小腿外侧腓骨缘、小腿外侧中央、小腿外侧跟腱缘的顺序，依次取下 1、下 2、下 3、下 4、下 5、下 6 进针点。（表 7-2、图 7-5）

表 7-2　踝部进针点定位与适应病证

穴名	定位	适应病证
下 1	靠跟腱内缘	胃、膀胱、子宫、前阴及左下肢、右下肢 1 区内的病证。如胃痛、恶心呕吐、脐周痛、淋证、月经不调、痛经、盆腔炎、阴道炎、阳痿、遗尿、遗精、早泄、睾丸肿胀、膝关节肿痛、跟腱疼痛、足跟疼痛
下 2	在内侧面中央，靠胫骨后缘	胃、脾、肝、大小肠及左下肢、右下肢 2 区内的病证。如胸胁胀满、腹痛、腹泻、便秘、膝关节炎、内踝扭挫伤
下 3	在胫骨前嵴向内 1cm 处	肝、胆、脾、胁部及左下肢、右下肢 3 区内的病证。如胁痛、髋关节屈伸不利、膝关节炎、踝关节扭挫伤
下 4	在胫骨前嵴与腓骨前缘的中点	胁部、肝、脾及左下肢、右下肢 4 区内的病证。如侧腰痛、股外侧皮神经炎、膝关节炎、踝关节扭挫伤、坐骨神经痛
下 5	在外侧面中央，靠腓骨后缘	腰部、肾、输尿管、臀及左下肢、右下肢 5 区内病证。如肾绞痛、腰痛、臀上皮神经炎、股外侧皮神经炎、坐骨神经痛、膝关节屈伸不利或疼痛、外踝扭挫伤
下 6	靠跟腱外缘	脊柱腰骶部、肛门及左下肢、右下肢 6 区内的病证。如腰痛、急性腰扭伤、痔疮、肛门周围湿疹、尾骨疼痛、坐骨神经痛

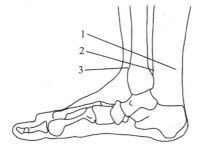
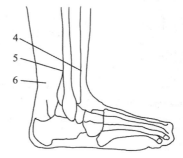

图 7-5　踝部进针点位置

三、操作方法

1. 针前准备

根据病情选择患者舒适、医者便于操作的施术体位。根据病情和进针点选择 25mm 或 40mm 的毫针。治疗时应注意环境的清洁卫生，避免污染。针具消毒应选择高压蒸汽灭菌法。宜选择一次性毫针。施术部位可用 75% 乙醇或 0.2% 安尔碘或碘伏消毒，医者双手应用肥皂水清洗干净，再用 75% 乙醇擦拭。

2. 针刺方法

医者一手固定进针部位，另一手拇、食、中指持针，针身与皮肤成 15°～30°，快速刺入真皮下，然后压平针身，使针身循肢体纵轴沿真皮下缓慢刺入，以针下松软、无针感为宜。刺入长度以露出针身 2mm 为宜。不提插捻转。针刺方向一般朝向近心端。病变部位位于四肢末端时，针刺方向朝向远心端，此时进针点的位置可沿纵轴向近心端移动，以不妨碍腕踝关节活动为宜。出针时一手用无菌干棉球轻压进针点，另一手将针拔出。

若针刺后症状未能改善或改善不明显，可能与针刺体位、进针点位置、针刺深度、方向等有关，此时需要将针尖退至皮下，重新调整进针。

3. 留针时间、治疗间隔时间

可留针 20～30 分钟。可依病情延长留针时间，但不宜超过 48 小时。如顽固性疼痛、头晕、肢体麻木、哮喘、精神症状等，在针刺入后的留针过程中才缓慢显效，故针刺后无论显效快与慢都要留针，保持持续刺激，促使机体逐渐恢复。

留针期间不行针，以减少针刺对组织的损伤。治疗间隔时间可选择每日 1 次或隔日 1 次。

治疗次数视病情而定。急性重症者，可每日治疗 1 次，针 3 次后要改为隔日针 1 次。需要多次治疗时，以 10 次为 1 个疗程，以后改为 1 周针 2 次。疗效缓慢者，酌情增加疗程，不必间隔。

4. 注意事项

（1）针刺部位应防止感染。

（2）针刺时如出现针感，应将针退至真皮下重新刺入。

（3）留针期间可用医用胶布固定针柄。

（4）注意晕针的发生。

（5）孕妇慎用。

（6）精神病患者不宜长时间留针。

5. 禁忌证

（1）腕踝部位肌肉挛急者。

（2）针刺部位有血管怒张、瘢痕、伤口、严重溃疡及肿物者。

四、腕踝针的临床应用

（一）适应范围

腕踝针可治疗百余种病症，其中，对疼痛性疾病（如血管性头痛、腰扭伤、牙痛、痛经等）的止痛效果明显，也常用于治疗神经精神疾病及内科、妇科、皮肤科、五官科、外科的病症，如心律失常、面肌痉挛、面神经麻痹、急性乳腺炎、皮肤瘙痒症、哮喘、遗尿、癔病、中风偏瘫等有较好的效果，对急性结膜炎、近视眼、高血压等亦有一定的疗效。

（二）选穴原则

1. 根据病位选择进针点

（1）上病选上，下病选下，上下同选。根据疾病的症状和体征所在的上下两段不同的身体分区，选编号相同的腕部进针点或踝部进针点。病变部位位于横膈线附近时，则上下同选。

（2）左病选左，右病选右，左右同选。以前后中线为界，选病变所在同侧的进针点；如症状和体征位于中线附近，则两侧同选。

（3）病位不明，选双上1。不能定位的症状或全身性病证，选两侧上1进针点。

（4）肢体有感觉或运动障碍，发生在上肢者选上5进针点，发生在下肢者选下4进针点。

2. 根据病证选择进针点

按前文所述，根据各区的主治范围选用进针点。

五、典型病例

病例1：男性患者，9岁，初诊1988年9月12日。患者全身发风疹，瘙痒半天，数日前曾发热，达38℃。症状定位与针刺点：因荨麻疹遍及全身不能定位，故针RL1。进针后全身痒即止，留针后风团逐渐消散，但皮肤发红及水肿未能立即消退，留针达1小时，显著好转。

病例2：女性患者，20岁，初诊1989年9月20日。患者间歇头痛已3年，疼痛位于右侧或左侧不定，持续时间较长，近4日来加重，与气候及经期无关。检查：双侧眼球压痛（+），双侧天柱与肩井压痛明显（+++），伴局部肌紧张，神经系统无异常。症状定位与针刺点：双侧眼球压痛属上1区、上5区；双侧天柱与肩井压痛，属上5区，故针RL1、5。第1次治疗时，各压痛点均消失，头痛亦止。初时对针刺恐惧，针后症状显著好转，恐惧感随即消失，主动要求继续针疗。隔日复诊，头痛已减轻，压痛点也减轻（+）。在以后的针疗过程中，头痛虽间歇出现，但程度减轻得多，持续时间也短，压痛点（−）。共治疗10次，取得显著效果。

第八章 面 针 ▷▷▷▷

第一节 概 述

面针疗法，是在面部的一些特定穴位上针刺，用于治疗多种疾病及针刺麻醉的一种方法。这种疗法是在中医"面部色诊"的理论基础上发展而来的。

一、面针源流及发展

面针源于中医诊断学中的望诊。在我国现存最早的医学典籍《黄帝内经》中已有关于面部分区和根据色泽变化来诊病的记载。如《灵枢·五色》中就有"五色各有其脏部""各以其色言其病"的论述，并对面部的反应区进行详细的记述，把面部分成若干部分，相应配属脏腑。根据五色的沉浮、聚散、泽夭、明暗等配以五行生克的吉凶顺逆变化，以推断疾病的所在部位，病势发展，预后良恶。如"庭者，首面也。阙上者，咽喉也。阙中者，肺也。下极者，心也。直下者，肝也。肝左者，胆也。下者，脾也。方上者，胃也。中央者，大肠也。挟大肠者，肾也……"但因其文字古奥，所以后世医家作了注解，其中以《类经》的注文比较详细。另外，在《针灸甲乙经》《灵枢经合纂》《内经知要》《诊家正眼》《四诊抉微》和《形色外诊简摩》等历代文献中也有记述。因此，目前对于面针疗法的穴位定位主要根据《灵枢·五色》及《类经》的注解。近人参考了古代文献，通过临床不断实践，于 20 世纪 50 年代末至60 年代初，确定了在面部治疗全身疾病的 24 个分区，并取得了满意的疗效，面针疗法从此问世。

二、面部解剖

面部可分为眶区、鼻区、口区和面侧区。面部皮肤薄而柔软，富有弹性，含有较多的皮脂腺、汗腺和毛囊。浅筋膜由脂肪组织等构成，内有表情肌及神经、血管和腮腺管等穿行。面肌又称表情肌，属于皮肌，薄而纤细，起自颅骨或筋膜，止于皮肤，主要围绕在睑裂、口裂、鼻和耳的周围，有缩小或开大孔裂的作用，收缩时可牵动皮肤，使面部呈现各种表情。

分布于面部浅层的主要动脉为面动脉，静脉回流入面静脉。面动脉起自颈外动脉，分支主要有颏下动脉、下唇动脉、上唇动脉和鼻外侧动脉等。面静脉始于内眦静脉，伴行于面动脉的后方，于舌骨大角高度注入颈内静脉。

面部浅层的淋巴管非常丰富，常吻合成网，通常注入下颌下淋巴结和颏下淋巴结。这些淋巴结引流面部的淋巴，其输出管均注入颈外侧深淋巴结。

分布于面部的感觉神经来自三叉神经，支配面肌运动的是面神经的分支。三叉神经为混合神经，发出眼神经、上颌神经和下颌神经三大分支。眶上神经为眼神经的分支，分布于额部皮肤；眶下神经为上颌神经的分支，分布于下睑、鼻翼及上唇的皮肤和黏膜；颏神经为下颌神经的分支，分布于颏部、下唇的皮肤和黏膜。面神经呈扇形，分为5组分支，支配面肌。颞支支配额肌和眼轮匝肌上部；颧支支配颧肌、眼轮匝肌下部及提上唇肌；颊支支配颊肌和口裂周围诸肌；下颌缘支支配下唇诸肌及颏肌；颈支支配颈阔肌。

第二节　面针理论基础

一、面与经络的关系

面针是以经络学说为基础的，《灵枢·邪气脏腑病形》指出："十二经脉，三百六十五络，其血气皆上于面而走空窍……其气之津液，皆上熏于面……"因此，头面是全身脏腑、肢节、经络的反映中心。张景岳在《类经》中云："头面为人之首，凡周身阴阳经络无所不聚。"强调了头面部为诸经络所聚会的特殊意义，而诸经脉和各脏腑又有着络属关系，因此，头面部也就成为全身脏腑、肢节反应的中心。

十二经脉中，除手足三阳经的主干直接分布到头面外，还有手少阴心经"上挟咽，系目系"，足厥阴肝经"上入颃颡，连目系，上出额与督脉会于巅"，并"从目系，下颊里，环唇内"，也循行到面部。十二经的循行分布在体内沟通表里脏腑后，表里两经的经别都相合而上走头面部。在奇经八脉中，督脉"下额，抵鼻柱"，任脉"循面入目"，冲脉除并于任脉循面入目外，还"渗诸阳，灌诸精"，加强了头目与全身内外的联系，通过经络气血的转输，使面部与全身的脏腑肢节联系为一个有机的整体，故脏腑肢节的病理变化能在面部的一定区域反映出来。而针刺这些穴位则能对有关的脏腑肢节起到通经脉，调气血，恢复机体阴阳平衡的作用。

面部24个穴区与经络的关系可大体分为以下三类：

第一类与身体十四经脉（经别、经筋）有着平行、穴位相近甚至相重的关系，而且主治范围及其作用亦是相仿的。如肩、臂、手区，分布在主管上肢的手太阳小肠经的颧部到听宫的经络循行路线上。如背、股、膝、足区，几乎就在循行至腰背和下肢的足阳明胃经及足少阳胆经的听会、颊车、大迎等穴处。又如小肠、胃区，也在主治相同的足阳明胃经的经络循行路线上。

第二类则是与十四经穴相重，但作用不完全相同，如膀胱（子宫）区与水沟穴相重，腰区与素髎穴相重。

第三类目前尚看不出它们与十四经脉间的联系，如心区、肝区、咽喉区、肾区及肺区等。

二、面与脏腑的关系

人体面部上为额头，中部为颧骨，中央为鼻，两旁为颊。关于面部各部名称及面部与脏腑肢节的关系，早在《灵枢·五色》就有较详细的记述。后代医家根据《灵枢》的经文配图，一目了然。原文以额中央为庭，两眉间是阙，鼻称明堂，内眼角为内眦，两颊侧为蕃，耳门为蔽，鼻唇沟为巨分，鼻翼及鼻尖称面王。（图8-1）

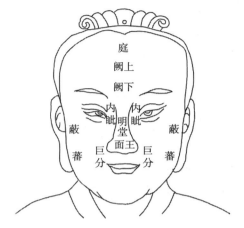

图8-1　《类经图翼》面部各部位名称图

面部应脏腑：首面在庭，阙中是肺，阙上是咽喉，肺下是心，心下是肝，鼻尖是脾，两鼻翼是胃，鼻下是膀胱，鼻翼外上方是小肠，小肠外下方是大肠，大肠外侧、面颊部是肾和膺。（图8-2）

面部应肢节：颧部是肩，肩外是臂，臂下是手，内眦是膺乳，耳垂前的面颊部属背，背下是股，面颊中央属膝，膝下为胫足，巨分部属股里。面针穴位即参考这些记载，通过临床总结出来的。（图8-3）

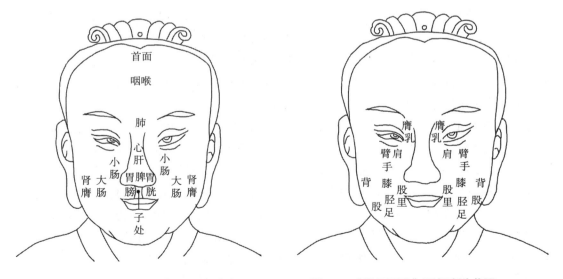

图8-2　《类经图翼》面部应脏腑图　　　　　**图8-3　《类经图翼》面部应肢节图**

此外，五脏开窍于面部五官，五官是人体与外界联系的重要器官，与五脏为中心的功能系统关系密切。五官分别与人体的五脏有特定的联系，如《灵枢·五阅五使》说：

"鼻者，肺之官也；目者，肝之官也；口唇者，脾之官也；舌者，心之官也；耳者，肾之官也。"外界环境的各种变化可以通过五官影响内脏，内脏功能活动正常与否，可以反映在五官。《灵枢·脉度》说："五脏常内阅于上七窍也，故肺气通于鼻，肺和则鼻能知臭香矣；心气通于舌，心和则舌能知五味矣；肝气通于目，肝和则目能辨五色矣；脾气通于口，脾和则口能知五谷矣；肾气通于耳，肾和则耳能闻五音矣。五脏不和则七窍不通。"

三、用神经学说解释

在神经解剖学上，面部感觉是由三叉神经主管的，从前额一直到颞、腭、颊，分别分布着它的眼支、上腭支和下腭支。它们都归入脑桥，再分出升降支（作为主要部分的升降支，在脑桥及延脑下方），陆续止于三叉神经脊髓束核，后者与罗氏胶质成为一个连续的灰质纵柱分节，供应头皮。面、舌咽和迷走神经有一些感觉纤维，亦归入三叉核，内脏性的感觉和运动纤维，都集中在面、舌咽和迷走神经中。入脑后，感觉纤维合成孤束，止于延髓中纵柱状的孤束核，这个束核与三叉神经脊束核邻接并列。在孤束核中，迷走神经占首要地位，它支配着呼吸。循环和消化器官的大部孤束核与三叉神经脊束核大致上是依头皮上、下和前后的序列有机的定位，彼此间分节对立。

延髓孤束核和三叉神经脊束核的关系是如此接近，因此会形成脊髓分段的牵涉痛觉反向现象。针刺面部的这些内脏皮肤反映点，通过中枢和有关的神经反向作用，可改治疗有关脏腑的病变。

从高级神经活动学说方面来说，在内脏正常活动时成为冲动，是达不到意识领域的程度，亦不会形成优势兴奋灶；但当有病时，特别是有强烈的感觉影响时，它们就成为劣势刺激，而在大脑皮层中代表领域的作用，就清楚地显示出来（形成优势灶）。受影响后，大脑皮层就向病变部发出阴性反射，影响原病灶，甚至形成恶性循环。因此，面部针刺对某些疾病器官的作用较其他器官更为明显。

从面针特定区域对胃蠕动、血压、心电图、白细胞等方面的影响，可以说明针刺面部的一定区域，确实可以引起机体在生理状态和病理状态下相应脏腑的不同功能改变。因此，面针的治疗作用，可能在于消除病态优势灶，加强机体疾病的生理性措施。这种作用是以通过病体原有或已形成的皮肤－内脏反向径路来完成的。通过体表末梢受纳器而来的非特异性的针刺刺激，是一种良性刺激作用。它在中枢神经系统内引起的兴奋或抑制作用，可以通过扩延、诱导和优势原则等机制，达到疾病在中枢神经系统的代表领域，改变它甚至代替它的恶性优势，改变大脑皮层的功能状态，恢复对有关脏腑正常性的反射而达到治疗目的。

第三节　面针穴位及操作技术

一、面针穴位的分布规律

面针穴位共有 24 个，其中分布于人体前正中线上的有 7 穴，分布在正中线两侧的有 17 穴。内脏及躯干的相应穴位多分布在中线及中线附近；上肢的相应穴位分布在颧骨附近；下肢的相应穴位分布在下颌角附近（图 8-4）。

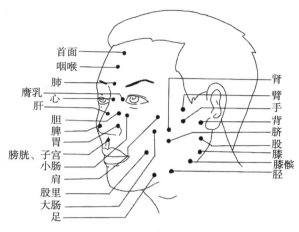

图 8-4　面针穴位图

二、面针穴位的定位及主治

（一）单穴（表 8-1）

表 8-1　面针单穴定位与主治

穴名	定位	主治
首面	位于额正中部，当眉间至前发际正中线的上、中 1/3 交界处	头痛、头晕
咽喉	当眉心至前发际正中连线的中、下 1/3 交界区，即首面穴与肺穴连线之中点	咽喉肿痛及其他咽喉部疾患
肺	当两眉内侧连线的中点，与印堂穴的定位相同	哮喘、喘息
心（又名山根）	位于鼻梁骨最低处，正当两眼内眦连线的中点	心悸、胸痛
肝	在鼻梁骨最高点之下方，当鼻正中线与两颧连线之交叉点，即心穴与脾穴连线之中点	胁肋疼痛、肝病
脾	在鼻尖上方，当鼻端准头上缘的正中处	食呆纳差、消化不良
膀胱、子宫	在人中沟上，当人中沟的上、中 1/3 交界处。其位置与人中（水沟）穴相同	痛经、尿潴留

（二）双穴（表 8-2）

表 8-2　面针双穴定位与主治

穴名	定位	主治
胆	在鼻梁骨外缘偏下方，当肝点的两旁，目内眦直下，鼻梁骨下缘处	胁肋痛、恶心、呕吐
胃	在鼻翼中央偏上方，当脾点的两旁，胆点直下，两线交叉处	胃脘胀闷、疼痛
膺乳	在目内眦稍上方，鼻梁外缘凹陷处	产后缺乳、胸肋疼痛

续表

穴名	定位	主治
股里	在口角旁 5 分，当上、下唇吻合处	股及大腿内侧疼痛与活动不便
背	在耳屏前方，当耳屏内侧与下颌关节之间	腰背疼痛
小肠	在颧骨内侧缘，位于肝、胆穴之同一水平线上	肠鸣泄泻、口舌生疮
大肠	在颧面部，当目外眦直下方，颧骨下缘处	便秘、腹痛、泄泻
肩	在颧部，当目外眦直下方，颧骨上缘处	肩臂疼痛、伸屈不利
臂	在颧骨后上方，当肩穴之后方，颧弓上缘处	肩臂肿痛、活动不便
手	在颧骨后下方，当臂穴之下方，颧弓下缘处	手部肿痛、活动不利
股	当耳垂与下颌角连线的上、中 1/3 交界处	腰腿疼痛、伸屈不利
膝	当耳垂与下颌角连线的中、下 1/3 交界处	膝部肿痛、活动不便
膝髌	位于下颌角上方的凹陷处，相当于颊车穴位置	膝部损伤疼痛
胫	下颌角之前方，下颌骨上缘处	踝部肿痛、腓肠肌痉挛
足	在胫穴前方，目外眦直下，下颌骨上缘处	足部肿痛、活动不利
肾	在颊部，当鼻翼的水平线与太阳穴直下垂线的交叉处	腰痛、尿频尿痛
脐	在颊部，当肾穴下方约 7 分处	腹部疼痛不适、泄泻

三、操作方法

1. 针前准备

鉴于面针的特殊情况，宜用较细的毫针，直径 0.25 ~ 0.32mm，以 0.5 ~ 1.5 寸为宜，针前各项准备同一般体针治疗，要特别注意针具及皮肤表面的消毒和无菌操作。针前先在选择好的区域内，用针柄端探索敏感点，探索时用力须均匀，找到敏感点后，经过消毒即可进针。

2. 针刺方法

视穴位处组织的厚薄及针刺的需要，分别以横刺、斜刺或直刺的角度，迅速穿皮，再徐徐刺入需要的深度。如首面、咽喉等区，皮下组织浅薄，多用沿皮刺法，进针时将针身与穴位部皮肤成 15° ~ 20° 刺入。首面、咽喉、肺、心、肝、脾等区宜采用夹持进针法，可减轻病人的痛感，进针亦比较容易。肩区在颧骨尖上，肾靠颧骨，宜采用斜刺法，将针身与穴位部皮肤成 45° ~ 65° 刺入。此外，背、股等区的肌肉较丰厚，可以直刺，将针身直立于穴位皮肤上，成 90° 刺入。

针刺得气后可留针 10 ~ 30 分钟，每隔 5 ~ 10 分钟行针一次，如有需要也可用皮内埋针法。在面针麻醉时，一般采用持续捻针法，在不便于长时间运针的额、鼻、眼旁穴位，往往用电针持续刺激。脉冲频率一般为 180 ~ 240 次 / 分，连续诱导 20 ~ 45 分钟，刺激强度以患者能耐受为度。

3. 注意事项

（1）面部尤其是鼻唇区属危险三角区，所以针具和皮肤必须严格消毒。

（2）由于鼻部皮肉较薄，选用针具宜短不宜长，不宜直刺进针，以免引起强烈疼痛。

（3）由于面部血管分布丰富，针刺易发生血肿，故出针时必须以消毒干棉球按压针孔片刻。

（4）面部如有痤疮、湿疹、外伤及瘢痕等，局部不宜针刺。

四、面针的临床应用

（一）适应范围

面针的应用范围很广泛，体针所能治疗的疾病，应用面针多能取得满意的疗效。

1. 治疗面针穴位相应脏器的疾患，如消化性溃疡、慢性胃炎、腹痛、心悸等。

2. 治疗各种疼痛，如关节肿痛、肌肉痉挛、痛经、面痛等。

3. 治疗少乳、缺乳。

4. 用于手术麻醉。

（二）选穴原则

古人认为面部与脏腑肢节有相应的联系，当某一脏腑或肢体某些部位患病时，在面部的相应部位就可能会有异常的改变。所以，面针的选穴原则也应以中医的脏腑理论为主要依据。具体有以下 3 种：

1. 对应取穴

根据面针穴位与全身各部相对应的原理，选取相应的面针穴位来治疗其所对应的某部病证。如咳嗽、气喘属肺病，当取肺穴；胸痹、心痛、心悸、怔忡属心病，当取心穴；咽痛取咽喉穴；肩痛取肩穴等。

2. 辨证取穴

根据中医脏腑经络辨证方法，选取相应的面针穴位进行针刺。如肝与胆相为脏腑表里关系，肝病取穴除取肝穴之外，还须加用胆穴；又如，肝主筋，开窍于目，因此筋痹可加用肝穴，眼病亦可取用肝穴；此外，因"肺主皮毛"，所以针刺麻醉时常取肺穴来减轻或抑制切皮、缝皮时的疼痛。

3. 反应点取穴

由于经络的联系，在全身各部脏腑器官病变时，都可在相对应的面针穴位上有所反应。根据这个道理，用经络测定仪在面针穴位上逐次探测，当出现异常敏感或显示阳性反应时，该点即可作为针刺的穴位（反应点）。

五、典型病例

病例 1：张某，29 岁，初产妇。产后 40 天乳汁不足，曾先后经体针乳根、少泽、足三里等穴无效，后用中药王不留行、穿山甲及单方猪、羊蹄汤等法亦效果不佳。经面针胸乳穴后即觉乳房胀满，数分钟后即溢出洁白色乳汁，随访此后未再缺乳。

病例2：孙某，女，35岁，1993年4月20日初诊。主诉：面部色斑5年，加重2年。患者5年前不明原因出现面部色斑，未予重视。近2年逐渐加重，伴形寒肢冷，月经量少，色暗有块，心烦寐差，余尚可。经多方治疗，效果不好。查其色斑主要分布于面针的肝穴、膀胱子宫穴、胆穴、大肠穴、肾穴、小肠穴等处，选取双侧的肝穴、肾穴、膀胱子宫穴为1组穴，大肠穴、胆穴、小肠穴为1组穴，2组穴交替针刺，并相应选取肝俞、肾俞、胆俞、大肠俞（或小肠俞）穴位注射，隔日1次，10次为1疗程。休息5天后开始第2个疗程的治疗。2个疗程后，患者面部色斑基本消失，纳眠好，月经亦正常，继续巩固1个疗程而痊愈。1年后随访无复发。

第九章 口 针 ▷▷▷▷

第一节 概 述

口针疗法，是针刺口腔黏膜上的特定穴区以治疗全身疾病的一种方法。因其针刺取穴均在口腔内，故称为口针。

一、口针源流及发展

应用口腔部的特定点来诊断和治疗某些疾病的方法由来已久。最早在《素问·风论》中记载："心风之状，多汗恶风，焦绝善怒，吓赤色，病甚则言不可快，诊在口，其色赤。"后世历代医家都十分重视观察口部的特征，如隋代巢元方的《诸病源候论》中对于口部的描述就有 30 余论、60 余候。《名医指掌》《医学心悟》《医宗金鉴》等都有大量的望唇诊病的记载。

晋代皇甫谧的《针灸甲乙经》中还记载了针刺龈交和兑端等口腔穴位以治疗癫狂、鼻病、牙痛等疾病的方法："痓，烦满，龈交主之……鼻中有浊疮，龈交主之……目痛不明，龈交主之……"唐代孙思邈的《千金要方》也记载了上颚、唇里等口内穴位治疗黄疸、寒暑瘟疫、癫狂等病。明代王肯堂在《证治准绳》一书总结了口部与十四经的联系："唇属足太阴脾经，又属足阳明胃经，又属手少阴心经，又属手太阴肺经，夹口统属冲任二脉，上唇夹口属于手阳明大肠经，下唇夹口，属足阳明胃经。"

至 20 世纪 70 年代，刘金荣教授在总结前人经验的基础上，根据中医学脏腑经络学说，结合西医学理论及神经密集分布于口腔的特点，并通过大量的临床实践，不断研究，探索出一种通过针刺口腔的一定部位，便可调节机体脏腑功能并祛除疾病的方法，即现代较为系统的口针疗法。20 世纪 90 年代，《口针疗法》一书出版，对口针穴位分区、功能主治等均做了详细的记载，促进了口针疗法的推广和发展。2009 年，国家颁布了中华人民共和国国家标准《针灸技术操作规范：口唇针》，进一步促进了该疗法的标准化进程和推广应用。

二、口部解剖

口腔由骨和软组织构成，包括颊、口唇、舌、齿龈、腭、咽等，分为口腔前庭和固有口腔两部分。牙列与唇颊之间的空隙叫口腔前庭，牙列以内到咽部叫固有口腔。口腔内有牙齿，小儿乳牙 20 个，成人恒牙 32 个。牙区分为中切牙、侧切牙、尖牙、前磨牙、磨牙 5 种。口腔骨骼起着支持和保护作用，与口针有关的骨骼有上颌骨、下颌骨。口腔解剖概况及有关骨骼是口针区域和穴位定位的标志，也是确定进针方向的重要依据。口腔的动脉血全部来自颈外动脉的分支。口腔的静脉，吻合成静脉丛经面前静脉、面后静脉注入面后总静脉。口腔部的淋巴主要由颌下淋巴结、颏下淋巴结、颈深上淋巴结等组成。

口腔部的神经非常丰富，主要的分支有三叉神经、面神经、舌咽神经、舌神经等。上唇的运动神经由面神经的下颌支支配，下唇由下颌缘支所支配；上唇的感觉神经由三叉神经第二支的眶下神经的分支支配，下唇则由三叉神经第三支的下牙槽神经支配。

第二节　口针理论基础

一、口与经络的关系

口直接或间接地与许多经络脏腑相联系。从《黄帝内经》等医籍的记载来看，在经络系统中，部分经脉、经别、经筋、络脉与口有直接的联系。（图 9-1、表 9-1）

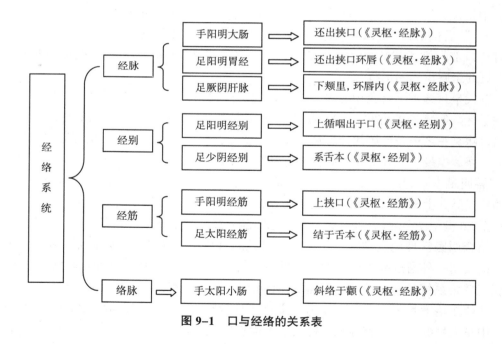

图 9-1　口与经络的关系表

表 9-1　经穴主治口病

经脉名称	穴名	口病	出处
手少阴心经	少冲	口中热，咽中酸	《金针秘传》
足阳明胃经	颊车	口急	《针灸甲乙经》
	大迎	厥口僻	《针灸甲乙经》

续表

经脉名称	穴名	口病	出处
足太阴脾经	商丘	目昏、口噤	《针灸甲乙经》
手太阳小肠经	阳谷	阳谷、侠溪，颔肿、口噤并治	《百症赋》
足太阳膀胱经	昆仑	口闭不能开	《针灸甲乙经》
足少阴肾经	复溜	祛舌干口燥之悲	《百症赋》
	然谷	口不开，善惊	《针灸甲乙经》
手阳明大肠经	商阳	口中下齿痛	《针灸甲乙经》
	偏历	口僻	《针灸甲乙经》
	温溜	口齿痛	《针灸甲乙经》
手太阴肺经	列缺	口噤不开牙	《针灸大全》
	少商	血虚、口渴同施	《百症赋》
足厥阴肝经	行间	嗌干，烦渴	《金针秘传》
手厥阴心包经	劳宫	口中腥臭	《针灸甲乙经》
手少阳三焦经	翳风	口僻不正，失欠口不开	《针灸甲乙经》
足少阳胆经	足窍阴	心烦，喉痹，舌强，口干	《金针秘传》
督脉	龈交	口不可开	《针灸甲乙经》
任脉	承浆	口舌生疮	《中国针灸大全》

从表 9-1 可以看出，十四经穴中的腧穴都可以治疗口病，说明了口与经络联系的密切性。

二、口与脏腑的关系

口通过经络与多个脏腑有紧密的联系。其中，口与中焦脾胃的联系最为密切。如《素问·阴阳应象大论》中"脾主口……在窍为口"，《灵枢·五阅五使》中"口唇者，脾之官也"，《灵枢·阴阳清浊》中"胃之清气，上出于口"。脾开窍于口，饮食、口味等与脾之运化功能有关。脾主运化，脾气健旺，则津液上注口腔，唇红而润泽，舌下金津、玉液二穴得以泌津液助消化，则食欲旺盛，口味正常。口唇与脾胃在生理功能上互相配合，才能完成腐熟水谷、输布精微的功能。脾主肌肉，口唇为脾之外候，故脾的生理病理常从口唇的变化反映出来。

口与五脏六腑相联系，不仅为脾之窍，而且还与心、胃、肾、肝等有密切的关系。《罗氏会约医镜》曰："口者，五脏六腑之所贯通也。脏腑有偏胜之疾，则口有偏胜之症。"舌为心之苗；肾主骨，齿为骨之余；胃经食道、咽而直通于口齿，为胃系之所属；肝脉环唇内，络舌本，其气上通舌唇。所以，口腔的生理病理与心、肾、胃、肝等脏腑也有密切的关系。因此，口唇能反映出脏腑的功能状态，通过刺激口唇部的相关穴位，可治疗相应脏腑的病证。

三、口与神经的关系

口针疗法的显著疗效与口腔部的神经分布特点有密切的关系。口腔部分布的神经，来自脑神经及其分支，因此，针刺口针穴位对大脑的调节作用要比一般的穴位强。临床中发现，对部分脑梗死后遗症患者进行口针针刺，数分钟内，患者的患侧肌力明显提高，可由 0 级上升至 2 ~ 3 级。

第三节　口针特定分区、穴位及操作技术

一、口针的特定分区

口腔前庭属外为阳，治疗肢体外侧的病变；固有口腔属内为阴，治疗肢体内侧及脏腑区域的病变。口针的特定分区共有 10 个区域，即上肢区域、下肢区域、生殖泌尿区域、头部区域、腰部区域、眼及血压区域、皮肤区域、神经区域、消化区域、脏腑区域。各区域治疗相对应组织器官的疾病。

二、口针穴的定位及主治

（一）上肢区域（图 9-2、表 9-2）

上肢区域分布在上颌两侧、齿龈黏膜及口腔前庭黏膜处。

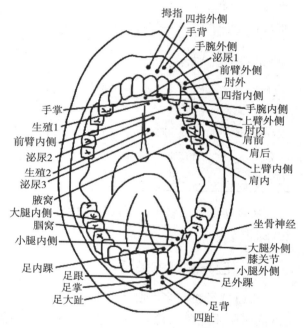

图 9-2　口针的四肢、生殖泌尿区域穴位示意图

表 9-2　口针上肢区域穴位定位及主治

穴名	定位	主治
拇指穴	中切牙中点上的齿龈，距牙齿 0.4 寸处	拇指麻木、伸屈不利、关节疼痛、扭伤
四指外侧穴	中切牙与侧切牙之间的齿龈上 0.2 寸处	四指运动性病变，四指关节疼痛、麻木、指关节炎、末梢神经炎、正中神经炎
四指内侧穴	中切牙与侧切牙之间，内侧齿龈上 0.2 寸处	弹指症、四指功能性病变
手背穴	侧切牙中点上的齿龈，距牙齿 0.5 寸处	手背痛、上肢运动功能障碍
手掌穴	侧切牙内侧中点上的齿龈，距牙齿 0.5 寸处	手掌痛、握力差、上肢运动障碍
手腕外侧穴	侧切牙与尖牙之间的齿龈上 0.5 寸处	腕关节炎、扭伤、运动功能性病变

续表

穴名	定位	主治
手腕内侧穴	侧切牙内侧中点上的齿龈，距牙齿 0.2 寸处	手腕内侧痛、上肢功能性病变
前臂外侧穴	尖牙与第 1 前磨牙之间的齿龈上 0.5 寸处	前臂内侧病、上肢瘫痪、正中神经麻痹
前臂内侧穴	尖牙与第 1 前磨牙之间的内侧齿龈上 0.5 寸处	前臂内侧病、上肢瘫痪、肌肉萎缩及神经性病变
肘外穴	尖牙与第 1 前磨牙之间的齿龈上 0.1 寸处	肘关节疼痛、关节炎、关节扭伤、运动功能性病变
肘内穴	第 1、第 2 前磨牙之间的内侧齿龈上 0.1 寸处	肘内侧疼痛、肘关节炎、肘不能伸屈及运动功能性病变
上臂外侧穴	第 2 前磨牙与第 1 磨牙之间的齿龈上 0.3 寸处	上臂痛、上肢瘫痪、肌肉萎缩、肩关节周围炎、正中神经麻痹
上臂内侧穴	第 2 前磨牙与第 1 磨牙之间的内侧齿龈上 0.3 寸处	上臂内侧痛或抬高困难、神经性病变
肩前穴	第 1、第 2 磨牙之间的齿龈上 0.3 寸处	肩周炎、肩关节扭伤、肿痛、上肢瘫痪
腋窝穴	第 1、第 2 磨牙之间的内侧齿龈上 0.3 寸处	腋窝痛、上肢运动困难
肩后穴	第 2、第 3 磨牙之间的齿龈上 0.3 寸处	肩后痛、上肢运动困难
肩内穴	第 2、第 3 磨牙之间的内侧齿龈上 0.3 寸处	肩内侧痛、抬举困难

（二）下肢区域（图 9-2、表 9-3）

下肢区域在下颌两侧，齿龈黏膜及口腔前庭黏膜处。

表 9-3　口针下肢区域穴位定位及主治

穴名	定位	主治
足大趾穴	中切牙中点下的齿龈，距牙齿 0.5 寸处	趾疼痛或痉挛、趾关节炎
四趾穴	中切牙与侧切牙之间的齿龈下 0.5 寸处	四趾麻木或痉挛、趾关节炎
足掌穴	中切牙中点下的齿龈，距牙齿 0.3 寸处	足掌痛、足掌无力
足背穴	中切牙与侧切牙之间的齿龈下 0.3 寸处	足背痛及扭伤
足跟穴	中切牙中点下的齿龈，距牙齿 0.1 寸处	足跟痛
足外踝穴	侧切牙与尖牙之间的齿龈下 0.2 寸处	足踝关节炎、下肢瘫痪、神经根炎、脉管炎
足内踝穴	侧切牙与尖牙之间的内侧齿龈下 0.2 寸处	内踝关节炎、关节扭伤
小腿外侧穴	尖牙与第 1 前磨牙之间的齿龈下 0.4 寸处	小儿麻痹、下肢麻木、脉管炎、多发性神经炎
小腿内侧穴	尖牙与第 1 前磨牙之间的内侧齿龈下 0.4 寸处	小腿内侧痛、肌无力、肌萎缩
膝关节穴	第 1 前磨牙与第 2 前磨牙之间的齿龈下 0.2 寸处	膝关节炎、膝关节肿胀或扭伤
腘窝穴	第 1 前磨牙与第 2 前磨牙之间的内侧齿龈下 0.2 寸处	膝关节炎、腘窝部疼痛、坐骨神经痛

续表

穴名	定位	主治
大腿外侧穴	第 2 前磨牙与第 1 磨牙之间的齿龈下 0.2 寸处	下肢瘫痪、小儿麻痹、坐骨神经痛、肌肉萎缩、下肢运动困难或感觉异常
大腿内侧穴	第 2 前磨牙与第 1 磨牙之间的内侧齿龈下 0.2 寸处	大腿内侧痛、肌肉风湿痛、下肢瘫痪、坐骨神经痛、臀神经痛
坐骨神经穴	第 1 磨牙与第 2 磨牙之间的齿龈下 0.2 寸处	坐骨神经痛

（三）生殖泌尿区域（图 9-2、表 9-4）

生殖泌尿区域位于上颚，包括软腭和硬腭。

表 9-4　口针生殖泌尿区域穴位定位及主治

穴名		定位	主治
泌尿穴	泌尿穴 1	上颌硬腭前端正中，两中切牙之间内侧，腭乳头上	尿闭、尿潴留
	泌尿穴 2	上颌硬腭中点，腭缝两侧 0.2 寸处	遗尿、阳痿
	泌尿穴 3	上颌硬腭与软腭的连接处，腭缝两侧 0.2 寸处	膀胱炎、肾盂肾炎
生殖穴	生殖穴 1	上颌两中切牙内侧，泌尿穴 1 后，左右旁开 0.1 寸处	阳痿、遗尿、肾盂肾炎
	生殖穴 2	上颌硬腭与软腭的连接处，腭缝两侧 0.1 寸处	催产

（四）头部区域（表 9-5、图 9-3）

头部区域在下唇系带周围及口腔前庭黏膜组织上。

表 9-5　口针头部区域穴位定位及主治

穴名	定位	主治
前额穴	下唇系带中点处	前头痛
头顶穴	下唇系带中点上 0.2 寸处	头顶痛
枕部穴	下唇系带中点上 0.4 寸处	后头痛
颈部穴	下唇系带中点上 0.5 寸处	颈部痛、颈部扭伤、落枕

（五）腰部区域（表 9-6、图 9-3）

腰部区域在上唇系带周围及口腔前庭黏膜组织上。

表 9-6　口针腰部区域穴位定位及主治

穴名	定位	主治
尾骶部穴	上唇系带下端中点处	尾骶骨痛
腰部穴	上唇系带中点处	腰肌劳损、急性腰扭伤、腰椎骨质增生等腰部病变

（六）眼及血压区域（表 9-7、图 9-3）

眼及血压区域在上颌两侧，尖牙与前磨牙上方黏膜处。

表 9-7   口针眼及血压区域穴位定位及主治

穴名	定位	主治
眼（高血压）穴	尖牙与第 1 前磨牙之间的齿龈上 0.5 寸处	眼压高、视网膜炎、目昏、复视、早期视神经病变、高血压

（七）皮肤区域（表 9-8、图 9-3）

表 9-8   口针皮肤区域穴位定位及主治

穴名	定位	主治
皮肤穴	左右口角处	局部麻木症、局部神经炎、多发性神经炎

（八）神经区域（表 9-9、图 9-3）

神经区域在上、下唇上，以及上、下颌连接处的黏膜皱襞处。

表 9-9   口针神经区域穴位定位及主治

穴名	定位	主治
三叉神经穴	将上唇正中至口角分为三等分，依次相当于三叉神经 1、2、3 支	三叉神经痛
面神经穴	上唇上（根据病变反应点取穴）	面神经麻痹

（九）消化区域（表 9-10、图 9-3）

消化区域位于舌下腔内。

表 9-10   口针消化区域穴位定位及主治

穴名	定位	主治
咽颊穴	金津、玉液穴下，舌系带旁开 0.2 寸处	咽炎
胃穴	舌系带左侧，旁开 0.4 寸处	胃神经痛、慢性胃炎、消化不良
肠穴	催乳穴两侧 0.7 寸处	肠炎、肠鸣、腹痛、肠胀气
阑尾穴	舌系带右侧 0.7 寸处，肠穴之下	阑尾部疼痛
胰穴	脾穴与胃穴之间	胰腺炎

（十）脏腑区域（表 9-11、图 9-3）

脏腑区域位于舌下腔内。

表 9-11　口针脏腑区域穴位定位及主治

穴名	定位	主治
心穴	舌系带中点向左旁开 0.2 寸处	神经性心动过速
肝穴	舌系带中点向右旁开 0.3 寸处	肝区痛
脾穴	舌系带中点向左旁开 0.4 寸处	消化不良、肠胀气
胆囊穴	肝穴上 0.1 寸处	胆区疼痛
肺穴	舌系带根部，旁开 0.2 寸处	咳嗽、气管炎
肋间穴	舌系带根部与齿槽连接处旁开 0.2 寸处	肋间神经痛

三、操作方法

1. 针前准备

针刺治疗前，应先清洁口腔，一般用 3% 的高锰酸钾液或淡盐水漱口。针具须严格消毒。病人多采取坐位或仰卧位。在进针之前应向患者解释清楚口针的特点，消除患者的紧张情绪。

2. 针刺方法

选取长 15mm 或 50mm，直径 0.20 ~ 0.25mm 的毫针。在针刺口腔部区域的穴位时，令患者口自然张开，医者戴上无菌手套，持无菌纱布捏住患者的上唇或者下唇，或用消毒棉签暴露施术部位。在针刺消化区域或者脏腑区域的穴位时，令患者口自然张开，将舌尖向上反卷，舌尖抵上齿，

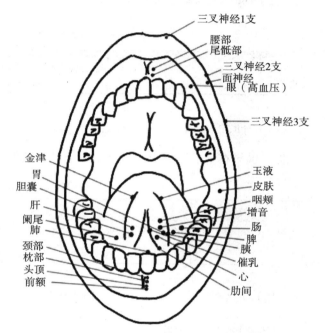

图 9-3　口针的头、腰、眼、皮肤、神经、消化、脏腑区域穴位示意图

以充分暴露施术部位，另一手持针柄将针刺入口腔黏膜穴位或者特定分区。

根据针刺的部位，选择合适的进针角度和深度。因口针穴位分布密集，可采用一针多穴的透刺方法。针刺手法以患者耐受为度，可无针感。可留针，留针时间视疾病而定，一般疾病留针 30 分钟。留针时应嘱咐患者运动患部，以提高针刺疗效。

针刺过程中，应密切观察病人的反应，尽量避免出现不良反应。

3. 注意事项

（1）消毒要干净，防止口腔黏膜感染。

（2）取穴要准，进针动作要轻缓，防止出血。

（3）有严重的口腔疾患患者，或常有自发性出血或损伤后出血不止的患者，中、重

度糖尿病患者，精神病患者，孕妇及传染病患者等慎用口针疗法。患者在过于饥饿、疲劳，精神过度紧张时，不宜立即进行针刺。对身体瘦弱、气虚血弱的患者，进行针刺时宜轻柔，并应尽量选用卧位。

（4）医者在进行针刺时精神必须高度集中，严格掌握进针的深度、角度，以防事故的发生。

（5）如患者出现晕针，应按照晕针的常规处理法予以处理。

四、口针的临床应用

（一）适应范围

口针疗法应用的病证较广，特别是对于各种原因引起的疼痛性疾患，如坐骨神经痛、急性腰扭伤、痹证、急性结膜炎、牙龈肿痛、咽喉肿痛等有较好的疗效。其次，对于痿证的治疗效果也比较好，如小儿麻痹后遗症、中风后遗症等能取得较好的疗效。另外，对于面神经麻痹、癫痫、口疮、产后缺乳、小儿惊痫、遗尿、呕吐、咳喘、鼻塞等亦有较好的疗效。

（二）选穴原则

1. 辨病取穴

即按病性取穴，根据病变的部位、性质，选取相对应的穴位进行针刺。如落枕取颈部穴、糖尿病取胰穴等。

2. 辨证取穴

根据经络循行及脏腑的络属关系，按脏象学说的理论，根据病变部位取相对应区域的腧穴。如失眠，根据"心主神志"等理论，取心穴。

3. 对症取穴

根据症状的不同，选取针对主症有效的腧穴进行针刺。如牙痛取牙痛穴，突发性耳聋取聋哑穴等。

4. 交叉取穴

指根据经络循行交叉的特点，采用左右配穴的特殊针刺法，即左病取右，右病取左，如左侧膝关节疼痛取右侧膝关节穴。

5. 经验取穴

临床医生结合自身的经验灵活选穴。

五、典型病例

病例1：王某，男，42岁，1976年5月20日来诊。经河南某医院诊断为坐骨神经痛，经中西药治疗3个月未见好转。患者腰及右下肢疼痛，行走困难已3个多月，活动稍有不慎则疼痛骤起，咳嗽、喷嚏时疼痛加剧，大腿后侧沿小腿至足跟掣痛阵作。检查：第4、5腰椎之间明显压痛，皮肤感觉正常。直腿抬高试验阳性，压迫环跳、委中、昆仑穴，沿坐骨神经分布区呈放射性疼痛。X 片：腰椎无异常。治疗：取右下肢区的坐骨神经穴、大腿穴、小腿穴，隔日针刺 1 次，12 次痊愈。随访 7 年未复发。

　　病例 2：杨某，男，55 岁，农民。患者食道癌放疗 40 天后出现胸骨柄处和右肋第 7、8 肋间疼痛，沿肋骨走向，向脊柱放射。外科诊断为肋间神经痛。伴舌红，苔黄腻，脉弦数。穴位选择：口针穴位选脾、胃、肾在口腔的对应区及口角两侧，并加用足太阳膀胱经的三焦俞穴。针刺方法：针刺口针穴时，令病人张口抬舌，舌尖抵硬腭，然后用三棱针快速点刺脾、胃及肾在口腔的反应区数下，令其出血，在口角两边赤白肉际处向兑端穴方向各针刺 1 针，留针半小时。针刺三焦俞穴时，用 G6805-1 电针治疗仪连接两个三焦俞穴，用高频治疗。治疗 1 次后，疼痛缓解；治疗 5 次后疼痛消失。

第十章　鼻　针　▷▷▷▷

第一节　概　述

鼻针是在中医针灸理论的指导下，在鼻部范围内的特定穴位上施以针刺，用以治疗疾病的方法。

一、鼻针源流与发展

以鼻诊病在我国历史悠久。早在春秋战国时代，就有人提出可以通过望鼻色来诊察及预测人之寿夭，亦可通过鼻部针刺及其他方法治疗疾病。鼻居面部正中，古人称之为"明堂"。《灵枢·五色》说"五色独决于明堂"，《灵枢·杂病》说"呃，以草刺鼻嚏，嚏而已"，这是以鼻治病较早的记载。其后在晋代皇甫谧的《针灸甲乙经》、东晋葛洪的《肘后备急方》、唐代孙思邈的《千金翼方》及王焘的《外台秘要》等著作中，对鼻的论述更为详尽，书中记载鼻及周围邻近部位的腧穴已有十余个，并有以鼻治疗疾病的记载，指出不仅可以通过鼻治疗一般疾病，也可用于危重病人的抢救。金元以后，历代医家对鼻又有了更深入的研究。金元《疮疡经验全书》说："鼻居面中，为一身之血运。"元代《东垣十书》说"以窍言之，肺也；以用言之，心也。"认为鼻部与全身气血和心、肺，以致心神的功能活动有密切的联系。在这一时期，出现了用药物粉末搐鼻、烟熏、敷涂及针灸等诸多通过鼻治病的方法。针灸穴位也遍布鼻区，经穴、经外奇穴达20多个。今人通过反复实践而创用了以鼻针治疗全身各部病痛这一新疗法，这是从鼻部望诊到针刺治疗的一大发展。

二、鼻部解剖

鼻由外鼻、鼻腔、鼻旁窦所组成。外鼻以骨和软骨为支架，上覆软组织及皮肤，形如一个基底在下方的三棱锥体。鼻腔是吸入氧气、辨别气味的通道，为一狭长腔隙，顶窄底宽，前后径大于左右径，前起于鼻前孔，向后经鼻后孔通鼻咽部。鼻腔由骨和软骨组成的鼻中隔将鼻腔分为左右两半。外侧壁有上、中、下3个鼻甲，形成3个鼻道。鼻腔黏膜内有丰富的血管网，其主要供血来自颈内动脉的眼动脉分支筛前和筛后动脉及颈外动脉的上颌动脉分支蝶腭动脉。鼻腔内的神经分布极为丰富，包括嗅神经、感觉神经及自主神经，嗅神经分布于嗅区黏膜，感觉神经主要来自三叉神经的眼支和上颌支，分布于鼻中隔和鼻腔。自主神经为交感神经和副交感神经，分布于鼻黏膜。鼻窦是鼻腔周围颅骨内的含气空腔，分别为上颌窦、筛窦、额窦、蝶窦，鼻窦对鼻腔的加温、加湿和共鸣等功能有辅助作用。

第二节　鼻针理论基础

一、鼻与经络的关系

鼻直接或间接地与许多经络脏腑相联系。从《黄帝内经》等医籍的记载来看，在经络系统中，部分经脉、经别、经筋、络脉与鼻有直接的联系。鼻为经脉聚焦，清阳交会之处。循行于鼻的经脉有：足阳明胃经起于鼻外侧，上行至鼻根部，向下沿鼻外侧进入上齿龈；手阳明大肠经止于鼻翼旁；足太阳膀胱经起于目内眦；手太阳小肠经，其支者从颊抵鼻旁到内眦；督脉沿额正中下行到鼻柱至鼻尖端至上唇；任脉、阳脉均直接循经鼻旁。

经络与鼻的关系亦可以从经穴主治鼻病上反映出来。（表 10-1）

表 10-1　经穴主治鼻病

经脉名称	穴名	舌病	出处
手太阴肺经	天府	血溢鼻口	《针灸甲乙经》
手阳明大肠经	二间	鼻鼽赤多血	《针灸甲乙经》
	迎香	鼻塞、鼽衄有痈	《针灸甲乙经》
	阳溪	鼻鼽衄	《针灸甲乙经》
足阳明胃经	厉兑	鼽衄、鼻不利	《针灸甲乙经》
手太阳小肠经	少泽	鼻衄不止	《医宗金鉴》
	后溪	鼽衄	《针灸甲乙经》
足太阳膀胱经	曲差	鼻塞	《针灸甲乙经》
	通天	鼻鼽衄	《针灸甲乙经》
	天柱	鼻塞	《千金翼方》
	风门	鼻不利	《针灸甲乙经》
	攒竹	鼻鼽衄	《针灸甲乙经》
	京骨	鼽衄血不止	《针灸甲乙经》
	至阴	鼽衄、鼻不利	《针灸甲乙经》
足少阳胆经	头临泣	鼻塞	《铜人针灸腧穴图经》
	风池	鼻塞、鼻衄、鼻渊	《医宗金鉴》
	脑空	鼻管疽发为厉	《针灸甲乙经》
	承灵	鼽衄鼻塞	《针灸甲乙经》

续表

经脉名称	穴名	舌病	出处
督脉	素髎	鼻塞、鼻渊、鼻衄	《铜人针灸腧穴图经》
	水沟	鼻鼽不得息，不收涕，不知香臭	《针灸甲乙经》
	龈交	鼻中息肉不利，鼻头额颊中痛，鼻中有蚀疮	《针灸甲乙经》
	上星	鼻中息肉	《千金翼方》

从表10-1可以看出，十四经穴中有7条经脉的腧穴可以治疗鼻病，尤其是远端的穴位，如二间、厉兑、少泽、至阴等穴，进一步说明了鼻与经络的联系。

二、鼻与脏腑的关系

鼻通过经络与多个脏腑有直接的联系。首先，鼻与肺的关系最为密切。鼻为肺窍，是气体出入的门户，主呼吸，司嗅觉，助发音。鼻隆于面部正中，又称"明堂"。清阳之气出入鼻窍，心宁肺利，清阳升散，灵目清明，故鼻窍又谓"清窍"。若气血瘀滞，脏腑失调，七情内伤，必致气血两虚，若感受邪气，正邪相交争，诸病生焉。比如，鼻塞、鼻衄、鼻渊等，久之可转化为"痰核""痰毒"及出现"失荣"等难治鼻病。不少疾病始于鼻，鼻部疾病皆与肺有关，鼻与其他脏腑的关系实则为肺与各脏腑的关系。肺气充沛，宣发宗气、卫气布散于鼻窍，鼻得宗气、卫气的温煦，则生理活动正常。

其次，鼻与脾的关系同样密切。鼻为肺之窍，肺属金，脾属土，二者乃子母关系，脾的盛衰，势必影响鼻的生理病理，而脾主升清，鼻为清窍，有赖于清气的温养，故脾气健旺，升举清气，通于鼻窍，鼻窍得清气的温煦则保持其清虚通畅；若脾脏虚损，输布失调，鼻窍失养而发为鼻塞、肌膜萎缩、鼻涕稠浊、鼻干、头闷、头昏等。若过食辛辣厚味，内酿湿热，湿热熏蒸，则可发为鼻塞、鼻涕稠浊而量多、头重头晕等。

与鼻关系密切的还有肾和胆。《骨空论》中记载督脉的分支有"其络循阴器……一别绕臀至少阴……少阴上骨内后廉，贯脊属肾"，说明肾通过督脉分支与督脉相通，而督脉循鼻柱达鼻头。肾为气之根，肺为气之源，肺金生肾水，故称肺为肾之母，肺金不足，久之伤肾水。若肾水不充，虚火上浮，延及肺系，致肺与鼻的病变。肾气虚，气不摄津，清涕不止。故肾在鼻部疾病尤其在鼻的变应性疾病过程中起着重要的作用。《证治汇补》说"凡鼽渊疮痔，久不愈者，非心血亏，则肾水少"，指出肾精不足是鼻鼽日久不愈的原因之一。胆为"中精之府"，内藏"精汁"，胆的脉络布于后脑，通过经脉运行与鼻发生关系。胆府平和，则头面清窍通利不为病。若胆府有热，循经上移于脑，热壅清窍，清窍不利，发为鼻渊。《素问·气厥论》曾谓："胆移热于脑，则辛頞鼻渊，鼻渊者，浊涕下不止也。"

三、用神经学说解释

鼻部的神经丰富，其外鼻部的感觉神经主要来自三叉神经的眼支和上颌支，包括筛前神经（三叉神经第一支的分支）、滑车下神经（眼神经的鼻睫神经的分支）、滑车上神经（眼神经的额神经的分支）及眶下神经（三叉神经第二支——上颌神经的分支），这些神经共同支配着鼻的感觉功能。嗅神经起于鼻腔上部嗅黏膜内的嗅细胞，向上穿过鼻腔上壁进入颅腔，终于嗅球，支配着鼻的嗅觉。

　　分布在外鼻部的三叉神经的分支，与中枢神经有着密切的联系，进而与全身有着密切的联系。针刺鼻部的穴位，可能兴奋了三叉神经分支及嗅神经的感受器，由此产生的各种冲动传入中枢神经，汇集至三叉神经脊束核。而研究发现三叉神经脊束核与迷走神经的关系密切，因而与内脏感觉传入汇聚在迷走神经的中枢可能有特殊作用于内脏的效应，从而表现为鼻针的治疗作用。另外，三叉神经脊束核传递冲动至脑干的网状结构。网状结构是由延髓到丘脑下部的脑干全长的异质性神经元集团。网状结构功能和结构的特点，是在这一系统的神经元中各种冲动的高度集合。它对各种内脏活动的调节和对感受机制的调节都有重要的影响。网状结构很可能是鼻针作用的高级神经部分。

第三节　鼻针穴位及操作技术

一、鼻针的穴位名称及定位

　　鼻针的穴位共 23 个，分布在面部面中线、鼻孔线及鼻旁线 3 条线上。

（一）面中线（第一线）

　　面中线起于前额正中，止于水沟穴之上，共 9 个穴位。（表 10-2、图 10-1）

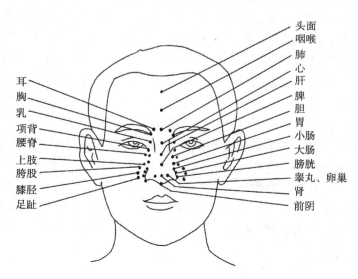

图 10-1　鼻针穴位分布示意图

表 10-2 面中线鼻针穴位定位及主治

穴名	定位	主治
头面	额正中处，眉心与前发际中点连线的上、中 1/3 交点处	头部疾病，如头痛、眩晕
咽喉	头面与肺之间，当眉心与前发际中点连线的中、下 1/3 交点处	咽喉部疾病，如扁桃体炎、气管炎等
肺	两眉头连线之中点处	肺部疾病，如咳喘、气喘
心	两目内眦连线之中点处	心脏疾病
肝	当鼻梁最高处，鼻正中线与两颧骨连线之交点处	肝胆疾病、眼病、两胁疼痛
脾	当鼻准头上缘正中线上	脾胃疾病
肾	在鼻尖端处	肾病及溺水、昏厥，用于急救
前阴	在鼻中隔下端尽处	睾丸疾病、外阴疾病、妇科疾病
睾丸、卵巢	在鼻尖肾点的两侧	妇科疾病、生殖系统疾病

（二）鼻孔线（第二线）

鼻孔线起于目内眦下方，紧靠鼻梁骨两侧，至鼻翼下端尽处止，共 5 个穴位。（表 10-3、图 10-1）

表 10-3 鼻孔线上鼻针穴位定位及主治

穴名	定位	主治
胆	位于肝区的外侧，目内眦下方	胆囊炎、胆结石
胃	位于脾区的外侧，胆区直下方	脾胃病、腹痛
小肠	在鼻翼上 1/3 处，胃点下方	腹痛、肠炎
大肠	在鼻翼正中处，小肠点下方	急、慢性肠炎
膀胱	在鼻翼壁尽处，大肠点下方	膀胱炎、前列腺炎

（三）鼻旁线（第三线）

鼻旁线起于眉内侧，沿鼻孔线的外方，止于鼻翼尽端外侧，共 9 个穴位。（表 10-4、图 10-1）

表 10-4 鼻旁线上鼻针穴位定位及主治

穴名	定位	主治
耳	在眉内侧端，与肺相平	耳聋、耳鸣、眼病
胸	在眉棱骨下，目窠之上	胸痛、胸闷
乳	在睛明穴之上方	乳腺炎

续表

穴名	定位	主治
项背	在睛明穴之下方	落枕、颈椎、胸椎病
腰脊	在胆区之外，项背点外下方	腰背痛
上肢	在胃区之外方，腰脊点外下方	手痛、肘关节炎、腕关节扭伤、肩关节炎、肩胛痛
胯股	在鼻翼上部相平处外侧，上肢点外下方	坐骨神经痛
膝胫	在鼻翼正中外侧，胯股点下方	膝关节炎
足趾	在鼻翼下部相平处外侧，膝胫的下方	足趾麻木肿痛

（四）鼻针新穴（表 10-5）

表 10-5　鼻针新穴定位与主治

穴名	定位	主治
高血压上点	两眉正中点，即印堂穴处	高血压
腰三角	正中点在心穴下方，鼻骨下缘，两侧点在正中点外下方	腰痛
消化三角	正中点在腰三角中点的正下方，两侧点在其外下方，即鼻尖处的小等腰三角形	消化性疾病
高血压下点	鼻尖稍下方	高血压
上肢穴	肩臂肘下穴	上肢病证
阑尾穴	位于鼻翼外上部	阑尾炎
下肢穴（即膝胫穴）	在鼻翼正中外侧，胯股点下方	膝关节炎等下肢病证
创新穴	两鼻孔上沿线与正中线的交点处	鼻病、昏厥
增一穴	两鼻翼内沿（缘）凹陷处	脾胃病证
增二穴	从增一穴起沿鼻翼内纹连线延至鼻孔上缘处	肾、膀胱病证
子包穴	鼻中隔稍下，水沟穴上方	痛经、附件炎

二、操作方法

（一）针前准备

选择患者舒适、医者便于操作的体位，以仰卧位为宜。根据病情在鼻部选取相应的穴位，在穴区内寻找敏感点。用含 75% 乙醇或 0.5% 碘伏的棉球消毒施术部位。强刺激部位宜用含 0.5% 碘伏的棉球消毒。医者双手用肥皂水清洗干净，再用含 75% 乙醇的棉球擦拭。针具选择一次性毫针，直径 0.22 ~ 0.28mm，长 15 ~ 25mm，所选针具的针身应光滑、无锈蚀，针尖应锐利、无倒钩，针柄应牢固、无松动，针具用高压消毒。

（二）针刺方法

根据穴位所在的部位，采用斜刺或平刺法，快速刺入所选定的穴位，针刺的深度视具体部位而定，以 2 ～ 5mm 为宜。可适当行针，捻转要轻，待患者有酸、麻、胀、痛或流泪、打喷嚏等针感时，留针 10 ～ 30 分钟。出针时快速将针拔出。用消毒干棉球或干棉签按压针孔。

（三）注意事项

1. 由于鼻部肌肉较薄，鼻区皮肤比较敏感，故刺激宜轻，避免进针过深及强烈提插、捻转。

2. 鼻部有瘢痕时针刺应避开。

3. 防止晕针的发生。若发生晕针应立即出针，使患者呈头低脚高卧位，注意保暖，必要时可饮用温开水或温糖水，或掐水沟、内关等穴，即可恢复。严重时按晕厥处理。

4. 患者精神紧张、大汗后、劳累后或饥饿时不适宜运用本疗法。

5. 孕妇慎用。

（四）禁忌证

1. 鼻部皮肤局部有感染、溃疡、创伤者禁针。

2. 有出血倾向者禁针。

3. 金属过敏者禁针。

三、鼻针的临床应用

鼻针穴位均按人体器官的名称命名，因此，穴位名称即主治相应的器官疾病。

（一）适应范围

1. 内科疾病，如支气管炎、高血压、胃炎、肠炎等。

2. 神经、精神科疾病，如偏头痛、面神经麻痹等。

3. 骨伤及软组织疾病，如落枕、肩周炎、腰肌劳损及各部位软组织损伤等。

4. 外科疾病，如阑尾炎、胆囊炎等。

5. 男科疾病，如睾丸炎、前列腺炎等。

6. 妇科疾病，如痛经、慢性盆腔炎等。

7. 五官科疾病，如咽喉炎、鼻炎、牙痛、耳鸣等。

（二）选穴原则

1. 辨证取穴

根据中医脏腑经络学说，辨证选取相应的穴区。如感冒可取肺穴。

2. 对应选穴

直接选取发病脏腑器官或肢体部位对应的穴区。如膝关节痛取膝胫穴。

3. 经验取穴

临床医生结合自身的经验灵活选穴。

四、典型病例

病例1：姚某，男，25岁，在徐州文工团工作。曾患慢性喉炎兼鼻炎，病程日久，未痊愈，自觉声带、喉咙发痛、发痒，发音时很费力，经检查为慢性喉炎、鼻炎。近几天疼痛加重，两膝关节常酸痛，饮食正常，二便调和，呼吸音正常，咽喉浅部无异常现象，舌苔淡白，脉微弦。1980年4月26日鼻针反应点是胃点、咽喉点、膝点，以5分长的毫针针之。4月28日复诊：自觉效果佳良，喉少有痛，鼻诊时又出现喉点与膝点两个反应点，复针之。4月29日复诊：喉痛与膝痛均消失，唯有锁骨部气户穴上方按之疼痛，胸间作闷，遂直取气户穴、天突穴、右三间穴，针之。5月4日复诊：喉痛、膝痛痊愈。

病例2：张某，36岁，在机械局工作，1980年4月23日初诊。主诉：头晕、头痛，甚则目眩，失眠，健忘，阳痿，今已4年，屡经治疗，未获痊愈，今又发现头发脱落，面色红润，呼吸音正常，舌质紫，苔白，脉象弦滑。诊断：神经衰弱。治疗：用大头针在患者肝点试探有压痛，即针此处，又配以照海穴，针后头晕减轻。4月25日复诊：头晕、头痛好转，失眠已愈。

第十一章　人中针 ▷▷▷▷

第一节　概　述

人中针疗法是在人中沟的特定穴位上进行针刺，用以治疗全身多种疾病的一种方法。

一、人中针源流及发展

人中，又称水沟，位于鼻与上唇之间正中处，古代医书中常称"鼻下"。《灵枢·五色》载"面王以下者，膀胱子处也""唇厚，人中长，以候小肠"，指出人中与人体相应部位的对应关系。对于通过诊察人中以判断疾病的方法，古代多将其附于口、唇、鼻等部位一起描述，如《中藏经》中"唇正中赤生，唇面俱青者死"及"风之病，鼻下赤黑相兼，口沫身直者，七日死"等。通过针刺人中以治病，古代文献也有许多记载，如《针灸甲乙经》载："寒热头痛，水沟主之……水肿，人中尽满，唇反者死，水沟主之。"《千金要方》载："目风痒赤肿，灸人中近鼻柱二壮，仰卧灸之。"《玉龙歌》也有"中风之症症非轻……再刺人中立便轻"的记载。

现代医书如《中医诊断学》第 2 版教材也有通过从人中长短的变化预测疾病吉凶的描述。近年来，亦有通过观察人中推测子宫正常与否的报道。20 世纪 60 年代，国内有学者将人中分成三部，共设 9 穴，以治疗全身性疾病，逐渐形成了现代人中针疗法。

二、人中部解剖

人中沟分为皮肤、皮下组织和肌肉三层。

人中沟皮肤薄而柔嫩，富有弹性，具有丰富的血管和神经，血管来自颈外动脉的分支，神经来自三叉神经的感觉纤维和交感神经颈上节的血管运动纤维。皮下组织由疏松的结缔组织构成，内有三叉神经的上颌神经之眶下神经及面动脉、静脉的分支或属支。肌层为口轮匝肌之提上唇肌，内有上唇动、静脉分支，面神经分支及眶下神经分支分布。

第二节　人中针理论基础

一、人中与经络脏腑的关系

根据经络学说，人中沟为督脉循行所过之处，督脉上通于脑，下贯心络肾，"总督诸阳"，为"阳脉之海"，并与任脉交于龈交穴，使阴阳二脉相联系。另外，手阳明大肠经"交人中"，足阳明胃经"挟口环唇"，手太阳小肠经"别颊上抵鼻"，足厥阴肝经"环唇内"等。因此，人中沟为经络气血运行之重要通路，针刺人中沟上的穴位，可起到调和阴阳气血、通达脏腑、疏通经络、开窍镇痛的作用，从而达到治疗全身多种疾病的目的。

冲、任、督脉皆起于胞中，三条经脉均直接或有支脉交于人中，而冲、任、督脉与人体肾及阳气的关系十分密切，故人中部可反映阳气的存亡和肾气的盛衰，是肾、命门、阳气外在表现的重要部位。故观察人中的变化，对诊断泌尿生殖系统疾病具有指导意义。

二、人中部在胚胎发生上与人体器官有一定的联系

从胚胎发生学的角度分析，子宫形态异常与中肾旁管发育异常有关，而中肾旁管形成的时期，恰好是上唇（人中）形成的时期，如果此时期胚胎遭受某种病理因素的影响，则中肾旁管和上唇的形成，均可遭受此病理因素的影响而出现形态上的同步变异。因此，人中部位的异常改变可以反映男女泌尿生殖系统的状况。

此外，现代研究表明，人中沟的神经末梢丰富且敏感，即使很轻的刺激，也可迅速在大脑皮层中产生较强的兴奋或抑制灶，这也可能是人中穴能够治疗和急救多种全身性疾病的原理所在，也为人中针疗法提供了理论依据。

第三节　人中针穴位及操作技术

一、人中针穴的分布规律

将人中沟等分为上、中、下 3 段，每段内有 3 个穴，其穴均在人中沟内，按照由唇向上的顺序命名为沟 1 ~ 沟 9，共计 9 个穴位。（图 11-1、图 11-2）

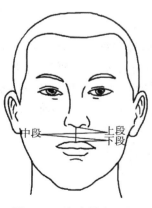

图 11-1　人中针穴分段

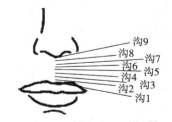

图 11-2　人中针穴定位

二、人中针穴的定位及主治（表11-1、图11-1、图11-2）

表11-1 人中针穴的定位及主治

穴名	定位	主治
沟1穴	将人中沟从唇向上分为9段，依次为沟1～沟9穴，本穴在第1段上，即兑端穴处	颅脑病急性期、口唇痛麻、口唇炎症、牙痛等
沟2穴	在人中沟第2段上	头面及颈背疼痛、面神经麻痹、脑出血、脑梗死等
沟3穴	在人中沟第3段上	心肺及胸、臂、肘、腕等部位病证
沟4穴	在人中沟第4段上	胃痛、胸部不适、乳腺炎等
沟5穴	在人中沟第5段上	中焦脾胃病及腰脊痛，尤其是急性腰扭伤、胰腺炎、胆道蛔虫症等
沟6穴	在人中沟第6段上	下焦肝肾病变及腰脊疼痛等病证
沟7穴	在人中沟第7段上，即水沟穴处	中风昏迷、小儿惊风、癫狂痫、高热惊风、晕厥、中暑、产后血晕、牙关紧闭、失语、面肿、口眼㖞斜、面肌痉挛、鼻渊、癔病、精神病等。亦可治疗膝以上大腿及腹股沟病变，为急救要穴之一，常透沟8穴。本穴有清热开窍、镇痛宁神、回阳救逆、祛风止痛之功效
沟8穴	在人中沟第8段上	双下肢和膝部疼痛、麻木等
沟9穴	在人中沟第9段上	鼻腔病证

三、操作方法

1. 针前准备

一般选用28～30号0.5～1寸的不锈钢毫针，常规消毒。患者取坐位或仰卧位。

2. 针刺方法

根据病情选准穴位后，可用针柄端压痕作为进针点，局部用75%酒精棉球消毒，然后快速进针，先直刺而后依病变部位分别向左右、上下斜刺。如病变偏于左侧上部，针尖宜偏于左侧下部；病变偏于左侧下部，针尖宜偏于左侧上部，反之亦然。治疗督脉所主头、面、脊背、腰、骶部及下肢病变，针尖宜斜向上刺；治疗任脉所主胸腹部病变，针尖宜斜向下刺。针刺至一定深度并得气后，根据病变性质留针或不留针。一般久病或邪深者宜深刺，留针时间宜长；新病或急症者宜浅刺不留针，或短时提插捻转等。一般病证每次只取1穴，也可配合体针。刺入10～15mm，针感以得气为度；疗程宜短。用于醒脑开窍急救时，宜强刺激，使病人泪下或双目湿润为佳。急救时不分疗程，有效即可。

3. 注意事项

（1）每日或隔日1次，一般10次为1疗程，疗程之间可休息5～7日。

（2）针刺前穴位应严格消毒，防止局部感染。

（3）此处神经丰富，针刺较痛，针前需向患者说明，且手法宜快，防止过重刺激。

（4）人中沟部位小而穴位多，故应取穴准确，才能获得良效。

四、人中针的临床应用

（一）适应范围

人中针疗法常用于急救，如昏厥、小儿热惊厥、高热、脑出血、脑梗死、精神分裂症、癫痫、癔病、三叉神经痛、肋间神经痛、头痛、关节痛、心肺疾病、胃肠疾病、胰胆疾病、肝肾疾病及妇科疾病等。

（二）选穴原则

1. 辨证取穴

根据中医脏腑经络学说辨证选取相应穴区。如食欲不振、消化不良等属中焦脾胃病变，可取沟5；咳嗽、气喘、感冒等多属肺胃病变，可取沟3；盗汗、腰膝酸软而为肾阴虚者，属下焦病变，可取沟6、沟7等。

2. 对应选穴

直接选取发病脏腑器官或肢体部位对应的穴区。如鼻病取沟9，腹痛取沟4，下肢病变取沟8，项背痛取沟2等。需要注意的是，上述三部9穴均可主治头面疾病，尤以下段3穴效果最好；偏于下焦上部的病变，应取上段偏下之穴，上、中焦病变同理。

3. 重点选穴

对于中枢神经系统病变，重点选取调节神经系统功能紊乱的穴位或选取有特异性治疗作用的穴位。

4. 经验取穴

临床医生结合自身的经验灵活选穴。

第十二章　手　针 ▷▷▷▷

第一节　概　述

手针疗法是指针刺手部一些特定的穴位，以治疗全身疾病的一种疗法。

一、手针源流及发展

手在中医诊断、治疗上一直占有重要的地位。早在 2000 年前，《黄帝内经》就记载了三部九候诊法，后世寸口诊脉法因其简便、效验得以盛行，沿用至今。手部是手三阳经、手三阴经的井、荥、输等特定穴所在之处，加上已发现的手部经外奇穴，其所治疗的疾病已有很多。手作为治疗全身疾病的部位，首先是在小儿按摩术上的应用。在明代《按摩经》中就已系统记载了手部分区、主治病证及操作方法。如脾经定位在拇指螺纹面，"曲指左旋为补，直推之为泻，饮食不进，人瘦弱，肚起青筋，面黄，四肢无力用之"。此外，还记载了心经、内八卦、外八卦等，均体现手部对全身疾病的治疗作用。20 世纪 60 年代初，我国医务工作者在中医理论的指导下，受手部按摩分区、主治的启发创立了手针疗法。20 世纪 70 年代初，手针的应用得到了很大发展，穴位的数量、主治范围都有所扩大。各地医家结合自己的临床实践，提出了许多新见解。例如，朱振华以经络学说、整体观念、相对平衡学说为基础，提出手针新疗法，常用穴位 159 个，呈规律排列；方云鹏发现在手上存在着 3 个缩小的人形，分别排列和互相重叠于手的不同部位，主要由手伏象、手伏脏、桡倒象、桡倒脏、尺倒象、尺倒脏六部分组成；王新明绘制了手部十四经分布图——手经图。以上这些是对手针疗法的进一步补充。另外，台湾吴若石提出的手病理按摩法，韩国柳泰佑发明的高丽手指针法，也逐渐被国内所认识。20 世纪 80 年代以来，国内掀起了手纹诊病的热潮，手纹研究取得了较大的进展，所有这些均促进了手针疗法的发展。

二、手部解剖

手部由手腕、手掌、手指三部分组成，各部以同名骨命名。手部表面，划分为四个侧面，即掌侧面、背侧面、桡侧面、尺侧面。根据手部各部的组织形态，大致分为手骨和软组织两部分。

1. 手骨

手骨由腕骨、掌骨和指骨组成。

（1）腕骨：有 8 块，排成近心侧、远心侧两列。近心侧列有 4 块，由桡侧向尺侧依次为手舟状骨、月骨、三角骨、豆骨。远心侧列有4块，由桡侧向尺侧依次为大多角骨、小多角骨、头状骨、钩骨。

（2）掌骨：有5块，由拇指侧向小指侧依次命名为第1、2、3、4、5掌骨。各掌骨的近心端与腕骨相接，远心端与指骨相连，构成掌指关节。

（3）指骨：共有14块，除拇指有两节指骨外，其余均有3节指骨。由近心端到远心端依次称为第1、2、3指骨。

2. 软组织

软组织主要由皮肤、神经、血管、肌肉、肌腱、骨膜及其他多种形态的结缔组织组成。

（1）皮肤：手部表面覆以上皮组织。在末端指骨的掌侧和手掌内的皮肤内，分布有极其众多的皮层乳样突起。这些突起内均有丰富的神经末梢，构成感觉小体。手部的感觉非常精细、灵敏。

（2）神经：手部主要有桡神经、正中神经、尺神经分布。桡神经分布于手背桡侧两个半指及相应的手背皮肤；正中神经分布于大鱼际和手掌桡侧三个半指及相应的皮肤；尺神经分布于大部分手肌及手掌尺侧一个半指和手背侧两个半指的皮肤。

（3）血管：桡动脉和尺动脉分别经手腕桡侧和尺侧降入手掌中，其分支形成掌深、浅动脉弓，在掌内互相吻合，分布于手掌和手指的两侧。手深静脉分别与桡静脉、尺静脉吻合上行。手背静脉网与头静脉、贵要静脉吻合。

（4）肌肉：手肌除前臂来的长肌外，还有许多短小的手肌。在掌面可分三群：大鱼际（外侧）、小鱼际（内侧）、中间肌群（掌侧）。

（5）其他：丰富的结缔组织和淋巴组织。

第二节　手针理论基础

一、手与经络的关系

手是根本穴区之一，是经脉之气生发、布散之处。十二经脉的循行和衔接与手部有着直接或间接的联系。手三阴从胸走手，手三阳从手走头，这在《灵枢·经脉》有具体的阐述。如手太阴经行于手大鱼际处，止于拇指桡侧端；手阳明经受手太阴脉气之交，起于食指桡侧端，上行手背出合谷两骨之间；手厥阴经经掌侧腕后两筋间，入掌中，出中指尖端；手少阳经受手厥阴经气之交，起于无名指尺侧端，行于手背第四、五掌骨间出腕；手少阴经经掌后锐骨止于手小指桡侧端，出于尺侧交于手太阳；手太阳经起于小指尺侧端，经掌外侧赤白肉际至腕。手三阴经、手三阳经不仅内属相应的脏腑，且通过表里经和同名经与足三阴经、足三阳经相连，通过八脉交会穴与奇经八脉相通。此外，手部的经脉又通过经别、络脉进一步加强表里经和表里脏腑的联系。

此外，手经的井、荥、输穴均在手部，原穴（阴经以输为原）也在手部。在八脉交会穴之中，后溪、列缺在手部（内关、外关在腕上2寸），它们是十二经与奇经经气相通的穴点。特定穴是脏腑精气输注较多的穴位，如原穴被认为是"五脏六腑之所以禀三百六十五节气味""五脏有疾应出十二原"。由于手与脏腑经络系统的广泛联系，所以对手部穴位的针刺可以调整全身及一定部位的功能状态，达到防病、治病的目的。

二、手与阴阳气血的关系

手与阴阳、气血也有着密切的联系。《灵枢·动输》中说："夫四末阴阳之会者，此气之大络也。"《灵枢·卫气失常》又说："皮之部，腧于四末。"以上均说明手足是阴阳经脉气血会合联络的部位，对经气的通接具有重要作用。这样，手就与全身的经脉、脏腑紧密地联系起来了。因此，手能反映全身的生理、病理信息，人体的五脏六腑、四肢百骸、五官七窍都与手有全息对应关系，针刺手部的"全息穴"，通过信息传导，可以调整机体各种不正常的状况。

第三节 手针穴位及操作技术

一、手针穴位的定位与主治

（一）手针背侧穴位（表 12-1、图 12-1）

表 12-1 手针背侧穴位定位与主治

穴名	定位	主治
眼穴	在拇指指关节尺侧赤白肉际处	眼病
肩穴	在食指掌指关节桡侧赤白肉际处	肩周炎
前头穴	在食指第 1 指关节桡侧赤白肉际处	前头痛、胃肠病、阑尾炎、膝踝趾关节痛
头顶穴	在中指第 1 指关节桡侧赤白肉际处	头顶痛、项背痛
偏头穴	在环指第 1 指关节尺侧赤白肉际处	偏头痛、胸胁痛
会阴穴	在小指第 1 指关节桡侧赤白肉际处	会阴部瘙痒、疼痛
后头穴	在小指第 1 指关节尺侧赤白肉际处	后头痛、咽喉痛、颊痛、臂痛
脊柱穴	在小指掌指关节尺侧赤白肉际处	腰背痛、尾骨痛、鼻塞、耳鸣
坐骨神经穴	在手背第 4、5 掌指关节间，靠近第 4 掌指关节处	坐骨神经痛、髋部痛、臀部痛
颈项穴	在手背第 2、3 掌骨间，近第 2 掌指关节处	落枕、颈项痛
腰腿穴	在手背腕横纹前 1.5 寸，指总伸肌腱两侧凹陷中	腰痛、急性腰扭伤
升压穴	在手背腕横纹中点处	低血压、休克
呃逆穴	在手背中指第 2 指指关节横纹中点	呃逆
退热穴	在手背中指桡侧蹼处	发热
腹泻穴	在手背第 3、4 掌指关节间向后 1 寸处	腹泻
止痒穴	在手背第 5 掌骨与腕骨交界处尺侧赤白肉际处	荨麻疹、瘙痒症
咽喉穴	在手背第 3、4 掌指关节间	急性扁桃体炎、咽喉炎、牙痛、三叉神经痛

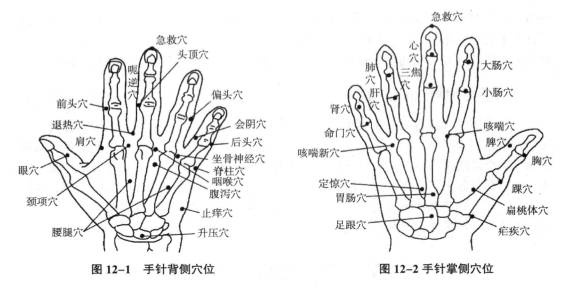

图 12-1　手针背侧穴位　　　　　　　图 12-2 手针掌侧穴位

（二）手针掌侧穴位（表 12-2、图 12-2）

表 12-2　手针掌侧穴位定位与主治

穴名	定位	主治
胃肠穴	在劳宫穴与大陵穴连线的中点处	急慢性胃炎、溃疡病、消化不良
咳喘穴	在手掌食指掌指关节尺侧处	支气管炎、哮喘
足跟穴	在胃肠穴与大陵穴连线的中点处	足跟痛
疟疾穴	在第 1 掌骨与腕关节结合处的桡侧赤白肉际处	疟疾
扁桃体穴	在第 1 掌骨中点桡侧的赤白肉际处	扁桃体炎、咽喉炎
急救穴	在中指尖，距指甲缘 2 分许	昏迷
咳喘新穴	在手掌第 4、5 掌指关节间	哮喘
脾穴	拇指指关节横纹中点处	腹胀、肠鸣、泄泻、水肿
小肠穴	食指第 1 指关节横纹中点处	腹痛、腹泻、咽喉痛、尿频、尿急
大肠穴	食指第 2 指关节横纹中点处	腹痛、腹泻、腹胀、肠鸣、便秘
三焦穴	中指第 1 指关节横纹中点处	胁肋疼痛、耳鸣、耳聋、咽喉疼痛
心穴	中指第 2 指关节横纹中点处	心悸、失眠、多梦
肝穴	环指第 1 指关节横纹中点处	胁肋疼痛、恶心、呕吐、不思食、目昏、眩晕
肺穴	环指第 2 指关节横纹中点处	咳嗽、气喘、身热
命门穴	小指第 1 指关节横纹中点处	腰痛、阳痿、遗精、月经不调
肾穴（夜尿点）	小指第 2 指关节横纹中点处	腰痛、夜尿频、遗精、月经不调、耳鸣
踝穴	拇指掌指关节桡侧赤白肉际处	踝关节疼痛
胸穴	拇指指关节桡侧赤白肉际处	胸痛、吐泻、癫痫

二、操作方法

1. 针刺方法

手取自然弯曲位，皮肤常规消毒后，用 28 ~ 30 号 1 ~ 1.5 寸的毫针，快速透皮，深度 3 ~ 5 分，以不刺入骨膜为准。一般用捻转、提插的强刺激手法，留针 3 ~ 5 分钟。治疗腰部、颈项部及各种关节软组织损伤时，应边捻转边令患者活动或按摩患处。针刺疼痛性疾病时，痛止后，还必须继续行针 1 ~ 3 分钟，必要时可以适当延长留针的时间，或采用皮下埋针法，也可以加用电针治疗。

2. 注意事项

（1）手部软组织较薄，神经、血管分布较密集，针感较强，故治疗施术前应向患者充分说明，取得合作再行操作，以防不适感及晕针。

（2）对于严重的心脏病、高血压病患者需慎刺，以防针感强烈而引起心脑血管意外。

（3）手部针刺宜轻、柔、稳，避免刺伤掌中血管网，引起手掌部血肿。

（4）把握进针深度，切勿伤及骨膜。

（5）针刺过程应严格消毒，防止针孔感染及由此导致的腱鞘炎及骨髓炎。

（6）孕妇慎刺，尤其习惯性流产孕妇禁刺。

（7）过度疲劳、饥饿、身体虚弱、精神紧张过度者，取卧位针刺，并掌握好刺激强度，防止晕针。

（8）手部有开放性创伤者、局部严重感染者、局部有其他疾病者（如皮肤病、不明肿物等）勿刺。

三、手针的临床应用

（一）手掌穴位诊断法

1. 手掌分区

手掌分为 6 区，基本上是以大、小鱼际和掌心纵横纹理为自然标志划分的（见内脏反映点在手掌上的分布规律）。（图 12-3）

2. 具体诊断方法

（1）医者拇指指腹均匀地触压病人手掌，按定位分区，先纵后横、先上后下进行压诊。

（2）在点压时，如病人掌心局部有酸、麻、胀或痛感时，要反复点压，以确定部位。

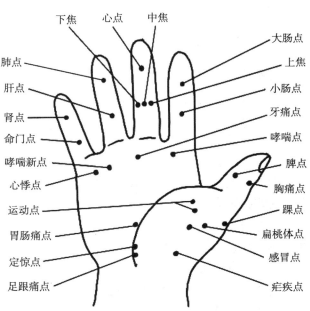

图 12-3 内脏反映点在手掌上的分布规律

（3）左手出现特殊感觉后，再点压右手，一般双手均有反应，只是有轻微的差别。

3. 注意事项

（1）取得患者的密切合作，譬如让患者充分了解并熟悉医者的要求和意图。

（2）在测定同一部位的压痛点时，要保持压力一致（包括大小、方向）。

（3）为了增加诊断的准确性、可靠性、客观性，测试过程中不得有任何形式的暗示。

（4）反复按压会改变被测区的自然痛阈，故应在获得可靠结果的前提下，尽可能减少测压的次数。

（5）本法是在医患合作的条件下进行的，其诊断依据主要是患者的主观感觉，所以与测试过程中的诸多因素有关。痛阈的个体差异较大，因此要参考受试者被测的多个部位的反应及其他方法的检查方可诊断。

4. 点压诊断法的临床意义

（1）胀痛感：提示炎症病变。

（2）酸麻感：提示慢性疾病，如肝硬化。

（3）麻木感：多提示顽固性疾病，如肝硬化。

（4）一手的两个肾区、两个卵巢区的感应不同，说明病变在左侧或右侧，或提示双侧病变的轻重不同。

5. 点压诊断法的临床应用

（1）一定区域内的阳性反应，提示相应部位或脏器、组织的功能异常或器质病变。由于脏腑有表里相属的关系，故本法用于临床应灵活辨证。

（2）临床治疗时选感应区进行施术，如针刺、割治、封闭或指针等。

（3）此方法仅供参考，健康普查时不可仅据此就下诊断。

（二）临床应用

1. 适应范围

手针疗法适应范围比较广，主要分为以下几个方面：

（1）疼痛性疾病：①神经性疼痛：如神经血管性头痛、高血压性头痛、神经衰弱性头痛等多种头痛，三叉神经痛、肋间神经痛、疱疹性神经痛、坐骨神经痛等。②创伤性疼痛：如扭伤、挫伤、落枕、骨折、分娩性疼痛及各种手术后疼痛。③多种炎症性疼痛：如中耳炎、牙周炎、胆囊炎、阑尾炎、肿瘤压迫所致的疼痛等。④多种绞痛：如结石引起的胆绞痛、肾绞痛、肠绞痛、胃痉挛等。

（2）功能性病变：如神经衰弱、性功能紊乱、多汗症、肠胃功能紊乱、癔病、功能性心律失常、心胆综合征等。

（3）代谢性疾病，如甲状腺功能失常等。

此外，手针还用于治疗过敏性疾病、皮肤病、乳少、眼肌痉挛等病证。

2. 选穴原则

（1）按疾病的相应部位取穴：如肺病取肺穴；心病取心穴；眼病取眼穴；踝关节痛

取踝穴。

（2）按中医理论取穴：如目疾选肝穴，因"肝开窍于目"；失眠选心穴，因"心主神志"；遗精选肾穴，因"肾主藏精"；皮肤病选肺穴，因"肺主皮毛"等。

（3）对症选穴：针对某些病证选取有效的穴位，如瘙痒取止痒穴；哮喘取哮喘穴；呃逆取呃逆穴；落枕取落枕穴等。

（4）交叉取穴：由于经络左右交叉的流注关系，根据针灸"缪刺"的原理，在选穴时，可选取与病变部位对应的对侧穴位治疗，即病在左侧取右手穴，病在右侧取左手穴治疗。如右侧偏头痛，取左侧偏头穴；若两侧病变或内脏病取双侧穴。

（5）联合取穴：凡主治功效相似的手针穴位，临证时可配合应用。如咽喉肿痛，可选用咽喉穴、后头穴、扁桃体穴等，同时针刺治疗。在同一疾病中有兼症时，可对症配穴。

四、典型病例

薛某，女，27岁，1985年2月初诊。半个月前自觉感冒后头部痛，时有加剧，但可耐受。近3个月来因家务劳累，觉周身乏力，后头痛加剧，甚则影响睡眠，服中、西药治疗，只能止痛1～2小时。查：舌质红，苔薄白，脉弦数，属太阳病。初步诊断：头痛。取双侧后头穴，配双侧风池穴，针后10分钟痛止，留针30分钟，每日1次，治疗5次而愈。

第十三章　第二掌骨侧针法及全息律针法 ▷▷▷▷

第一节　概　述

　　第二掌骨侧针法，是指通过针刺等方法刺激第二掌骨侧的相应穴位以治疗全身疾病的一种方法。根据生物全息学说，不仅第二掌骨侧，人体的任何一个节肢（短的指骨，长的股骨）都存在着与第二掌骨侧同样的穴位分布规律，通过针刺这些部位的相应穴位以治疗疾病的方法称为全息律针法。

一、源流及发展

　　全息（Holography）一词，最早始于物理学，是"全部信息"的简称。1948年，物理学家葛伯（D.Gabor）发明了全息摄影术，这是一种利用光的干涉原理记录物像并在激光照射下显像的全新技术。通过这种摄影术得到的图像如果在一定程度上被破坏，任何一块小的碎片仍然能够显示出物体原来的完整影像，而并不会因为底片的碎裂使影像残缺不全，只是比例的缩小。全息照片所反映的实质，是局部包含着整体的信息，是整体比例的缩小。

　　随着"全息"一词运用到生命科学的研究中，全息生物学产生。山东大学生物学教授张颖清首先发现和提出了生物全息律学说。张氏通过对自然界生物的大量观察和研究发现，无论植物体还是动物体，其中都存在全息相关现象，如在整个植物体中，叶、果等作为相对独立的部分，其形状总是与植株的形状极为相似，是整个植株的缩影。1973年，张氏发现了第二掌骨桡侧的全息穴位群，相关穴位在第二掌骨节肢的分布规律与它们对应部位在人体整体上的分布规律基本相同，恰似整体的缩影。在第二掌骨桡侧，根据压痛点的有无和位置，就能判断整个机体有无疾病及病变的位置；在压痛点进行相应的刺激（针刺或按摩），就能治疗整体对应部位的疾病。由此而扩展，张氏认为第二掌骨桡侧的穴位分布规律不应只是此处所独有，而在全身的其他节肢也应有相同的穴位排布规律，不论是股骨还是指骨，都有着与第二掌骨侧相同的穴位分布规律，都是人体的整体缩影，进而提出了头部、躯干、四肢等相对独立的部分全息穴位群。张氏把观察到的这种局部与整体的关系称为全息相关性，把这些生物学现象称为全息生物现象。

二、第二掌骨侧部解剖

　　第二掌骨也分一体两端，近侧端称为底，与远侧列腕骨相关节；远侧端为掌骨小头，呈球形，与指骨相关节。第二掌骨周围有肌肉、桡神经、血管掌浅支及皮肤，该部皮肤含有大量的神经末梢。

第二节　第二掌骨侧针法及全息律针法理论基础

"全息胚"理论提出生物体（包括人）的每一个组成部分甚至小到一个细胞，都隐藏着整个生命最初形态的基本结构特征，即生物体（包括人）的每个细胞、每一个组织及每一个器官等都是一个整体的缩影。它包含着全部整体，以及各个部位的生理、病理信息、能量、组成，能真实地反映出整体的全部特征。

第二掌骨与耳、舌等一样，都具有"全息胚"的特质，而"全息胚"对于人体来说，是人体相对独立的部分，在结构和功能上都有相对的完整性，并与其他部分有着明显的界线，所以临床可以通过机体的某个局部对全身疾患进行观察、诊断和治疗。同时，这一学说也符合中医学的整体观。

经络学说揭示了同类穴位的连续性分布，穴位全息律揭示了与经络规律对等的另一种穴位的有序分布规律，它揭示了同样的穴位分布形式在机体不同部分的重复，它们都是生物全息律在人体的表现形式。

在针灸理论中，腧穴是脏腑、经络之气输注于体表的特殊部位，它既是疾病的反应点，更是疾病的治疗点，机体某一组织或器官有病，就必然会在特定的腧穴点上有所反映。第二掌骨侧为手阳明经所过之处，通过同名经关系与足阳明胃经相关联，以及与相表里的手太阴肺经相联系。胃为五脏六腑之海，水谷之海，后天之本。肺经寸口脉可以诊全身五脏六腑的气血变化，故第二掌骨侧与全身脏腑组织器官密切联系，通过针法刺激特定的点，就能诊断或治疗相应的内在病变。

第三节　第二掌骨侧针法穴位定位及操作技术

一、穴位分布规律

第二掌骨侧存在着一个新的有序穴位群：第二掌骨节肢的近心端是足穴，远心端是头穴。头穴与足穴连线的中点为胃穴。头穴与胃穴连线的中点为肺心穴。肺心穴与头穴分为三等分，从头穴端算起的中间两个分点依次是颈穴和上肢穴。肺心穴与胃穴连线的中点为肝穴。胃穴与足穴的连线分为六等分，从胃穴端算起的五个分点依次是十二指肠穴、肾穴、腰穴、下腹穴、腿穴。严格意义上讲，机体整体可以划分为无数的部位，因而在第二掌骨侧对应的这些部位的穴位也是无数的。（图13-1）

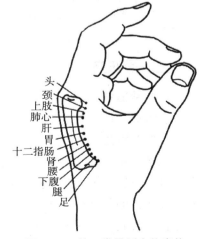

头
颈
上肢
肺心
肝
胃
十二指肠
肾
腰
下腹
腿
足

图 13-1　第二掌骨侧穴位定位

如整体的肺还可分为上、中、下，从而对应地在第二掌骨侧肺心穴附近又可以有上肺穴、中肺穴、下肺穴，这样就可以认为以肺心穴为中心存在着一个小的区域，可称为肺心区。其他穴位如头、肝、胃、腰等也是如此。每个穴位点实际上代表着以此区为中心的小的区域，这样的小区域可以称为穴区。

第二掌骨侧的穴位群将无数的位点简化为一些有数的穴区。如果将人体的各个部分和器官画在它们于第二掌骨节肢各自所对应的区域中，那么，第二掌骨节肢就成了以第二掌骨为脊柱位置的立体的小整体了。所以，这些穴位所对应的就不仅是穴名所指出的整体上的部位或器官，而且还包括与穴名所指出的部位或器官处于同一横截面及邻近的其他部位或器官，针刺这些穴位就能治疗相应部位或器官的疾病。

二、定位及主治

第二掌骨节肢系统包含着整个人体各个部位的生理、病理信息，故此群穴位被称为第二掌骨侧的全息穴位群。这些穴位所对应的不仅是穴名所指出的整体上的部位和器官，而且还包括整体上与穴名所指出的部位或器官处于同一横截面及邻近的其他部位或器官。（图 13-1、表 13-1）

表 13-1　第二掌骨侧的全息穴位群的定位

名称	定位
头穴	掌骨远心端稍内与掌心横纹的交点
足穴	近心端稍内第一、第二两掌骨的交点
胃穴	头穴至足穴连线的中点
肺心穴	胃穴与头穴连线的中点
肝穴	肺心穴与胃穴连线的中点
颈穴和上肢穴	头穴与肺心穴之间划分三等分的两个分点
十二指肠穴、肾穴、腰穴、下腹穴和腿穴	胃穴与足穴之间划分六等分的五个分点

三、操作方法

1. 针前准备
患者取坐位，常规消毒，一般选用规格为 40mm×0.32mm 的 30 号毫针针刺。
2. 针刺方法
施术时患者的手要自然放松，医者通过揣穴确定疾病反应的敏感点，以此作为进针点。医者在患者第二掌骨拇指侧与第二掌骨平行处，紧靠第二掌骨且顺其长轴方向轻轻来回按压，即可觉有一浅凹长槽，一般就在此长槽内取穴进针。针沿着第二掌骨指侧的边缘，垂直刺入，深度为 2cm。如头穴用斜刺法，可刺入 1.5 ~ 2cm。

取穴准确，针刺入后，患者即会有较强的胀、麻、重、酸感，且往往沿桡尺骨节肢或向上传导，或向其他手指放射，或二者兼而有之。如针感不明显，可通过调整针刺方向以探寻针感最强的点。

留针时间通常为 45 分钟左右。可间歇行针，加强刺激强度。一般每天治疗 1 次，7 天为 1 疗程，休息 2 ~ 3 天后再继续第 2 个疗程的治疗。

3. 注意事项

同常规的毫针刺法。尤其应以少针穴准、得气感强为较佳。一般用两根针在两手第二掌骨侧的同名穴位针刺，或者用一根针在单手第二掌骨侧的一个穴位上针刺。一次针刺的全过程中只用两根针或一根针。

四、临床应用

同腧穴的基本功效一致，第二掌骨侧穴位群既可以作为临床诊断之辅助，更是疾病的治疗点。

（一）诊断方法

临床运用第二掌骨侧诊法时，以患者右手第二掌骨侧为例，医者与患者相对而坐，用右手托起患者的右手，患者的右手如松握鸡卵状，肌肉自然放松，虎口朝上，微握拳。医者用左手拇指尖在患者右手第二掌骨的拇指侧与第二掌骨平行处，紧靠第二掌骨且顺着第二掌骨的长轴方向轻轻来回按压。

医者以左手拇指尖按压逐个穴位，指尖垂直于浅凹长槽的方向施力，并略带以第二掌骨长轴为轴的顺时针方向旋转 30° 的揉压动作，从而使指尖的着力点抵达相应内脏的位置。揉压时患者有明显的麻、胀、重、酸、痛感觉的部位为压痛点，可依此推断相应脏腑的病证。

（二）治疗作用

1. 适用范围

主要对多种功能性疾病和疼痛有一定的疗效，适用于治疗神经官能症、面肌痉挛、神经性头痛、三叉神经痛、牙痛、失眠、落枕、肩周炎、神经性耳聋、鼻炎、癫痫、荨麻疹、胆结石、急性腰扭伤、坐骨神经痛、偏瘫、遗精、闭经、月经不调等病证。

2. 选穴原则

（1）对应选穴：按照部位对应脏腑的关系选穴，如头、眼、耳、鼻、口、牙等部位的疾病，可以取头穴，胰的疾病可以取胃穴等。

（2）同侧对应原则：即选取与病证同侧的手的第二掌骨侧的穴位。患部在人体的左侧，取左手第二掌骨侧对应着疾病部位的穴位，反之亦然。

（3）辨证选穴原则：即根据中医学脏腑经络学说及其生理病理关系选穴，如"心藏神""心者，其华在面，其充在血脉""在窍为舌"，故神志、血脉、舌的疾病可以考虑取第二掌骨侧的心穴。

五、全息律针法

生物全息律认为，全身的任一节肢都存在与第二掌骨侧群同样的穴位分布规律，并且每两个相连的节肢结合处，总是对立的两极连在一起（头穴、足穴），每一节肢都含着整体的全部信息，这种穴位分布规律被称为穴位全息律。利用这种穴位分布的全息律进行针灸治疗即为全息律针法。

全息律针法是生物全息律学说结合中医针灸理论的具体运用，因其简便、易行、适应面广，近年来得到了广泛的应用。

穴位分布的全息律（图 13-2）可以表述如下：

1. 人体任一节肢或任一相对独立部分的新穴，如果以整体上相关部位或器官（即能反映和治疗的部位或器官）的名称来命名，则新穴排列的结果恰像是整体在这一部分的成比例的缩小。

2. 在整个人体，每两节肢（或相对独立的部分）相连部位的新穴总是对应整体上相距最远的两极，如头穴与足穴。

上肢外侧面的穴位定位如下（表 13-2）：

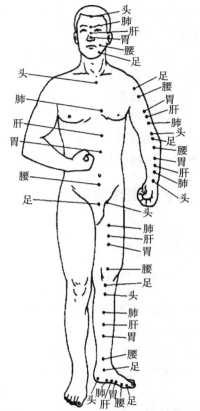

图 13-2　穴位分布的全息律示意图

表 13-2　上肢外侧穴位定位

名称	定位
后头	腕关节桡骨外侧凹陷处（相当于阳溪穴处）
臀点	在肘窝桡侧横纹点至肱骨外上髁之中点处（相当于曲池穴处）
脾点	后头与臀点之间
肺点	后头与脾点之间
心点	肺点与肝点之间
肾点	脾点与臀点连线的 1/3 处（相当于下廉穴处）
腰点	肾点与臀点之间（相当于手三里穴处）
前头	尺骨小头与三角骨之间的凹陷处（相当于阳谷穴处）
口点	前头直上 1.5 寸，平颈点
鼻点	口点直下 3 分处
眼点	口点直下 6 分处
偏头	耳点直下平眼点
颈点	后头与肺点之间
耳点	口点与颈点之间

名称	定位
肘点	口点直上，与肺点平行
手点	肘点直上，与肝点平行
肩点	耳点直上，肺点与颈点交叉处（相当于外关穴处）
胆点	手点与肝点之间
胃点	胆点直上，与脾点平行
小肠点	胃点直上，脾、肾两点交叉处
大肠点	小肠点直上，肾、腰两点交叉处
膀胱点	大肠点直上，腰、臀两点交叉处
膝点	手点直上，与腰点平行
足点	膝点直上，与臀点平行

根据病情，在某节肢找出相应的全息点后，在这些点上进行治疗。

六、典型病例

张某，男，45岁，干部。初诊时主诉：腰痛1个月，因搬重物扭伤所致。开始感到疼痛不甚，近3天突然腰痛加重，直立起身不能行走，弯腰困难，卧床翻身疼痛。第二掌骨侧速诊法提示右手第二掌骨侧腰穴有压痛，遂针刺此穴。约2分钟，患者自诉疼痛减轻。每隔5分钟左右捻转针1次，捻动3次时，疼痛基本消失。留针60分钟后疼痛完全消失。第二天又出现疼痛，但明显减轻。按上法再针1次，疼痛消失。以后未见复发。

第十四章　足针与足底反射区疗法 ▷▷▷▷

第一节　概　述

　　足针与足底反射区疗法是在中医、针灸理论的指导下，用针刺、艾灸、敷药或者按摩等方法刺激足部的穴位或特定区域以达到防病治病目的的一种方法。

一、足针与足底反射区源流及发展

　　足针与足底反射区疗法是中医学的瑰宝，有深厚的历史积淀，在中医经典《黄帝内经》中已经详细介绍了经络和腧穴，其中包括足部经络"阳气起于足五趾之表，阴气起于足五趾之里"。足部分布有许多穴位：肝经的大敦、行间、太冲、中封；脾经的隐白、大都、太白、商丘；肾经的涌泉、然谷、太溪、复溜；膀胱经的至阴、通谷、束骨、京骨、昆仑；胆经的足窍阴、侠溪、临泣、丘墟；胃经的厉兑、内庭、陷谷、冲阳、解溪等。说明我们的祖先早已认识到足部的敏感反应点与人体内脏器官的关系，指出刺激这些反应点可起到防治疾病的作用。

　　《黄帝内经》中还多处提到用按摩的方法治疗疾病。如《素问·举痛》中说："寒气客于肠胃之间，膜原之下，血不得散，小络急引，故痛。按之则血气散，故按之痛止。"《素问·血气形志》中说："形数惊恐，经络不通，病生于不仁，治之以按摩醪药。"又如《素问·异法方宜论》曰："中央者……其病多痿厥寒热。其治宜导引按跷。"汉代司马迁所著《史记》一书中，曾提到："上古之时，医有俞跗，治病不以汤液醴酒，镵石跷引，案扤毒熨，一拨见病之应……"这里的跷引、案（与按相通）扤，都是按摩之法。俞与愈相通，跗即足背，俞跗是医生的名字，也可能是指摸脚治病的医生，其不用汤药，只用按摩，"一拨见病之应"，可见其疗效之显著。流传古籍中曾有"观趾法""足心道"的记载，但因文献流失，有待查证、挖掘、整理。

　　20世纪初，美国医师威廉·菲兹杰拉德以西医学的方法研究整理反射疗法的成果，于1917年发表了《区域疗法》一书，列举了大量的资料，证明这一源于中国的医学技术有着极为丰富的内涵和实用的诊治价值，引起了德国、法国等欧洲学者的高度重视，后经德国玛鲁多女士反复实验研究，确定了足反射疗法，在西方医学界引起了轰动。

　　美国伊塞尔（Christine Lssel）在1990年出版的《反射疗法：技艺、科学与历史》一书中称，1979年在埃及金字塔中发现的文物证明，在公元前2500年，埃及即运用按摩手部、足部的方法来治病。这种按摩疗法从埃及传到希腊和阿拉伯国家，又经罗马帝国传入欧洲。欧洲中部一些国家一直流传有"区域疗法"（Zone Therapy），即对身体的某一区域施加压力，反射到身体的另一部分，以收到治病的效果。我国于1990年4月首次在北京举行了全国足部反射区健康法研讨会，卫生部正式同意成立了"中国足部反射健康法研究会"，由此推动了国内足针与足底反射区疗法的发展，并指导临床用于防治疾病。

二、足部解剖

双足是人体运动和负重器官，承受身体的全部重量，由软组织和足骨两大部分组成。双足的足骨有52块，占全身骨数量的25%，分为跗骨、跖骨、趾骨，共有66个关节。软组织主要由皮肤、神经、血管、肌肉、肌腱、骨膜及其他形态结缔组织组成，共38条肌肉、214条韧带，错综复杂地互相连接，相互作用，协调支撑人体完成走、跑、跳、踢、蹬等各种动作。每一侧足部分布有7200个以上的神经末梢，负责与大脑进行信息传递。

足部表面为上皮组织，神经支配主要来自胫神经和腓总神经。坐骨神经下行至腘窝上方，分为胫神经及腓总神经，两者分别下行进入足部。胫神经从内踝后方进入足底后分两终支，一支为足底内侧神经，经足踇展肌深面至趾短屈肌内侧向前，分布于足底内侧肌群及皮肤；另一支为足底外侧神经，经足踇展肌及趾短屈肌深面，至足底外侧向前，分布于足底肌中间群、外侧群及外侧皮肤。胫神经管理足跖屈、屈趾、足内翻、小腿后面及足底感觉。腓总神经分为腓浅神经与腓深神经二支下行入足，一支为腓浅神经经踝关节前方下行至足背，分布于足背及第2至5趾背侧相对缘皮肤；另一支为腓深神经经踝关节前方到达足背，分布于足背肌及第1至2趾背面相对缘皮肤。腓总神经管理足背屈、外翻、伸趾、足背及趾背感觉。

足部血管主要是小腿的腘动脉分出胫后动脉及胫前动脉两支进入足部形成足背动脉、足底内侧动脉、足底外侧动脉。足部的深静脉均与相应的同名动脉伴行。浅静脉在皮下组织中构成形式不定的静脉网，多处发出吻合支与深静脉吻合。足背静脉网（弓）收集足背的静脉血，其两端沿足两侧缘上行，分别接大隐静脉和小隐静脉：内侧缘经内踝前方上行接大隐静脉，再上行入股静脉；外侧缘经外踝后方上行接小隐静脉，然后上行注入腘静脉。

第二节　足针与足底反射区理论基础

一、足与经络的关系

在十二正经和奇经八脉中，足太阴脾经、足厥阴肝经、足少阴肾经、阴维脉、阴跷脉都起于足部，而足阳明胃经、足少阳胆经、足太阳膀胱经、阳维脉、阳跷脉则终止于足部。手三阴经、手三阳经通过表里经及同名经与足相连。这些经络都联系特定的脏腑，或司辖特定的功能。因此，足部是人体精气之根，人体的脏腑器官均通过经络与足相联系，刺激足部的穴位或反射区可以达到防治疾病的目的。

经过长期的实践和总结，人们发现人体各部的脏腑组织器官都能在足部找到相应的区域。根据这一规律，以经络系统理论为基础，在足部确定了一些特殊的穴位，刺激这些穴位，通过经络这个通道，激发人体的经气，达到疏经活络、理气活血、调和脏腑、平衡阴阳的作用。

二、生物全息胚理论与足反射区

人体的各组织器官在足部均有固定的相对应的反射区分布。将一个人的双足并拢，便组成一个盘曲而坐的人的图像。人体的各组织器官分布在双足的反射区位置，是按照机体各组织器官的正常解剖位置排列的。足底是内脏，其反射区代表脏腑器官，如心、肝、脾、肺、肾等。足背是躯面，其反射区代表躯体和颜面部，如肋、面部等。足内是脊中，其反射区代表人体脊柱和分布于正中线上的器官，如鼻、膀胱等。足外是四肢，代表人体的上肢和下肢。足跟是盆腔，代表人体的盆腔部分，如睾丸、卵巢、尿道、阴道、子宫、前列腺、臀部等。

足针疗法提出人体各部的脏腑组织器官都能在足部找到相应的区域，犹如一个平仰的缩小的人形，头部位于足跟，臀部朝着足趾，五脏六腑分布于跖面的中部。

三、用神经学说解释

足部的穴位或反射区是足部神经的聚集点，当器官或某部位发生病变时，在足部相应的反射区亦产生变化；同理，足部反射区发生病变时，亦会影响相关脏腑组织器官的功能。当刺激足部的穴位或反射区时，可引起足部皮肤大量的神经末梢兴奋并传递至神经中枢，同时阻断了其他病理冲动传入神经中枢，将病理的恶性循环变为良性循环，从而起到防治疾病的作用。另外，对足部进行良性刺激后，通过神经反射活动，机体内部的调节机制启动，可促进各组织器官的功能良性效应，从而发挥防病治病的作用。

四、用血液循环学说解释

人体通过血液循环将氧气和营养物质运输到全身的各组织器官，并且把各组织的代谢产物和二氧化碳等废物排出体外。心脏是血液循环的动力，血液通过心脏的搏动而流向身体的各个部位。足部有着丰富的血管，处于全身最低的位置，离心脏最远，血液流经此处的速度最慢，再加上地心引力作用，血液中的酸性代谢产物和未被利用的钙等矿物质容易沉积下来，日积月累，足部就成了最需要清除的部位。因此，刺激足部能改善足部各反射区的血液循环，使其血管扩张，血流加快，血流量增大，从而促进各组织器官的新陈代谢，使相关脏腑的功能得到改善。

第三节　足针穴位及操作技术

一、足穴的分布规律

足穴主要分布在足底、足背、足内侧面、足外侧面，足底穴位犹如平仰的缩小人形，足跟为头面，足趾为趾端，中间为脏腑。

二、足穴的定位及主治

（一）足穴的定位方法（图14-1）

1. 足跟后缘中点与第2、3趾间的连线折为10寸，此线定为正中线。

2. 足底各趾间与足跟后缘的连线平行于正中线，其间隔各为1寸。

3. 足背以表面的解剖定位取穴。

4. 内、外踝顶点与足底内、外缘的垂直线各折为3寸。

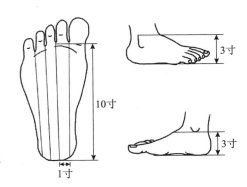

图14-1　足穴的定位方法

（二）足部基础穴

1.足底部（表14-1、图14-2、图14-3）

表14-1　足底部穴位定位与主治

穴名	定位	主治
头穴	足跟下赤白肉际中点处前1寸	头痛、牙痛
鼻穴	头区前1寸，与足跟及头穴对直	急、慢性鼻炎
目穴	鼻穴外0.6寸处	急、慢性眼科疾患
耳穴	鼻穴外1.2寸处	耳鸣、耳聋
口穴	鼻穴前1寸，与鼻穴对直	牙痛、咽痛、扁桃体炎
喉穴	口穴前0.6寸，与口穴对直	发热、咽炎、扁桃体炎、感冒
再生穴	喉穴前0.6寸，与喉穴对直	颅内和脊髓肿痛。此穴可镇痛并改善症状，刺激时透向跟腱两侧
心穴	再生穴前0.5寸，与再生穴对直	高血压、心衰、喉炎、舌炎、失眠多梦
肺穴	心穴旁开1寸，稍后0.1寸处	咳嗽、气喘、胸痛
安眠穴	心穴前0.6寸，与心穴对直	神经衰弱、精神分裂症、癔病
胃穴	安眠穴前0.8寸，与安眠穴对直	胃痛、呕吐、消化不良

穴名	定位	主治
肝穴	胃穴内侧 1.2 寸	慢性肝炎、胆囊炎、目疾、肋间神经痛
脾穴	胃穴外侧 1.2 寸	消化不良、尿闭、血液病
胆穴	肝穴后 0.3 寸，与肝穴对直	胆囊炎、胁肋痛
小肠穴	胃穴外 1 寸，前 0.3 寸，与肺穴对直	肠鸣、腹痛
前后隐珠穴	前隐珠穴在涌泉穴前 0.4 寸，后隐珠穴在涌泉穴后 0.6 寸，与涌泉穴对直	高血压、精神分裂症、癫痫、高热昏迷
涌泉穴	足底中，足趾跖屈时的凹陷中	高血压、头顶痛、小儿抽搐、休克、癫痫
肾穴	涌泉穴旁开 1 寸，与小肠对直	高血压、精神分裂症、急性腰痛、尿潴留
癌根 1 穴	肝穴前 1 寸，与肝穴对直	对胃、贲门、食管下段肿瘤有镇痛和改善症状的效果。按摩刺激时，宜透向涌泉、然谷、公孙、安眠穴
大肠穴	后隐珠穴向内侧 1.2 寸、后 0.2 寸为左大肠穴；后隐珠穴向外侧 2 寸、后 0.2 寸为右大肠穴	腹痛、腹泻、肠功能紊乱等
公孙穴	第 1 跖骨小头前缘赤白肉际处	胃痛、呕吐、消化不良
膀胱穴	涌泉穴前 1 寸	尿潴留、遗尿、尿失禁
生殖器穴	膀胱穴前 0.3 寸	月经不调、白带、睾丸炎、尿潴留
癌根 2 穴	膀胱穴向内侧 2 寸、前 0.1 寸处	对脐以下的内脏肿瘤及淋巴转移癌有镇痛和改善症状的效果。刺激时透向公孙、涌泉、癌根 1 穴
内临泣穴	足临泣穴掌侧面的对应点	偏头痛、胁肋痛、目疾、耳鸣、耳聋、发热等
内侠溪穴	侠溪穴掌侧面的对应点	偏头痛、胁肋痛、目疾、耳鸣、耳聋、发热等
里陷谷穴	陷谷穴掌侧面的对应点	急性胃痛、消化不良、精神分裂症
肛门穴	里陷谷穴前 0.6 寸	腹泻、便秘
内太冲穴	太冲穴掌侧面的对应点	睾丸炎、疝痛、功能性子宫出血、月经不调、带下症、痛经、胁肋痛、精神分裂症、肝炎、高血压、目疾等
里内庭穴	内庭穴掌侧面的对应点	小儿惊风
独阴穴	第 2 趾下横纹中点处	疝气、月经不调、胎盘滞留
蹋趾里横纹穴	足大趾下横纹中点处	睾丸炎、疝痛等
癌根 3 穴	里侧肺穴前 0.6 寸	对食管上、中段与肺、颈、鼻、咽部等肿瘤有镇痛、解痉、改善症状的效果
气喘穴	足趾尖端	脚气、足趾麻木、闭塞性脉管炎

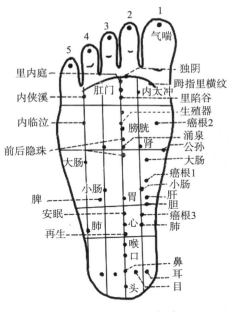

图 14-2　足底部穴位（1）

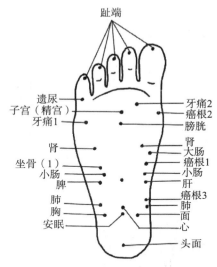

图 14-3　足底部穴位（2）

2. 足背部（表 14-2、图 14-4）

表 14-2　足背部穴位定位与主治

穴名	定位	主治
扁桃 1 穴	足大趾上，趾长伸肌腱内侧，跖趾关节处	扁桃体炎、流行性腮腺炎、湿疹、荨麻疹
扁桃 2 穴	太冲穴与行间穴连线的中点处	急性扁桃体炎、流行性腮腺炎
腰痛点	第 1 跖骨小头外侧前方凹陷中	急性腰扭伤、腰痛
坐骨穴	在足背，足临泣穴与地五会穴连线的中点处	坐骨神经痛
落枕穴	足背第 3、4 趾缝端后 2 寸处	落枕
胃肠点	足背第 2、3 趾缝端后 3 寸处	急慢性胃肠炎、胃及十二指肠溃疡
心痛点	解溪穴下 2.5 寸	心痛、心悸、哮喘、感冒
腰腿点	解溪穴下 0.5 寸的两旁凹陷中，左右共两点	腰腿痛及下肢拘挛疼痛

3. 足内侧部（表 14-3、图 14-5、图 14-6）

表 14-3　足内侧部穴位定位与主治

穴名	定位	主治
眩晕点	足内侧舟骨突起上方的凹陷中	眩晕、头痛、高血压、腮腺炎、急性扁桃体炎
痛经 1 穴	内踝高点直下 2 寸	功能性子宫出血、月经不调、痛经
痛经 2 穴	足内侧舟骨粗隆下方的凹陷中	痛经、功能性子宫出血、子宫附件炎
癫痫点	太白穴与公孙穴连线的中点处	癫痫、癔病、神经衰弱
臀穴	昆仑穴直上 1 寸处	坐骨神经痛、头痛、腹痛

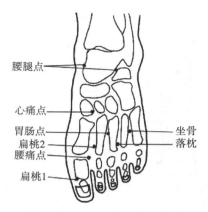

图 14-4　足背部穴位图

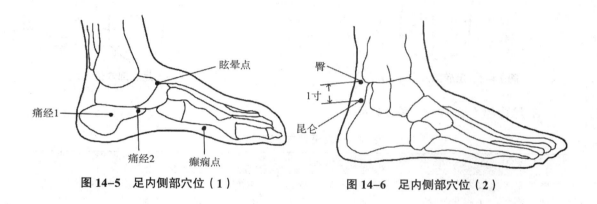

图 14-5　足内侧部穴位（1）　　　　图 14-6　足内侧部穴位（2）

（三）足部新穴组（表 14-4、图 14-7、图 14-8、图 14-9、图 14-10）

表 14-4　足部新穴定位与主治

穴名	定位	主治
1 号穴	足底后缘中点直上 1 寸	感冒、头痛、上颌窦炎、鼻炎
2 号穴	足底后缘中点直上 3 寸，内旁开 1 寸	三叉神经痛
3 号穴	足底后缘中点直上 3 寸（足底部外踝与内踝连线的中点处）	神经衰弱、癔病、失眠、低血压、昏迷
4 号穴	足底后缘中点直上 3 寸，外旁开 1 寸	肋间神经痛、胸闷、胸痛
5 号穴	足底后缘中点直上 4 寸，外旁开 1.5 寸	坐骨神经痛、阑尾炎、胸痛
6 号穴	足底后缘中点直上 5 寸，内旁开 1 寸	痢疾、腹泻、十二指肠溃疡
7 号穴	足底后缘中点直上 5 寸	哮喘、大脑发育不全
8 号穴	7 号穴外旁开 1 寸	神经衰弱、癫痫、神经官能症
9 号穴	踇趾与第 2 趾间后 4 寸	痢疾、腹泻、子宫炎
10 号穴	涌泉穴内旁开 1 寸	胃肠炎、胃痉挛
11 号穴	涌泉穴外旁开 2 寸	肩痛、荨麻疹

续表

穴名	定位	主治
12 号穴	足底踇趾与第 2 趾间后 1 寸	牙痛
13 号穴	足底小指横纹中点后 1 寸	牙痛
14 号穴	小指横纹中点处	遗尿、尿频
15 号穴	踝关节横纹中点下 5 分两旁的凹陷中	腰腿痛、腓肠肌痉挛
16 号穴	足内侧舟骨突起上方的凹陷中	高血压、腮腺炎、急性扁桃体炎
17 号穴	踝关节横纹中点下 2.5 寸	心绞痛、哮喘、感冒
18 号穴	足背第 1 跖骨头内前的凹陷中	胸痛、胸闷、急性腰扭伤
19 号穴	足背第 2、3 趾间后 3 寸	头痛、中耳炎、急慢性胃肠炎、胃及十二指肠溃疡
20 号穴	足背第 3、4 趾间后 2 寸	落枕
21 号穴	足背第 4、5 趾间后 5 分	坐骨神经痛、腮腺炎、扁桃体炎
22 号穴	足背第 1、2 趾间后 1 寸	急性扁桃体炎、流行性腮腺炎、高血压
23 号穴	足踇长伸肌腱内侧的跖趾关节处	急性扁桃体炎、流行性腮腺炎、高血压、结节性痒症、湿疹、荨麻疹
24 号穴	第 2 趾的第 2 关节内侧赤白肉际处	头痛、中耳炎
25 号穴	第 3 趾的第 2 关节内侧赤白肉际处	头痛
26 号穴	第 4 趾的第 2 关节内侧赤白肉际处	头痛、低血压
27 号穴	太白穴与公孙穴连线的中点处	癫痫、癔病、腹痛
28 号穴	足内侧舟状骨突起下方的凹陷中	痛经、功能性子宫出血、附件炎
29 号穴	内踝正中直下 2 寸处	功能性子宫出血、气管炎、哮喘
30 号穴	足外踝后上方 1.5 寸	坐骨神经痛、腰痛、头痛

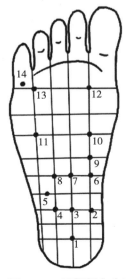

图 14-7　足部新穴（1）

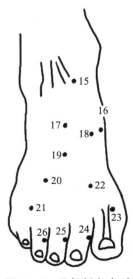

图 14-8　足部新穴（2）

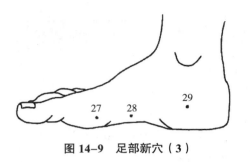

图 14-9 足部新穴（3）

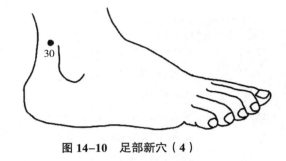

图 14-10 足部新穴（4）

三、操作方法

1. 针刺方法

一般患者采用仰卧位，两足伸直，如行灸法可采用俯卧位，将足举起，放平施灸。选用 3.3cm（1寸）的 28 ~ 30 号毫针，以快速进针法刺入，按部位及临床要求的不同，分别采用直刺法、斜刺法或平刺法。强刺激手法（泻法）：将针刺入 0.5 ~ 1寸，进行捻转提插，得气后留针 20 分钟，每隔 5 ~ 10 分钟捻针 1 次。弱刺激手法（补法）：将针刺入 2 ~ 5 分深，轻捻转数次出针，或留针 15 分钟，10 次为 1 个疗程，疗程间休息 3 ~ 5 天。

2. 注意事项

（1）治疗时要注意辨证论治，虚证宜补，实证宜泻。

（2）足部针刺时针感较强烈，在准备针刺前应向患者说明，特别是初次治疗的患者，以防晕针。

（3）形体消瘦、久病体虚及大汗、出血、孕妇、贫血、低血压等患者要慎针或不针。

（4）针刺前消毒要严格，以免发生感染。

（5）进行针刺的过程中，医生必须高度集中注意力，施以恰当的深度、角度，同时观察患者的反应，以防发生意外。

四、足针的临床应用

（一）适应范围

足针应用疾病与症状的范围非常广泛，涉及临床各科多种疾病。

（二）选穴原则

1. 辨证取穴 根据中医脏腑经络学说辨证选取相应的穴区。如对肝肾不足、肝阳上亢的眩晕，除取眩晕点外，可取肝点，并配用肾点以滋水涵木。

2. 对应选穴 直接选取发病脏腑器官或肢体部位对应的穴区，如胃痛取胃点等。

3. 经验取穴 临床医生可结合自身的经验灵活选穴。

五、典型病例

病例 1：患者，女，38 岁。1989 年 1 月 2 日因和别人争吵，当晚一夜未眠，次日发现双下肢不能活动，曾在其他医院诊断为"癔瘫"，经针灸、中药治疗 3 天无效而来诊。查体：神清，精神不振，智力正常，血压 80～130mmHg，心肺（－），双下肢肌力 0 级，膝腱反射正常，肌张力无改变，巴宾斯基征（－），脑电图及腰椎片均正常。诊断：癔病性截瘫。取足穴：3 号穴、27 号穴，垂直快刺，行大幅度强刺激手法，双下肢分别出现屈曲反应，患者很兴奋，留针 10 分钟，嘱其伸屈试验，结果抬起、伸屈自如，首次针毕即行走如常，1 次而愈。

病例 2：贾某，男，14 岁，自幼遗尿，从未间断，每夜遗尿 2～3 次。因其家住农村，故从未治疗。查体：营养中等，面色白，精神倦怠，四肢乏力，食欲不振，舌淡，苔薄白，脉细弱。诊为遗尿症（肺脾两虚）。取足穴：十趾缝、元神、中焦、照海、大敦，毫针刺法。治疗 1 次后，患儿家长说夜间只唤起 1 次。嘱其夜间不再唤起，以观疗效，次日夜里未遗尿，又巩固治疗 3 次而痊愈，2 年后随访未复发。

第四节　足部反射区及操作技术

一、足部反射区分布规律

生物全息胚理论认为，双脚并拢在一起，可以看成是一个坐着的人。脚的趾，相当于人的头部。脚底的前半部相当于人的胸部（其中包括肺和心脏）。脚底中部相当于人的腹部，有胃、肠、胰、肾等器官。右脚有肝、胆，左脚有心、脾等。脚跟相当于盆腔，有生殖器，如子宫、卵巢、前列腺、睾丸、膀胱、尿道、阴道及肛门等。脚的内侧，构成了足弓的一条线，相当于人的脊柱（颈椎－胸椎－腰椎－骶骨－内外尾椎）。

注：文中所用的方位术语，按解剖学的一般规定，对人体来说，头部的方向为上，脚的方向为下；对脚部来说，脚背的一面为上，脚底的一面为下；脚趾的方向为前，脚跟的方向为后；踇趾一侧为内，小趾一侧为外。

从脚的侧面看，相当于一个人的侧位像。大趾相当于头部，趾背侧为面部，趾跖面为头后部，趾根部相当于颈，向下依次是胸、腰、骶、臀等部位，踝关节相当于髋关节等。

另外，手足经络在足底的经足穴分布各有区域，如从后外 1/5 处向前内 2/5 处画一条斜线，则线内下方为手六经在足底的经足穴分布区；线外上方为足六经在足底的经足穴分布区。阴阳经在足底的经足穴分布各有区域，如从后内 1/10 向小趾尖画一斜线，则线内上方为阴经在足底的经足穴分布区；线外后方为阳经在足底的经足穴分布区。足六经在足底的经足穴与相应足六经的某些经典穴位接近或重叠，如脾足穴与脾经的太白接近，肝足穴与肝经的太冲接近，肾足穴与肾经的涌泉重叠，胆足穴与胆经的足临泣接近，膀胱足穴与膀胱经的京门接近，胃足穴与胃经的冲阳接近。

二、足部反射区的定位及主治

（一）足底反射区（图 14-11、表 14-5）

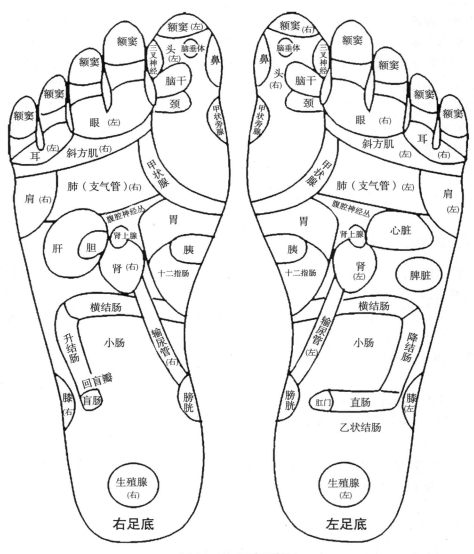

图 14-11 足底反射区

表 14-5 足底反射区定位及主治

穴名	定位	主治
肾	纵向位于第2、3趾之间，足底人形交叉的下方凹陷处，面积约为拇指指腹的大小	尿路感染、泌尿系统结石、肾炎、遗尿
输尿管	从足底人形交叉下方的凹陷处（肾）到跟垫内前缘（膀胱），略呈弧形	尿路感染、泌尿系统结石、肾炎、遗尿
膀胱	足底与足内侧的交界缘，跟垫内缘前的柔软部	尿路感染、泌尿系统结石、遗尿、前列腺肥大
肾上腺	足底人形交叉的最顶端	荨麻疹、支气管哮喘及其他变态反应性疾病、风湿性关节炎、肾上腺功能减退、帕金森病、虚脱
腹腔神经丛	纵向在第2至第4趾位置，肾反射区的内、外两侧，呈弦月状	消化不良、腹胀、腹泻，以及胃、肝、胆等器官的疾病
蹞趾额窦	两侧足底，蹞趾顶端	头晕、偏头痛、失眠、脑血栓、脑出血、椎基底动脉供血不足
第2至第5趾额窦	第2至第5趾趾腹	头晕、偏头痛、失眠、脑血栓、脑出血、椎基底动脉供血不足
三叉神经	蹞趾外侧与第2趾挤压而成的约半圆形的平坦面；右侧三叉神经的反射区在左脚，左侧三叉神经的反射区在右脚	三叉神经痛、面瘫、面肌痉挛、面部痤疮或黄褐斑
脑干	蹞趾外侧骨性突起（小脑）的近侧凹陷处，与足底的颈项反射区处于同一水平	椎基底动脉供血不足、头晕及其他中枢神经系统疾病
颈	蹞趾根部横纹处，右侧颈项的反射区在左脚，左侧颈项的反射区在右脚	颈椎病、椎基底动脉供血不足、颈肩部酸痛、落枕
头（大脑）	两侧足底，蹞趾腹的全部；右侧大脑半球的反射区在左脚上，左侧大脑半球的反射区在右脚上	头晕、失眠、椎基底动脉供血不足及其他中枢神经系统疾病
脑垂体	两侧足底，蹞趾腹中央	椎基底动脉供血不足、脑血栓、脑出血及其他中枢神经系统疾病、各种内分泌功能紊乱
甲状腺	由横段和纵段组成，横段位于蹞趾下方的跖垫后缘；纵段从蹞趾和第2趾根部间，纵向向后与横段外端相连，两者约成直角	甲状腺功能亢进、老年痴呆、脑血管意外、肥胖
甲状旁腺	蹞趾根部近侧的骨性突起最高处，当蹞趾过伸时该处最为明显	癫痫发作、各种疾病引起的肌强直或肌震颤、甲状旁腺功能低下
眼	位于双足第2趾与第3趾根部（包括足底和背两个位置）；右眼反射区在左足，左眼反射区在右足	急慢性结膜炎、眼屈光不正
耳	位于双足第4趾与第5趾根部（包括足底和背两个位置）；右耳反射区在左足，左耳反射区在右足	耳聋、耳鸣
斜方肌	纵向位于第2至第5趾间，跖垫远侧1/2，眼、耳反射区后方，成一带状	肩周炎、颈椎病、肩背部酸痛

穴名	定位	主治
肺	纵向位于第2至第5趾间，跖垫近侧1/2	肺部感染、支气管炎、感冒、肺结核、肺气肿
支气管	纵向位于第3趾，从跖垫中线到趾腹后缘	支气管哮喘、支气管炎、肺部感染、感冒
心	在左足，中心位于第4、5趾间和跖垫后缘的交点，前半部与肺反射区重叠	心绞痛、心律不齐
脾	在左足，跖垫后内角和跟垫前内角的中点的横向水平（横结肠）与纵向第4、5趾间有一交点，脾反射区紧挨此交点的远侧，与心反射区在同一纵线上	消化不良、过敏性皮炎、支气管哮喘和其他变态反应性疾病、恶性肿瘤、风湿性关节炎、贫血
肝	在右足，中心位于纵向第4、5趾间和跖垫后缘的交点，前半部和肺反射区重叠，位置和左足的心反射区相同，但此区较心反射区宽	消化不良、肝炎、肝硬化、胆囊炎、胆石症
胆	纵向位于右侧第4趾与跖垫后缘交点，肝反射区内下方，并与肝反射区重叠	消化不良、胆囊炎、胆石症、肝炎、肝硬化
胃	纵向位于踇趾，自跖垫后缘（甲状腺横段）到足内缘中点（横结肠）间的远侧1/2	恶心、呕吐、胃痉挛、消化不良、慢性胃炎、消化性溃疡
胰	纵向位于踇趾，自跖垫后缘（甲状腺横段）到足内缘中点（横结肠）间的中1/4	消化不良、糖尿病、胰腺炎
十二指肠	纵向位于踇趾，自跖垫后缘（甲状腺横段）到足内缘中点的近侧1/4，位于横结肠反射区与胰反射区之间	消化不良、恶心、呕吐、消化性溃疡
盲肠	右侧足底，纵向位于右侧足底第4、5趾间，跟垫外缘前端。升结肠反射区在其前侧	阑尾炎
升结肠	右侧足底，纵向位于右侧第4、5趾间，自跟垫外缘前端到足外缘中点（第5跖骨粗隆）的前侧，前连横结肠反射区，后接盲肠反射区	急慢性结肠炎、肠易激综合征
横结肠	两侧足底，足内侧缘中点向外的横向水平线，其外端位于纵向第4、5趾间，足外缘中点的前方	便秘、急慢性结肠炎、肠易激综合征
降结肠	左侧足底，纵向第4、5趾间，自足外缘中点（第5跖骨粗隆）前侧到跟垫外缘前端。前连横结肠反射区，后连乙状结肠反射区	便秘、急慢性结肠炎、肠易激综合征
乙状结肠	左侧足底，纵向第2至第4趾，跟垫内、外缘前端的连线，外接降结肠反射区，内连肛门反射区	便秘、急慢性结肠炎、肠易激综合征
肛门	左侧足底，纵向位于左踇趾延长线与跟垫内、外缘连线的交点。外连乙状结肠反射区，内邻膀胱反射区	急慢性结肠炎
小肠	纵向位于踇趾和第2至第4趾。前缘为足内侧缘中点的横向水平连线（横结肠），后缘为跟垫内、外缘前端的连线，其外缘在左足为降结肠反射区，在右足为升结肠反射区	消化不良、小肠炎
生殖腺	跟垫中央	月经不调、不孕症、失眠、椎基底动脉供血不足

（二）足内侧反射区（图 14-12、表 14-6）

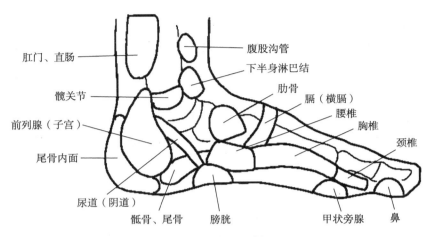

图 14-12　足内侧反射区

表 14-6　足内侧反射区定位及主治

穴名	定位	主治
胸椎	姆趾近侧骨性突起（跖趾关节）到足内缘中点（第1楔骨）远侧（跗跖关节）的内下方	胸椎病、脊髓炎、胃痉挛
腰椎	足内缘中点（第1楔骨）到内踝前下方的骨性突起（舟骨粗隆）的下方，前端与胸椎反射区相连，后端和骶骨反射区相连	腰肌劳损、腰椎间盘突出症、脊髓炎、坐骨神经痛
骶骨、尾骨	自内踝前下方的骨性突起（舟骨粗隆）下方，到内踝下方，转向后下方，呈弧形到达跟垫内缘中点	坐骨神经痛、脊髓炎、骶骨损伤
内尾骨（尾骨内侧）	双足内侧，足跟内侧的后缘和下缘	尾骨损伤、疲劳
前列腺（子宫）	双足内侧，内踝后下方，跟骨内侧面，略呈直角三角形，以足跟内侧的后缘和下缘（内尾骨）为其两边；由内踝后下方到跟垫内缘前端（膀胱）的连线为其斜边	前列腺肥大、前列腺炎、尿路感染、功能失调性子宫出血、子宫肌瘤、痛经
尿道（阴道）	自跟垫内缘前端（膀胱）到内踝后下方，即前列腺（子宫）的斜边	尿路感染、阴道炎、前列腺肥大
内肋骨	伸姆趾，自姆趾背侧到踝部前方显见一肌腱（足姆长伸肌），纵向位于姆趾处，在此肌腱内侧，足背内侧最高处的近侧平坦处	肋间神经炎
腹股沟	内踝最高处前方的平坦处	腹股沟疝、性功能障碍
内髋	沿内踝下方半圆周形的带状区	坐骨神经痛、髋部损伤、下肢瘫痪

续表

穴名	定位	主治
坐骨神经	两侧小腿内侧，自内踝上方沿胫骨内侧缘向上到胫骨内髁下方	坐骨神经痛、糖尿病、腰软组织损伤
下身淋巴系统	内踝前方的凹陷处，足部于背屈及内翻位时，此凹陷更为明显	恶性肿瘤、支气管哮喘、荨麻疹等变态反应性疾病、风湿性关节炎等免疫系统疾病

（三）足外侧反射区（图 14-13、表 14-7）

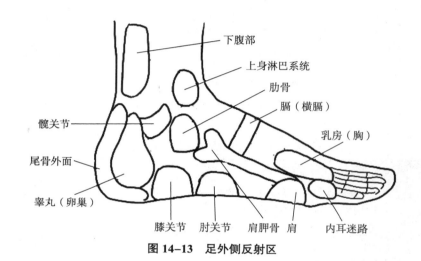

图 14-13　足外侧反射区

表 14-7　足外侧反射区定位及主治

穴名	定位	主治
肩	第 5 趾根部的骨性突出	肩周炎、肩部损伤、肩关节炎、上肢瘫痪
肘关节	足外缘中点的骨性突起	肘部损伤、肘关节炎、上肢瘫痪
膝关节	足外缘中点的骨性突起和足跟之间的柔软凹陷区，呈以足底缘为直径的半圆形	膝部损伤、膝关节炎、下肢瘫痪
尾骨外面	两侧足外侧，足跟外侧的后缘和下缘	尾骨损伤、疲劳
睾丸（卵巢）	两侧足外侧，外踝后下方，跟骨外侧面	功能性子宫出血、痛经、不孕症、性功能障碍
肩胛部	纵向位于第 4、5 趾之间，自足外缘远侧 1/2 的中点到足趾根部至足趾根部中点的骨性突起	肩周炎、肩部损伤、肩背部酸痛
肋骨	伸趾时自第 5 趾背侧到踝前部显见一肌腱（趾长伸肌腱）。纵向位于第 4 趾，在此肌腱外侧，第 5 跖骨粗隆后方平坦处	肋间神经炎

续表

穴名	定位	主治
髋关节	沿外踝下方半圆周形的带状区	坐骨神经痛、髋部损伤、下肢瘫痪
下腹部	自外踝最高处后方，沿踝后沟向上4指宽（以受术者的指宽为准）的带状区	功能性子宫出血、痛经
上半身淋巴系统	外踝前下方的凹陷处，足部在背屈及外翻位时，此凹陷更为明显	恶性肿瘤、支气管哮喘、荨麻疹等变态反应性疾病，风湿性关节炎等免疫系统疾病

（四）足背部反射区（图14-14、表14-8）

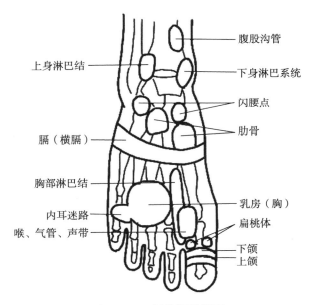

图14-14　足背部反射区

表14-8　足背部反射区定位及主治

穴名	定位	主治
上颌	踇趾趾间关节远侧	牙痛
下颌	踇趾趾间关节近侧	牙痛
扁桃体	踇趾根部背侧的内、外侧，与踇趾根部内侧的颈椎反射区、外侧的脑干反射区、底部的颈项反射区位于同一横断面	扁桃体炎、咽炎、感冒、上呼吸道感染
胸部淋巴结	纵向位于第1、2趾间，自足背最高处（膈）到第1、2趾根部	恶性肿瘤、各类变态反应性疾病、风湿性关节炎
喉、气管、声带	踇趾根部近侧骨性突起的背外侧	咽炎、感冒、上呼吸道感染

续表

穴名	定位	主治
内耳迷路	第4、5趾根部骨性突起（跖趾关节）间的近侧，肩胛骨反射区在其近侧	晕动病、高血压病、梅尼埃病
乳房（胸）	纵向位于第2至第4趾，跖前部到趾根部远侧1/2，此区较平坦，位于胸部淋巴结反射区和内耳迷路反射区之间，膈反射区是其后缘	乳腺病
膈（横膈）	跖前部到足趾根部中点的横向骨性突起，呈前凸弧形	

三、操作方法

（一）常用手法

足底反射区疗法主要是通过医者肢体的某一部位或者器械来刺激相应反射区而达到防治疾病的目的。要求操作者必须掌握一定的手法，不同的手法具有特定的技巧和动作要求，临床上选择不同的手法可更好地达到对反射区有效刺激的作用。

1. 单食指叩拳法

定义：操作者一手持足，另一手食指的第1、2指间关节弯曲扣紧，其余4指握拳，食指指间关节为施力点，点压反射区，称单食指叩拳法。

动作要领：将食指弯曲，拇指靠于食指末节，给食指以向上的力量，保持食指指骨同手掌、前臂、上臂成一条直线，以固定着力点，这样可以省力。食指关节按压时，压1次提起1次，以解除压力。有些带状反射区，可先用力压下，使病人感到疼痛，然后慢慢移动。本法刺激量较大，故点压力量应由小到大，不可暴力猛然点压。

适用部位：本法在足部按摩中尤为常用，大部分穴位都可用本法治疗，常用于肾、肾上腺、输尿管、膀胱、额窦、垂体、头部、眼、耳、斜方肌、肺及支气管、心、脾、胃、胰、肝、胆、十二指肠、横结肠、降结肠、乙状结肠、直肠、肛门、腹腔神经丛、肩、肘、膝、上下颌、扁桃体、性腺、上下身淋巴系统等足反射区。

2. 拇指指腹按压法

定义：操作者一手持足，另一手拇指指腹为施力点，轻轻按压，称拇指指腹按压法。

动作要领：拇指关节在受术者足部皮肤上弯曲成直角，垂直用力按压。拇指按压足底时，其余4个手指支在足背上；拇指按压足背时，其余4个手指支在足底上。按压时力量应由小到大。

适用部位：本法多用于足底反射区和足两侧反射区，如心、性腺、胸椎、腰椎、骶椎、前列腺或子宫、尿道及阴道、髋关节、直肠、腹股沟、坐骨神经、下腹部、肋骨等足反射区。

3. 食指刮压法

定义：操作者以拇指固定于足部，食指弯曲呈镰刀状，用食指内侧缘施力刮压按摩，称食指刮压法。

动作要领：同定义所述。

适用部位：本法多用于甲状腺、生殖腺、尾骨内侧、前列腺或子宫、喉与气管及食管、胸部淋巴结、内耳迷路等足反射区。

4. 单食指钩掌法

定义：操作者一手握住患者足部，另一手食指、拇指张开，其余 3 指握成拳状，以食指桡侧缘擦摩足部反射区，称单食指钩掌法。

动作要领：食指、拇指张开，其余 3 指握成拳状，以拇指固定于足部，食指桡侧缘擦摩足反射区。

适用部位：本法适用于胸部淋巴结、喉、气管、尾骨、坐骨神经、内耳迷路等足部反射区。

5. 双指钳法

定义：操作者将食指、中指弯曲成钳状，夹住受术者的足趾，以中指的第 2 指骨外侧固定足穴位置，以食指内侧在其上加压，称双指钳法。

动作要领：操作者一手握足，另一手食指、中指弯曲呈钳状，夹住受术者的足趾，以食指的第 2 节指骨内侧固定足穴位置，并用拇指相对用力加压。本法的施力部位在食指内侧，虽然是以食、中指夹住足穴，但中指的作用是固定足穴，食指的作用是加压。

适用部位：本法常用于颈椎、甲状旁腺两个足部反射区。

6. 双食指刮压法

定义：操作者将双食指弯曲呈镰刀状，用双手食指内侧同时施力刮压，称双食指刮压法。

动作要领：同定义所述。本法的施力部位同食指刮压法，不过是双手同时操作。

适用部位：本法常用于足背部膈反射区。

7. 拇指推法

定义：操作者用拇指着力于足的一定部位做单向直线移动，称拇指推法。

动作要领：操作时拇指指腹要贴紧体表，用力稳健，速度缓慢均匀，应沿骨骼的走向施行，且在同一层次上推动。

适用部位：当相距很近的几个穴位或反射区都需要推拿时，多采用本法操作，如肾、输尿管、膀胱、结肠等足反射区。

8. 擦法

定义：操作者用手掌的大鱼际附着在足部的一定部位上，稍用力下压，沿上下或左右方向进行直线往返摩擦，使治疗部位产生一定热量的手法，称擦法。

动作要领：以大鱼际附着于足部，紧贴皮肤进行往复、快速的直线运动。

适用部位：适用于脚掌心。

9. 叩法

定义：分为食指叩法和撮指叩法两种。食指叩法指操作者将拇、食两指指腹相对，中指指腹放在食指指甲上，三指合并捏紧，食指端略突出，以腕力带动手指上下叩击足部反射区。撮指叩法指操作者将五指微屈，五端捏在一起，形如梅花状，以腕力带动五指上下叩击足部反射区。

动作要领：操作时应以腕部带指，用力要均匀。

适用部位：食指叩法适用于足部各个穴位和反射区，撮指叩法适用于足部肌肉少的穴位和反射区。另外，足跟痛时用叩法疗效较好。

10. 摇法

定义：操作者一手握住或扶住足趾或踝关节近端肢体，另一手握住足趾或踝关节远端肢体，在关节的生理运动范围内，足趾或踝关节做缓和回旋的被动摇动，称摇法。

动作要领：操作时动作要和缓，用力要稳健，摇动范围在正常生理活动范围之内，由小到大，频率由快而慢，然后再由大至小，频率则逐渐转快。为保护关节，需要在手法操作前先行放松关节。

适用部位：适用于足趾关节及踝关节。

（二）按摩方法

1. 向受术者介绍操作过程，以及操作后可能出现的反应，解除受术者的紧张和顾虑。

2. 操作前保持术者手部干净、温度适宜。

3. 受术者的足趾趾甲应剪短，防止损伤操作者手部的皮肤。

4. 按摩局部需涂抹润滑膏，防止擦破皮肤。若足部有细菌感染者，可涂1%氯霉素霜；若足部患有脚癣，可用2%咪康唑霜；若足部有皲裂，可用2%尿素霜；对于皮肤较干燥者，可用2:1的凡士林和液状石蜡混合制成的油膏涂抹。市售的按摩乳可根据情况选用。

5. 操作的基本顺序：先从左足开始，推拿肾–输尿管–膀胱反射区3遍，然后按足底–足内侧–足外侧–足背的顺序进行按摩。结束时，再将肾–输尿管–膀胱反射区推拿3遍。然后再按上述顺序推拿右足。

6. 按摩时间因人而异，一般需要30～40分钟做完双足。

（三）注意事项

1. 操作时首先检查心脏对应的反射区，以防发生意外。当心脏患有严重病证时，应减轻力度和缩短操作时间。检查完心脏后，可按如下顺序进行：排泄系统–足底–足部内侧–足部外侧–足背–排泄系统。先左足，后右足，此顺序有利于毒素的排出。处于紧急情况时，需立即缓解症状的，如偏头痛、牙痛、关节扭伤等病证，可直接按摩其相应的反射区。

2. 每个穴位和反射区，一般按摩1分钟左右，对肾、输尿管、膀胱反射区，时间可稍长一些，以强化泌尿功能，利于体内毒素的排出。对严重的心脏病、糖尿病、肾脏疾病病人，每次按摩不应超过 10 分钟，遇有不适时应随时减轻手法，出现虚脱者立即停止手法，并针对患者的情况做适当处理。另外，餐后、洗澡后 1 小时内及空腹时，均不宜进行按摩操作。

3. 各种严重的出血性疾病、各种急性传染病、各种急性中毒、严重的肾衰竭、妇女经期和妊娠期、暴饮暴食、极度疲劳等患者禁止施治。

4. 对于足部有外伤、疮疖、脓肿的患者，治疗时要避开患处。

5. 老年人骨质疏松、关节僵硬，小儿皮薄肉嫩、骨骼柔软，施治时手法力量宜轻柔。

6. 患者接受推拿后半小时，宜饮温开水 300 ~ 500mL，有严重的肾病、心衰、水肿者可酌情减量。

四、足部反射区的临床应用

（一）适应范围

足部反射区疗法主要适用于治疗各种功能性疾病。如神经系统疾病：神经痛、神经麻痹、瘫痪、头痛、失眠、神经官能症等；内分泌系统疾病：甲状腺功能亢进或减退、垂体功能失调造成的发育障碍或肥胖症、糖尿病等；消化系统疾病：食欲不振、呕吐、泛酸、腹胀、腹泻、便秘、胃肠功能紊乱、呃逆等；循环系统疾病：心功能异常、心律不齐、高血压、低血压、贫血、心慌、心悸等；呼吸系统疾病：感冒、咳嗽、哮喘等；泌尿系统疾病：尿频、尿急、遗尿、尿闭、功能不良等；生殖系统疾病：不孕症、月经不调、痛经、闭经、阳痿、更年期综合征等；感觉器官疾病：近视、远视、斜视、夜视、耳鸣、重听、晕车等；运动系统疾病：软组织损伤或劳损、骨质增生、关节炎、肌肉痉挛等；皮肤病：痤疮、湿疹、皮炎等。

（二）选穴原则

1. 基本选区

由于足部按摩疗法强调的是提高机体免疫和排泄功能，所以将肾、输尿管、膀胱、脾、腹腔神经丛这 5 个反射区作为常规操作的基本选区。任何疾病都可以在这 5 个区上进行手法操作，再配合其他反射区。

2. 重点选区

重点选区是指各种病证所累及的部位和脏腑器官相对应的反射区，如颈椎病的重点选区在颈项、颈椎；痛经的重点选区是子宫、卵巢等。在重点选区进行手法操作时，力度和时间应适当加大和延长。

3. 配伍选区

根据具体的病证和病人的身体情况，在基本选区和重点选区的基础上，选择一些起辅助治疗作用的反射区配合使用。如治疗眼病时常选肝反射区作为配伍选区。

治疗时，上述 3 种选区方法要灵活运用，合理配伍，针对不同的病情，采取不同的治疗方法。

五、典型病例

病例 1：龚某，男，27 岁，原田径运动员。因发热到医院就诊为病毒性感冒，打吊针，服用康泰克治疗 2 周，效果不佳，前来足部按摩治疗，按摩后全身汗出，自觉轻松，鼻塞减轻，按摩前失音，按摩后好转，但仍声音嘶哑。嘱保温，多饮温开水。次日又按摩 1 次，痊愈。

病例 2：患者，女，40 岁，诉大便秘结 18 年，每次排便非常困难，便结成团块状，十分坚硬，呈羊粪状且带血丝，下腹部常感不适或胀痛，服用泻药后方舒。足部反射区检查：升结肠、降结肠可触及硬点，乙状结肠、直肠、肛门、肺、十二指肠反射区压痛感强烈。足部按摩 3 个疗程后排便正常，大便畅通、成形，质不硬，无血丝。随访 1 年未发生便秘。

下 篇　疾病治疗

第十五章　神经精神疾病 ▷▷▷▷

第一节　痫　病

痫病，是一种反复发作性的神志异常的病证，以突然昏仆，口吐涎沫，两目上视，四肢抽搐，或口有鸣声，醒后神志如常为特征。本病中医称"痫证"，俗称"羊痫风"，多与先天因素有关。另外，精神因素、脑部外伤及饮食失调等均可使机体气机逆乱，阳生风动，痰瘀上壅，蒙蔽清窍，走窜经络而发病。本病的病位在脑窍，与心、肝、脾、肾有关。

西医学认为，本病是由大脑神经元突发性异常放电，导致短暂的大脑功能障碍而引起发作性运动、感觉、意识、精神异常的病证，分为原发性和继发性两种。

针灸治疗本病多用于发作前或间歇期，能有效改善症状，减少发作次数。多种微针系统疗法对本病有较好的疗效。

【耳针】

取穴：皮质下、脑干、神门、枕、心、肝。

方法：常规耳针操作，可采用毫针刺法、耳穴埋针及耳穴贴压等刺激方法。

【头针】

取穴：顶颞前斜线、顶颞后斜线、额中线。

方法：常规头针操作，可长时间留针。

【眼针】

取穴：上焦、心、肝。

方法：一般在发作前施针，行眶外横刺法，刺入后以有酸、麻、胀等得气感为佳，不施用任何手法，为促进得气，可做刮柄，留针 5 ~ 15 分钟，每日治疗 1 次，5 次为 1 疗程。亦可行眶外埋针治疗。

【鼻针】

取穴：心、肝。

方法：用 30 ～ 32 号 0.5 寸的毫针，以轻捷的手法，迅速捻转刺入皮下，然后根据穴位所在的位置斜刺或透刺 0.3 ～ 0.5 寸，得气后留针 10 ～ 30 分钟，每隔 5 ～ 10 分钟间歇运针 1 次，每日 1 次，10 次为 1 疗程。

【口针】

取穴：头顶。

方法：患者正坐，半张口，医者用纱布垫在患者的上、下唇部，以手指将两唇上下拉开。常规消毒，选用 26 ～ 32 号 0.5 ～ 1.5 寸的毫针斜刺，进针约 0.1 寸，不捻针，不行针，留针 20 ～ 30 分钟，直刺 0.5 ～ 1 寸，隔日 1 次，10 次为 1 个疗程。

【手针】

取穴：胸、肝、头顶、后头。

方法：每次选 1 ～ 3 穴，以 28 号 0.5 寸的毫针直刺 0.2 ～ 0.3 寸，留针 3 ～ 5 分钟或不留针。一般在发作前或发作中施针，常规治疗。预防发作可隔日 1 次，10 次为 1 个疗程。

【足针】

取穴：心、肝。

方法：将毫针快速刺入穴位，0.5 ～ 1 寸深，行提插、捻转手法，得气后留针 15 ～ 20 分钟，每日 1 次，10 次为 1 疗程。

第二节　面肌痉挛

面肌痉挛是第 7 颅神经支配的面部一侧肌肉的渐进的、无意识的、不规则、阵挛性或强直性的活动。肌肉痉挛和抽搐多从眼周开始，逐步向下扩大，波及口周和面部表情肌，严重者可累及同侧的颈部肌肉。神经紧张、过度疲劳或睡眠不足等均可使本病的病情加重。

西医学认为本病的发病机制为"神经短路"，颅内面神经在脑干的发出部位受到椎 - 基底动脉系统异常走行血管的压迫，面神经受到病理性刺激，产生异常的神经冲动，导致面部肌肉抽搐。血管压迫面神经的原因目前尚不明了，目前已知可能的危险因素有高龄、高血压、动脉粥样硬化、后颅窝容积小、遗传等。常用的西医治疗方法有药物治疗、射频温控热凝疗法及手术，但存在疗效不显著、易复发或遗留面瘫风险等局限。

本病属于中医学"眼睑瞤动""面肌瞤动"的范畴，由于素体阴亏或体弱气虚，引起阴虚、血少、筋脉失养或风寒上扰于面部而致。病位在面部阳经，与肝、脾、肾、胆、胃等脏腑相关。病性或虚或实。

针灸及微针疗法治疗本病疗效确切，可缩短痉挛的发作时间，降低发作频率，且操作简便，易于被患者接受。

【耳针】

取穴：交感、脑干、神门、枕、肝、面、眼。

方法：常规耳针操作，可采用毫针刺法及耳穴贴压等刺激方法。毫针刺法4次为1个疗程，间歇7天，再继续下一个疗程的治疗。耳穴贴压法5次为1个疗程。

【头针】

取穴：额中线、颞前线、顶中线。

方法：常规针刺，强刺激，可用电针，留针30～40分钟，每日或隔日1次，10次为1个疗程。

【眼针】

取穴：上焦区、肺、肝、胃。

方法：用29号0.5寸的毫针，将针快速刺入皮下，以有酸、麻、胀等得气感为佳，不施用任何手法，为促进得气，可做刮柄，留针5～15分钟，每日治疗1次，5次为1个疗程。

【腕踝针】

取穴：上4、上6。

方法：常规消毒，采用30号1.5寸的毫针，拇、食指固定针柄，中指紧贴针身，与皮肤成15°快速进入皮下，针尖朝近心端，针体贴近皮肤表面，针体沿皮下浅表层刺入约1.4寸，用胶布固定针柄，留针60分钟，每日1次，左、右手交替使用，5次为1个疗程。

【鼻针】

取穴：头面、肺、肝、心。

方法：常规针刺，得气后留针20分钟，每隔5分钟轻捻转1次或采用速刺不留针方法，得气为度，隔日1次，10次为1个疗程。

【面针】

取穴：首面、肝、胃、心、肾。

方法：取0.5寸的毫针，用速刺法将针刺入皮下0.2～0.3寸，得气后留针10～30分钟。每隔5～10分钟运针1次，每日或隔日1次，10次为1个疗程，疗程间隔1周左右。

【足针】

取穴：头面、肝、脾。

方法：选用30号毫针，采用斜刺或直刺法，将针快速刺入0.2～0.5寸，施以捻转手法，中等强度刺激，得气后出针或留针5分钟，隔日1次，10次为1个疗程。

【第二掌骨侧针】

取穴：头、胃、压痛点。

方法：常规针刺，得气后出针或留针30～60分钟，每日1次，10次为1个疗程。

第三节　周围性面神经麻痹

周围性面神经麻痹，是指面神经在茎乳突孔内的急性非化脓面神经炎症引起的周围性面神经麻痹，又称贝尔（Bell）麻痹。主要表现为一侧面部表情肌的完全性瘫痪，如额纹消失，眼裂变大，闭目不紧或不合；患侧鼻唇沟变浅，口角下垂，露齿口角偏向健侧，鼓腮漏气，咀嚼时食物残渣常滞留于患侧的齿颊之间；患侧的流涎、溢泪、瞬目动作明显减弱或消失，严重时还可出现患侧舌前 2/3 味觉消失，听觉过敏症等。

西医学对本病的发病原因认识不明，可能与病毒感染、受凉、寒冷、自主神经不稳定等因素有关，以上因素引起局部神经的营养血管痉挛，导致面神经缺血水肿，髓鞘和轴突有不同程度的变性，以在茎乳突孔和面神经管内的部分尤为显著。西医治疗以类固醇激素、抗病毒剂及神经营养药物联合物理治疗为主。

本病属于中医学"口眼㖞斜"的范畴，又称"口㖞""口僻""㖞僻""风㖞痹""吊线风""歪嘴风"等。系由正气不足，络脉空虚，卫外不固，风邪乘虚入中经络，气血痹阻，面部经筋失于濡养，以致肌肉纵缓不收所致。

针灸及多种微针疗法治疗本病疗效满意，可缩短病程，提高治愈率，对难治的亨特氏面瘫亦可改善症状。

【耳针】

取穴：①主穴：肝、肺、大肠、口、眼、面颊区。②配穴：风寒袭表型加神门、下屏尖；肝胆湿热型加胆、三焦；气滞血瘀型加心、皮质下；肝肾亏损型加肾、内分泌。

方法：可选用毫针刺法及耳穴贴压法，刺激强度以患者的情况而定。10 次为 1 个疗程。

【头针】

取穴：选取病变对侧的颞前线、额中线。

方法：选用 28 ~ 30 号 1.5 寸的毫针，与头皮成 15°~ 30°进针，得气后做抽添泻法 1 分钟，留针 20 分钟，隔日 1 次，10 次为 1 个疗程。

【眼针】

取穴：①主穴：双侧上焦区、大肠、胃。②配穴：血络明显区。

方法：常规消毒，用 30 号 0.5 寸的毫针，行眶外横刺法，刺入后以有酸、麻、胀等得气感为佳，留针 10 ~ 15 分钟，每日 1 次，10 次为 1 个疗程。

【第二掌骨侧针】

取穴：头、压痛敏感点。

方法：选用 30 号 1 寸的毫针，在选好的穴位上沿着第二掌骨桡侧边缘刺入第二掌骨手掌侧，垂直于皮肤表面进针，进针 0.5 ~ 0.8 寸，探寻强针感为度，留针 45 分钟，留针期间运针 3 次，每日 1 次，10 次为 1 个疗程。针 5 次间隔 2 ~ 3 日。

【腕踝针】

取穴：患侧上 1 区和上 4 区，若面颊疼加上 2 区。

方法：皮肤常规消毒后，选用 30 号 2 寸的毫针，针体与皮肤成 15°，针尖朝上近心端，快速进针，针体贴近皮肤表面沿皮下浅表层推进，不提插，不捻转，以针下无沉紧感，患者无酸、麻、胀、重感为宜，隔日 1 次，每次留针 30 分钟，10 次为 1 个疗程，疗程间休息 3 ~ 5 天。

【面针】

取穴：首面、肝、脾、胃。

方法：选用 32 号 1 寸的毫针，将针刺入皮下 0.2 ~ 0.3 寸，得气后留针 10 ~ 30 分钟。留针期间运针 3 ~ 5 次，每日或隔日针刺 1 次，10 次为 1 个疗程，疗程间隔 1 周左右。

【鼻针】

取穴：①主穴：头面、肺、肝。②配穴：胃、大肠。

方法：用 32 号 0.5 寸的毫针，以快速捻转的手法将针刺入皮下，斜刺 0.3 ~ 0.5 寸，得气后留针 20 分钟，每隔 5 分钟间歇捻转 1 次，每日 1 次，10 次为 1 个疗程。

【手针】

取穴：①主穴：前头点、偏头点。②配穴：胃、大肠。

方法：皮肤常规消毒，选取 28 号 1 寸的毫针，采用直刺进针，刺入 3 ~ 5 分，得气为度，中等或强刺激，留针 3 ~ 5 分钟，每日 1 次，10 次为 1 个疗程。

【足针】

取穴：①主穴：头面。②配穴：胃、大肠。

方法：皮肤常规消毒，选取 28 ~ 30 号 1 ~ 1.5 寸的毫针，采用快速进针，将针直刺 3 ~ 5 分，得气为度，施以捻转手法的中等刺激，留针 3 ~ 5 分钟，每日 1 次，10 次为 1 个疗程。

第四节　偏头痛

偏头痛是一种经常单边发生的阵痛或搏动性头痛，表现为发作性的偏侧搏动性头痛，伴恶心、呕吐及羞明等。发作前或发作时可伴有神经、精神功能障碍，在安静、黑暗环境内或睡眠后症状可缓解，是常见的神经系统疾病。

西医学认为，偏头痛是一种有家族发病倾向的周期发作性疾病。精神紧张、过度劳累、气候骤变、强光刺激、烈日照射、低血糖、应用扩血管药物或利血平、食用高酪胺食物、酒精类饮料等，均可诱发本病的发作。

偏头痛属于中医"头痛""头风""厥头痛"等的范畴。针灸治疗本病多用于发作期或间歇期，具有镇静止痛的作用，能有效改善症状，减少发作的次数。以头针为主的多种微针疗法，对本病有较好的疗效。

【耳针】

取穴：①常用穴：颞、皮质下、神门。②备用穴：胆、肝、耳尖。

方法：常规耳针操作，可采用毫针刺法、耳穴埋针及耳穴贴压等刺激方法，顽固性头痛还可以取耳背静脉刺血。

【头针】

取穴：根据临床症状的不同选取顶中线、颞前线、颞后线。

方法：常规头针操作，可长时间留针。

【眼针】

取穴：双侧上焦区、胆区。

方法：一般在发作前施针，行眶外横刺法，刺入后以有酸、麻、胀等得气感为佳，不施用任何手法，为促进得气，可做刮柄，留针 5 ~ 15 分钟，每日治疗 1 次，5 次为 1 个疗程。亦可行眶外埋针治疗。

【鼻针】

取穴：主穴取头面，如伴有肝阳上亢者加肝，伴有高血压者加高血压下点穴。

方法：选用 30 ~ 32 号 0.5 寸的毫针，斜刺 0.3 ~ 0.5 寸，患者得气或流泪、打喷嚏后留针，每隔 5 ~ 10 分钟间歇运针 1 次，每日 1 次，10 次为 1 个疗程。

【舌针】

取穴：重点选取与患病部位相关的舌穴，主穴取颈穴、脑源穴、脑灵穴、胆穴。再根据辨证所涉及的脏腑选取相应的脏腑穴位。

方法：选用 30 号 1.5 寸的毫针，针刺治疗前先清洁口腔，一般用 3% 的高锰酸钾液或淡盐水漱口。毫针快速刺入并提插或捻转 5 ~ 7 下，不留针，每日 1 次，针 5 次间隔 2 ~ 3 日，10 次为 1 个疗程。

【口针】

取穴：头部区。伴有高血压者加降压区，伴有痰浊上扰者加消化区。

方法：患者正坐，半张口，暴露穴区。选用 26 ~ 32 号 0.5 ~ 1.5 寸的毫针，斜刺或平刺口针穴区，进针 0.1 ~ 0.3 寸，不捻针，不行针，留针 20 ~ 30 分钟，每日治疗 1 次，10 次为 1 个疗程。

【面针】

取穴：首面、胆。

方法：一般取 0.5 ~ 1.5 寸的毫针，快速刺入皮下 0.2 ~ 0.3 寸，得气后留针 10 ~ 30 分钟，每隔 5 ~ 10 分钟运针 1 次，每日或隔日 1 次，10 次为 1 个疗程，疗程间隔 1 周左右。

【人中针】

取穴：沟 1 穴、沟 2 穴。

方法：患者坐位或仰卧位。一般选用 28 ~ 30 号 0.5 ~ 1 寸的不锈钢毫针，常规消毒，每次只取 1 穴。刺入 10 ~ 15mm，针感以得气为度。久病邪深者，留针时间宜长，反之则短，或不留针。一般疗程宜短，发作期不分疗程，有效即可。每日或隔日 1 次，一般 10 次为 1 个疗程，疗程之间可休息 5 ~ 7 日。

【腕踝针】

取穴：患侧上 2、上 5。

方法：一般选用 30 号 1.5 寸的毫针，局部常规消毒后，针与皮肤成 30°，快速进入真皮下，然后压平针身，使针体贴着皮肤浅层行进，以针下松软、无针感为宜。进针方向以朝向病所为原则，不提插捻转。一般留针 30 分钟，隔日 1 次，10 次为 1 个疗程。

第五节　三叉神经痛

三叉神经痛是一种在面部三叉神经分布区内反复发作的阵发性剧烈神经痛。疼痛集中在头面部三叉神经的分布区域内，发生骤发骤停、闪电样、刀割样、烧灼样、顽固性、难以忍受的剧烈性疼痛。本病多发生于中老年人，女性尤多。

西医学认为本病主要与感觉神经根受血管压迫有关，由此造成的异常兴奋位点及兴奋性的异常传递是痛觉产生的原因。中医一般将其归属于"面颊痛""面痛"等范畴。

针灸治疗本病多用于发作前或间歇期，能有效改善症状，减少发作的次数。以面针、头针为主的多种微针疗法，对本病有较好的疗效。

【耳针】

取穴：①主穴：面颊、额、颌、神门。②配穴：根据临床症状选取肝、心、交感、脑点等穴区。

方法：常规耳针操作，可采用毫针刺法、耳穴埋针及耳穴贴压等刺激方法，顽固性疼痛还可以取耳背静脉刺血。

【头针】

取穴：根据临床症状不同，选取顶中线、额中线、颞前线（患侧）、顶颞后斜线下 2/5（健侧）。

方法：常规头针操作，可长时间留针。

【眼针】

取穴：双侧上焦区、胃。

方法：一般在发作前施针，用 30 号 0.5 寸的毫针，行眶外横刺法，刺入后以有酸、麻、胀等得气感为佳，不施用任何手法，为促进得气，可做刮柄。留针 5 ~ 15 分钟，每日治疗 1 次，5 次为 1 个疗程。亦可行眶外埋针治疗。

【鼻针】

取穴：主穴取头面，如伴有面肌抽动者加肝穴。

方法：选用 30 ~ 32 号 0.5 寸的毫针，斜刺 0.3 ~ 0.5 寸，患者得气或流泪、打喷嚏后留针，每隔 5 ~ 10 分钟间歇运针 1 次，每日 1 次，10 次为 1 个疗程。

【舌针】

取穴：重点选取与患病部位相关的舌穴，主穴取上唇际、下唇际、脑明穴、脑灵穴。再根据辨证所涉及的脏腑选取相应的脏腑穴位。

方法：选用 30 号 1.5 寸的毫针，针刺治疗前先清洁口腔，一般用 3% 的高锰酸钾液或淡盐水漱口。毫针快速刺入并提插或捻转 5 ~ 7 下，不留针，每日 1 次，针 5 次间隔 2 ~ 3 日，10 次为 1 个疗程。

【口针】

取穴：三叉神经穴。

方法：患者正坐，半张口，医者用纱布垫在患者上、下唇部，以手指将两唇上下拉开。常规消毒，选用 26 ~ 32 号 0.5 ~ 1.5 寸的毫针，进针约 0.1 寸，不捻针，不行针，留针 20 ~ 30 分钟，每日治疗 1 次，10 次为 1 个疗程。

【面针】

取穴：首面、大肠、足穴。

方法：一般取 0.5 ~ 1.5 寸的毫针，快速刺入皮下 0.2 ~ 0.3 寸，得气后留针 10 ~ 30 分钟。每隔 5 ~ 10 分钟运针 1 次，每日或隔日 1 次，10 次为 1 个疗程，疗程间隔 1 周左右。

【人中针】

取穴：沟 1 穴、沟 2 穴、沟 7 穴。

方法：患者坐位或仰卧位。一般选用 28 ~ 30 号 0.5 ~ 1 寸的不锈钢毫针，常规消毒，每次只取 1 穴。刺入 10 ~ 15mm，针感以得气为度，久病邪深者，留针时间宜长，反之则短，或不留针。一般疗程宜短，发作期不分疗程，有效即可。每日或隔日 1 次，一般 10 次为 1 个疗程，疗程之间可休息 5 ~ 7 日。

【腕踝针】

取穴：两侧上 1、上 2。

方法：一般选用 30 号 1.5 寸的毫针，局部常规消毒后，针与皮肤成 30°，快速进入真皮下，然后压平针身，使针体贴着皮肤浅层行进，以针下松软、无针感为宜。进针方向以朝向病所为原则，不提插捻转。一般留针 30 分钟，隔日 1 次，10 次为 1 个疗程。

第六节　神经官能症

神经官能症又称神经症、精神症、神经衰弱、自主神经功能紊乱，是一组非精神病的功能性障碍，是由于某些精神上长期存在的因素，在个体不良素质和易感个性的基础上产生的高级神经活动失调。它的主要表现是神经系统的易兴奋性的迅速疲劳，并伴有各种躯体症状和睡眠障碍。临床可分为神经衰弱、焦虑性神经症、强迫性神经症、恐怖性神经症、疑病性神经症、抑郁性神经症、癔病性神经症等。人格一般没有障碍，行为虽可有改变，但一般仍然可以保持在社会许可的范围之内。

本病属于中医学"心悸""怔忡""惊悸"和"郁证"等范畴。

针灸治疗本病多用于发作期或间歇期，具有安神定志的作用，能有效改善症状，减少发作的次数。以头针、耳针为主的多种微针系统疗法对本病有较好的疗效。

【耳针】

取穴：①主穴：皮质下、脑点、神门。②配穴：根据临床症状灵活选取相应的脏腑穴，以及内分泌、交感等穴区。

方法：常规耳针操作，可采用毫针刺法、耳穴埋针及耳穴贴压等刺激方法，顽固者还可以用磁珠埋压。

【头针】

取穴：根据临床症状的不同选取顶中线、额中线，再根据临床症状灵活选取相应的脏腑穴、额旁1线、额旁2线、额旁3线。

方法：常规头针操作，可长时间留针。

【眼针】

取穴：双侧上焦区、心，再根据病变所涉及的脏腑选取相应的脏腑穴位。

方法：选用30号0.5寸的毫针，行眶外横刺法，刺入后以有酸、麻、胀等得气感为佳，不施用任何手法，为促进得气，可做刮柄。留针5～15分钟，每日治疗1次，5次为1个疗程。亦可行眶外埋针治疗。

【鼻针】

取穴：主穴取头面。如伴有心火独亢者加心，肝气郁结者加胸，思虑过度者加脾。

方法：选用30～32号0.5寸的毫针，斜刺0.3～0.5寸，患者得气或流泪、打喷嚏后留针，每隔5～10分钟间歇运针1次，每日1次，10次为1个疗程。

【舌针】

取穴：重点选取与患病部位相关的舌穴，主穴取心穴、脑明穴、脑海穴、脑枢穴。再根据辨证所涉及的脏腑选取相应的穴位。

方法：选用30号1.5寸的毫针，针刺治疗前先清洁口腔，一般用3%的高锰酸钾液或淡盐水漱口。毫针快速刺入并提插或捻转5～7下，不留针，每日1次，针5次间隔2～3日，10次为1个疗程。

【口针】

取穴：头顶、心、胃穴。再根据病变所涉及的脏腑器官选取相应的穴位。

方法：患者正坐，半张口，医者用纱布垫在患者上、下唇部，以手指将两唇上下拉开。常规消毒，选用26～32号0.5～1.5寸的毫针斜刺，进针约0.1寸，不捻针，不行针，留针20～30分钟，每日治疗1次，10次为1个疗程。

【面针】

取穴：首面、心穴。再根据病变所涉及的脏腑选取相应的脏腑穴位。

方法：一般取0.5～1.5寸的毫针，快速刺入皮下0.2～0.3寸，得气后留针10～30分钟，每隔5～10分钟运针1次，每日或隔日1次，10次为1个疗程，疗程间隔1周左右。

【人中针】

取穴：沟1穴、沟2穴。再根据病变部位增加相应的穴位。

方法：患者坐位或仰卧位。一般选用28～30号0.5～1寸的不锈钢毫针，常规消毒，每次只取1穴。刺入10～15mm，针感以得气为度，久病邪深者，留针时间宜长，反之则短，或不留针。一般疗程宜短，发作期不分疗程，有效即可。每日或隔日1次，一般10次为1个疗程，疗程之间可休息5～7日。

【腕踝针】

取穴：两侧上 1、上 2。

方法：一般选用 30 号 1.5 寸的毫针，局部常规消毒后，针与皮肤成 30°，快速进入真皮下，然后压平针身，使针体贴着皮肤浅层行进，以针下松软、无针感为宜。进针方向以朝向病所为原则，不提插捻转。一般留针 30 分钟，隔日 1 次，10 次为 1 个疗程。

第七节　失　眠

失眠又称入睡和维持睡眠障碍，指无法入睡或无法保持睡眠状态，导致睡眠不足。失眠是许多原因引起的一个症状，可以是躯体疾病伴发的症状，也可能因为不良生活习惯、环境因素引起，还可能是心理因素。

西医学认为本病是由于中枢神经系统内主动的节律性紊乱引起的。其病理分型按照失眠的时间，可以分为瞬时、短期和慢性长期三种。按照失眠的特点，失眠又可分为三种：起始失眠、间断性失眠、终点失眠。按照失眠的性质，还可以分为偶尔失眠症、生理性失眠症和病理性失眠症三大类。

本病属中医学"不寐""不得眠""不得卧""目不瞑"的范畴，认为本证与饮食、情志、劳倦、体虚等因素有关。情志不遂，肝阳扰动；思虑劳倦，内伤心脾，生血之源不足；惊恐、房劳伤肾，肾水不能上济于心，心火独炽，心肾不交；体质虚弱，心胆气虚；饮食不节，宿食停滞，胃不和则卧不安。上述因素最终导致邪气扰动心神或心神失于濡养，心神不安，阴脉、阳脉功能失于平衡，进而出现不寐。

针灸治疗本病多用于发作前或间歇期，具有镇静安神的作用，能有效改善症状，减少发作的次数。以头针、耳针为主的多种微针系统疗法对本病有较好的疗效。

【耳针】

取穴：①主穴：心、交感、神门。②配穴：根据临床症状灵活选取皮质下、内分泌、脑点等穴区。

方法：常规耳针操作，可采用毫针刺法、耳穴埋针及耳穴贴压等刺激方法，顽固者还可以用磁珠埋压。

【头针】

取穴：根据临床症状不同选取顶中线、额中线、额旁 1 线。

方法：常规头针操作，可长时间留针。

【眼针】

取穴：双侧上焦区、心、胃。再根据辨证所涉及的脏腑选取相应的脏腑穴位。

方法：一般在发作前施针，用 30 号 0.5 寸的毫针，行眶外横刺法，刺入后以有酸、麻、胀等得气感为佳，不施用任何手法，为促进得气，可做刮柄，留针 5 ~ 15 分钟，每日治疗 1 次，5 次为 1 个疗程。亦可行眶外埋针治疗。

【鼻针】

取穴：主穴取头面、心、肝，如伴有饮食不节者加胃，伴有思虑劳倦者加脾。

方法：选用 30 ~ 32 号 0.5 寸的毫针，斜刺 0.3 ~ 0.5 寸，患者得气或流泪、打喷嚏后留针，每隔 5 ~ 10 分钟间歇运针 1 次，每日 1 次，10 次为 1 个疗程。

【舌针】

取穴：重点选取与患病部位相关的舌穴，主穴取心穴、脑灵穴、胃穴、胸穴、肝穴。再根据辨证所涉及的脏腑部位选取相应的穴位。

方法：选用 30 号 1.5 寸的毫针，针刺治疗前先清洁口腔，一般用 3% 的高锰酸钾液或淡盐水漱口。毫针快速刺入并提插或捻转 5 ~ 7 下，不留针，每日 1 次，针 5 次间隔 2 ~ 3 日，10 次为 1 个疗程。

【口针】

取穴：头顶、心、胃穴。

方法：患者正坐，半张口，医者用纱布垫在患者上、下唇部，以手指将两唇上下拉开。常规消毒，选用 26 ~ 32 号 0.5 ~ 1.5 寸的毫针斜刺，进针约 0.1 寸，不捻针，不行针，留针 20 ~ 30 分钟，每日治疗 1 次，10 次为 1 个疗程。

【面针】

取穴：首面、心、胃穴。再根据病变所涉及的脏腑选取相应的脏腑穴位。

方法：一般取 0.5 ~ 1.5 寸的毫针，快速刺入皮下 0.2 ~ 0.3 寸，得气后留针 10 ~ 30 分钟，每隔 5 ~ 10 分钟运针 1 次，每日或隔日 1 次，10 次为 1 个疗程，疗程间隔 1 周左右。

【人中针】

取穴：沟 1 穴、沟 2 穴。

方法：患者坐位或仰卧位。一般选用 28 ~ 30 号 0.5 ~ 1 寸的不锈钢毫针，常规消毒，每次只取 1 穴。刺入 10 ~ 15mm，针感以得气为度，久病邪深者，留针时间宜长，反之则短，或不留针。一般疗程宜短，发作期不分疗程，有效即可。每日或隔日 1 次，一般 10 次为 1 个疗程，疗程之间可休息 5 ~ 7 日。

【腕踝针】

取穴：两侧上 1。

方法：一般选用 30 号 1.5 寸的毫针，局部常规消毒后，针与皮肤成 30°，快速进入皮下。然后轻捻针柄，使针体贴着皮肤浅层行进，以针下有松软感为宜，然后按住针柄，将针尖轻轻扫散，确定无阻碍。不可出现得气感，若病人有酸麻胀痛感，说明进针过深，已至筋膜下层，应立即将针退至浅表层。进针方向以朝向病端为原则。一般留针 30 分钟，其间不做提插捻转，以患者小睡 15 ~ 30 分钟为佳，隔日 1 次，10 次为 1 个疗程。

第十六章　内科疾病 ▷▷▷▷

第一节　咳　嗽

　　咳嗽是肺系疾病的常见证候之一，它既是独立的病证，又是肺系多种疾病的一个症状。

　　咳嗽是一种反射性防御动作，通过咳嗽可以清除呼吸道的分泌物及气道内异物。本病系肺失宣降、肺气上逆所致。根据发病原因可分为外感咳嗽和内伤咳嗽两大类，外感咳嗽常因风寒、风热、燥热等外邪侵袭肺系所致；内伤咳嗽常因病情迁延日久，肺、脾、肾等脏腑功能失调，内邪干肺所致。

　　西医学认为，咳嗽是由于延髓咳嗽中枢受刺激而引起。呼吸道疾病、胸膜疾病、心血管疾病、中枢神经因素都可以引起咳嗽。

　　针灸治疗本病既可祛除病因，又能有效改善症状。多种微针系统疗法对本病有较好的疗效。

　　【耳针】

　　取穴：①主穴：肺、气管、支气管、神门。②配穴：脾、肾、肾上腺、皮质下。外感咳嗽配枕、耳尖、肾上腺、内鼻；内伤咳嗽配肾、脾、交感、神门、内分泌、大肠。

　　方法：常规耳针操作，可采用毫针刺法、耳穴埋针及耳穴贴压等刺激方法。

　　【头针】

　　取穴：额中线、额旁1线。

　　方法：常规头针操作，可长时间留针。

　　【眼针】

　　取穴：肺区。

　　方法：采用眶外横刺法，得气以局部酸、麻、胀、重或温热、清凉等感觉为宜，或针感直达病所。一般采用静留针法，留针5～15分钟。

　　【舌针】

　　取穴：肺穴。

　　方法：用拇指、食指和中指捏住针柄，快速刺入并捻转5～7下或小幅快速提插5～7下。做完基本手法后即可快速取针，多数情况下不留针。

　　【面针】

　　取穴：肺穴。

　　方法：根据部位选择横刺、斜刺或直刺。得气后留针10～30分钟，每隔5～10

分钟捻针 1 次，或用皮内埋针法。

【口针】

取穴：五脏区。

方法：常规口针操作，隔日 1 次，10 次为 1 个疗程。

【手针】

取穴：哮喘穴、咳嗽穴、肺穴。

方法：手取自然弯曲位，选用 28 ~ 30 号毫针，紧靠骨膜外面垂直于掌面直刺入穴位，以不刺入骨膜为准，深度为 3 ~ 5 分。用捻转、提插强刺激手法，留针 3 ~ 5 分钟。

【足针】

取穴：肺穴。

方法：选用 1 寸 28 ~ 30 号毫针，将针刺入 0.5 ~ 1 寸，然后提插捻转，行强刺激手法，得气后留针 20 分钟，每隔 5 ~ 10 分钟行针 1 次，10 次为 1 个疗程。

第二节　哮　喘

哮喘是由多种细胞（如嗜酸性粒细胞、肥大细胞、中性粒细胞等）和细胞组分参与的气道慢性炎症性疾病。这种慢性炎症使易感者对各种激发因子具有气道高反应性，并可引起气道狭窄。表现为发作性喘息、呼吸困难、胸闷、咳嗽等症状，常在夜间或清晨发作、加剧。

中医学认为，哮喘主要因痰饮伏肺而引发。外感风寒或风热，吸入花粉、烟尘等可导致肺失宣肃而凝津成痰；饮食不当，脾运失健则聚湿生痰；当气候突变、情志失调、过分劳累、食入海腥发物等则触引内伏之痰饮。痰随气升，气与痰结，壅塞气道，肺气上逆而发为哮喘。

哮喘的发病机制比较复杂，目前仍不完全清楚。多数学者认为变态反应、气道炎症、气道高反应性及神经等因素互相作用与哮喘的发作有密切的关系。哮喘病的发病原因错综复杂，主要与患者的体质和环境因素有关。

针灸治疗本病多用于发作前或间歇期，能有效改善症状，减少发作的次数。多种微针系统疗法对本病有较好的疗效。

【耳针】

取穴：①主穴：肺、支气管、交感、肾上腺、平喘。②配穴：对屏尖、皮质下。外源性哮喘配风溪、肝、神门；内源性哮喘配大肠、枕、内分泌。

方法：常规耳针操作，可采用毫针刺法、耳穴埋针及耳穴贴压等刺激方法。

【头针】

取穴：额中线、额旁 1 线。

方法：常规头针操作，可长时间留针。

【口针】

取穴：五脏区。

方法：常规口针操作，隔日 1 次，10 次为 1 个疗程。

【鼻针】

取穴：主穴取肺区，可配定喘穴。

方法：选用 30 ~ 32 号 0.5 寸的毫针，斜刺 0.3 ~ 0.5 寸，得气后留针，每隔 5 ~ 10 分钟间歇运针 1 次，每日 1 次，10 次为 1 个疗程。

【手针】

取穴：哮喘穴、咳嗽穴、哮喘新穴、肺穴。

方法：手取自然弯曲位，选用 28 ~ 30 号毫针，紧靠骨膜外面垂直于掌面直刺入穴位，以不刺入骨膜为准，深度为 3 ~ 5 分，进行捻转、提插，行强刺激手法，留针 3 ~ 5 分钟。

【足针】

取穴：肺穴、脾穴、肾穴。

方法：选用 1 寸 28 ~ 30 号毫针，将针刺入 0.5 ~ 1 寸，进行提插捻转，行强刺激手法，得气后留针 20 分钟，每隔 5 ~ 10 分钟行针 1 次，10 次为 1 个疗程。

第三节　急慢性胃肠炎

急性胃肠炎是由于食进含有病原菌及其毒素的食物，或饮食不当，如食入过量有刺激性的不易消化的食物而引起胃肠道黏膜的急性炎症性改变。在我国，以夏、秋两季发病率较高。多表现为恶心、呕吐在先，继之腹泻，每日 3 ~ 5 次，甚至数十次不等，大便多呈水样，深黄色或带绿色，恶臭，可伴有腹部绞痛、发热、全身酸痛等症状。本病属于中医"呕吐""腹痛""泄泻"等范畴。

慢性胃肠炎是指由不同病因所致的胃肠黏膜的慢性炎症。最常见的是慢性浅表性胃炎和慢性萎缩性胃炎。主要临床表现为食欲减退、上腹部不适和隐痛、嗳气、泛酸、恶心、呕吐等。病程缓慢，反复发作而难愈。慢性胃肠炎的发病诱因较多，常见的有长期、大量地饮酒和吸烟，饮食无规律，饮食过冷或过热，或过于粗糙坚硬，进食浓茶、咖啡和辛辣刺激性食物等，这些因素都易诱发或加重病情。本病属于中医"胃痛""痞满""嘈杂"等的范畴。

针灸治疗急慢性胃肠炎既可祛除病因，又能有效改善症状。多种微针系统疗法对本病有较好的疗效。

【耳针】

取穴：①主穴：急性胃肠炎取大肠、小肠、腹、胃、脾、神门；慢性胃肠炎取胃、十二指肠、脾、肝、神门、交感。②配穴：胰、胆、皮质下、三焦。

方法：常规耳针操作，可采用毫针刺法、耳穴埋针及耳穴贴压等刺激方法。

【头针】

取穴：额旁 2 线。

方法：常规头针操作，可长时间留针。

【眼针】

取穴：中焦区、胃区。

方法：采用眶外横刺法，得气以局部酸、麻、胀、重或温热、清凉等感觉为宜，或针感直达病所。一般采用静留针法，留针 5 ~ 15 分钟。

【鼻针】

取穴：中焦区。

方法：选用 30 ~ 32 号 0.5 寸的毫针，斜刺 0.3 ~ 0.5 寸，得气后留针，每隔 5 ~ 10 分钟间歇运针 1 次，每日 1 次，10 次为 1 个疗程。

【面针】

取穴：胃。

方法：局部常规消毒，选用 30 ~ 32 号毫针，在选定的穴位处徐徐刺入，根据部位选择横刺、斜刺或直刺。得气后留针 10 ~ 30 分钟，每隔 5 ~ 10 分钟捻针 1 次，或用皮内埋针法。

【口针】

取穴：消化区。

方法：根据针刺的部位，选择合适的进针角度和深度，以病人耐受为度。

【手针】

取穴：胸穴、前头穴、胃肠穴、腹泻穴、脾穴、小肠穴、大肠穴。

方法：手取自然弯曲位，选用 28 ~ 30 号毫针，紧靠骨膜外面垂直于掌面直刺入穴位，以不刺入骨膜为准，深度为 3 ~ 5 分，进行捻转、提插，行强刺激手法，留针 3 ~ 5 分钟。

【足针】

取穴：大肠、小肠、里陷谷、胃穴。

方法：选用 1 寸 28 ~ 30 号毫针，将针刺入 0.5 ~ 1 寸，进行提插捻转，行强刺激手法，得气后留针 20 分钟，每隔 5 ~ 10 分钟行针 1 次，10 次为 1 个疗程。

第四节　呃　逆

呃逆是气逆上冲，喉间呃呃连声，声短而频，令人不能自主为特征的病证。本病有持续发作或偶然发作，有单纯性的呃逆，亦有在其他疾病中出现的呃逆。正常人可因进食过快、进食刺激性食物和吸入冷空气而产生呃逆，多数可于短时间内停止。严重的脑部疾病、尿毒症、胸腹疾病亦可引起呃逆。部分胸、腹腔手术后的病人也可出现呃逆现象。

中医学认为本病是胃气上逆动膈，气逆上冲所致。西医学称之为膈肌痉挛，认为本病由于某种刺激而引起膈神经过度兴奋，膈肌痉挛所致。

针灸治疗本病可有效改善症状，多种微针系统疗法对本病有较好的疗效。

【耳针】

取穴：①主穴：膈、胃、神门。②配穴：交感、皮质下及相应的病变脏腑（肺、脾、肝、肾）。

方法：常规耳针操作，可采用毫针刺法、耳穴埋针及耳穴贴压等刺激方法。

【眼针】

取穴：中焦区。

方法：采用眶外横刺法，得气以局部酸、麻、胀、重或温热、清凉等感觉为宜，或针感直达病所。一般采用静留针法，留针 5 ~ 15 分钟。

【鼻针】

取穴：中焦区。

方法：选用 30 ~ 32 号 0.5 寸的毫针，斜刺 0.3 ~ 0.5 寸，得气后留针，每隔 5 ~ 10 分钟间歇运针 1 次，每日 1 次，10 次为 1 个疗程。

【手针】

取穴：呃逆穴。

方法：手取自然弯曲位，选用 28 ~ 30 号毫针，紧靠骨膜外面垂直于掌面直刺入穴位，以不刺入骨膜为准，深度为 3 ~ 5 分，进行捻转、提插，行强刺激手法，留针 3 ~ 5 分钟。

【腕踝针】

取穴：两侧上 1、上 2。

方法：常规腕踝针操作，留针 30 分钟，不运针。

第五节　功能性呕吐

功能性呕吐是由腹部肌肉的非随意性收缩，胃底和下食管括约肌的松弛所致的胃内容物被用力排出的病证。

功能性呕吐是机体对影响呕吐中枢的中枢和外周因子（如吞入毒物、前庭系统受损、腹膜炎、肠梗阻）的功能性反应，也可见于影响胃排空的疾病（如糖尿病、特发性胃轻瘫）。功能性呕吐可以是自我诱发的，也可不随意地发生于使患者感到焦虑、威胁或厌恶的情况下。

中医学认为本病是由于肝气郁结或郁久化火，导致肝胃不和，胃气上逆而致呕吐。

针灸治疗本病既可祛除病因，又能有效改善症状。多种微针系统疗法对本病有较好的疗效。

【耳针】

取穴：①主穴：胃、贲门、幽门、交感。②配穴：肝、脾、神门、皮质下、枕、内分泌。

方法：常规耳针操作，可采用毫针刺法、耳穴埋针及耳穴贴压等刺激方法。

【眼针】

取穴：中焦区、胃区。

方法：采用眶外横刺法，得气以局部酸、麻、胀、重或温热、清凉等感觉为宜，或针感直达病所。一般采用静留针法，留针 5 ~ 15 分钟。

【面针】

取穴：胆。

方法：常规面针操作，根据部位选择横刺、斜刺或直刺。得气后留针 10 ~ 30 分钟，每隔 5 ~ 10 分钟捻针 1 次，或用皮内埋针法。

【鼻针】

取穴：中焦区、胃区。

方法：选用 30 ~ 32 号 0.5 寸的毫针，斜刺 0.3 ~ 0.5 寸，得气后留针，每隔 5 ~ 10 分钟间歇运针 1 次，每日 1 次，10 次为 1 个疗程。

【手针】

取穴：胸穴。

方法：手取自然弯曲位，选用 28 ~ 30 号毫针，紧靠骨膜外面垂直于掌面直刺入穴位，以不刺入骨膜为准，深度为 3 ~ 5 分，进行捻转、提插，行强刺激手法，留针 3 ~ 5 分钟。

【足针】

取穴：胃穴、公孙、里陷谷。

方法：选用 1 寸 28 ~ 30 号毫针，将针刺入 0.5 ~ 1 寸进行提插捻转，行强刺激手法，得气后留针 20 分钟，每隔 5 ~ 10 分钟行针 1 次，10 次为 1 个疗程。

第六节　便　秘

便秘是指大便次数减少，一般每周少于 3 次，排便困难，粪便干结。便秘是临床上常见的症状，多长期持续存在，影响正常的生活。分为原发性便秘和继发性便秘。

中医学认为本病的病位在肠，但与脾、胃、肺、肝、肾等功能失调均有关系。外感寒热之邪、内伤饮食情志、阴阳气血不足等均可使肠腑壅塞或肠失温润，大肠传导不利；或饮食不节，过食辛辣肥甘厚味，导致肠胃积热，大便干结；或过食生冷，阴寒凝滞，肠道传导失司；或情志失调，忧愁思虑过度，久坐少动，导致肠腑气机郁滞；或年老体虚，气血两亏，气虚则大肠传送无力，血虚则津枯肠道失润；或阴阳俱虚，大便艰涩。

针灸治疗本病既可祛除病因，又能有效改善症状。多种微针系统疗法对本病有较好的疗效。

【耳针】

取穴：①主穴：大肠、直肠下段、三焦、腹。②配穴：肝、脾、肾、肺、交感、皮质下、内分泌。

方法：常规耳针操作，可采用毫针刺法、耳穴埋针及耳穴贴压等刺激方法。

【眼针】

取穴：大肠区。

方法：采用眶外横刺法，得气以局部酸、麻、胀、重或温热、清凉等感觉为宜，或针感直达病所。一般采用静留针法，留针 5 ～ 15 分钟。

【面针】

取穴：大肠。

方法：根据部位选择横刺、斜刺或直刺。得气后留针 10 ～ 30 分钟，每隔 5 ～ 10 分钟捻针 1 次，或用皮内埋针法。

【鼻针】

取穴：大肠区。

方法：选用 30 ～ 32 号 0.5 寸的毫针，斜刺 0.3 ～ 0.5 寸，得气后留针，每隔 5 ～ 10 分钟间歇运针 1 次，每日 1 次，10 次为 1 个疗程。

【手针】

取穴：大肠穴、小肠穴。

方法：手取自然弯曲位，选用 28 ～ 30 号毫针，紧靠骨膜外面垂直于掌面直刺入穴位，以不刺入骨膜为准，深度为 3 ～ 5 分，进行捻转、提插，行强刺激手法，留针 3 ～ 5 分钟。

【足针】

取穴：肛门穴、大肠穴、小肠穴。

方法：选用 1 寸 28 ～ 30 号毫针，将针刺入 0.5 ～ 1 寸，进行提插捻转，行强刺激手法，得气后留针 20 分钟，每隔 5 ～ 10 分钟行针 1 次，10 次为 1 个疗程。

第七节　前列腺炎

前列腺炎是指前列腺受到病原体感染或（和）某些非感染因素刺激而出现的以骨盆区域疼痛或不适、排尿异常、性功能障碍等症状为特征的疾病。前列腺炎是泌尿外科的常见病、多发病，常发生于青壮年男性。

感染、过度饮酒、过食刺激性食物、性生活过度、性交中断、频繁手淫、会阴部长期直接受压等常为前列腺炎的诱因。

本病属于中医学"淋浊""淋证""白淫""白浊""精浊"的范畴。中医学认为，本病可因嗜食辛辣油腻损伤脾胃，湿热下注，或包皮过长，或性交不洁，或情志不舒，或禀赋不足，或素体阴虚等而引发。

针灸治疗本病可明显改善症状。多种微针系统疗法对本病有较好的疗效。

【耳针】

取穴：①主穴：艇角、三焦、膀胱、肾，可配用尿道、交感。②配穴：根据临床症状酌加穴位，如伴见肛门、会阴胀痛等症状者加肛门；伴见尿频、尿急、尿痛等症状者加尿道、外生殖器。

方法：常规耳针操作，可采用毫针刺法、耳穴埋针及耳穴贴压等刺激方法。

【头针】

取穴：额旁 3 线、顶中线。

方法：常规头针操作，可长时间留针。

【眼针】

取穴：下焦区（双）、肾区（双）、膀胱区（双）。

方法：采用眶外横刺法，得气以局部酸、麻、胀、重或温热、清凉等感觉为宜，或针感直达病所。一般采用静留针法，留针 5 ～ 15 分钟。

【舌针】

取穴：膀胱穴、肾穴。

方法：用拇指、食指和中指捏住针柄，快速刺入并捻转 5 ～ 7 下或小幅快速提插 5 ～ 7 下。做完基本手法后即可快速取针，多数情况下不留针。

【面针】

取穴：肾、大肠。

方法：根据部位选择横刺、斜刺或直刺。得气后留针 10 ～ 30 分钟，每隔 5 ～ 10 分钟捻针 1 次，或用皮内埋针法。

【口针】

取穴：泌尿穴 1、泌尿穴 2、泌尿穴 3、生殖穴 1、生殖穴 2。

方法：常规口针操作，隔日 1 次，10 次为 1 个疗程。

【鼻针】

取穴：生殖器、肾、膀胱、卵巢。

方法：根据部位选择横刺、斜刺或直刺。得气后留针 10 ～ 30 分钟，每隔 5 ～ 10 分钟捻针 1 次，或用皮内埋针法。

【腕踝针】

取穴：双侧下 1。

方法：选用 25mm 或 40mm 的毫针。针身与皮肤成 15°～ 30°，快速刺入皮下，不捻针，不可出现得气感。一般情况下留针 20 ～ 30 分钟。

第八节　高血压

高血压是一种以动脉血压升高为特征，可伴有心脏、血管、脑、肾等脏器功能性或器质性改变的全身性疾病。高血压是在未用抗高血压药的情况下，收缩压 ≥ 140mmHg 和（或）舒张压 ≥ 90mmHg，按血压水平将高血压分为 1、2、3 级。

高血压为多种因素所致，主要与遗传和环境因素有关。常见症状有头晕、头痛、头胀、眼花、耳鸣、颈项板紧、疲劳、心悸、失眠等，呈轻度持续性，多数症状可自行缓解。随着病情的发展，血压明显而持续地升高，则出现脑、心、肾、眼底等器质性损害和功能障碍。

本病属于中医学"头痛""眩晕""肝风"等范畴。本病的病位在心、肝、肾、脾及冲脉。

针灸治疗本病可明显改善症状。多种微针系统疗法对本病有较好的疗效。

【耳针】

取穴：①主穴：神门、耳尖、肝、降压沟。②配穴：心、皮质下、交感。肝阳上亢型配角窝上、结节；肝肾阴虚型配肾、小肠；阴阳两虚型配肾点。如见头晕、头痛，加额、颞、枕等；疲劳、心悸，加心、肝等。

方法：常规耳针操作，可采用毫针刺法、耳穴埋针及耳穴贴压等刺激方法。

【眼针】

取穴：肝区（双）。

方法：采用眶外横刺法，得气以局部酸、麻、胀、重或温热、清凉等感觉为宜，或针感直达病所。一般采用静留针法，留针 5 ~ 15 分钟。

【舌针】

取穴：神根穴、液旁穴、支脉穴。

方法：选取长 40mm 或 50mm，直径 0.32 ~ 0.34mm 的毫针。用拇指、食指和中指捏住针柄，快速刺入并捻转 5 ~ 7 下或小幅快速提插 5 ~ 7 下。做完基本手法后即可快速取针，多数情况下不留针。

【面针】

取穴：首面、肝、肾、心。

方法：根据部位选择横刺、斜刺或直刺。得气后留针 10 ~ 30 分钟，每隔 5 ~ 10 分钟捻针 1 次，或用皮内埋针法。

【口针】

取穴：眼及血压区域。

方法：常规口针操作，隔日 1 次，10 次为 1 个疗程。

【鼻针】

取穴：心、肝、肾。

方法：采用斜刺或平刺，快速刺入所选定的穴位，针刺深度视具体部位而定，以 2 ~ 5mm 为宜，留针 10 ~ 30 分钟。

【腕踝针】

取穴：双侧上 1、上 3。

方法：选用 25mm 或 40mm 的毫针。针身与皮肤成 15° ~ 30°，快速刺入皮下，不捻针，不可出现得气感。一般情况下留针 20 ~ 30 分钟。

第九节　糖尿病

糖尿病是一组以慢性血糖水平增高为特征的代谢性疾病，是由胰岛素分泌和（或）作用缺陷所引起的。以多饮、多食、多尿、消瘦、尿糖及血糖增高为特征。长期碳水化合物及脂肪、蛋白质代谢紊乱可引起多系统损害，导致眼、肾、神经、心脏、血管等组织器官的慢性进行性病变、功能减退及衰竭，严重者或应激时可发生急性代谢紊乱。

本病属于中医学"消渴"的范畴。病变脏腑在肺、胃、肾。病机主要为阴津亏损，燥热偏盛，以阴虚为本，燥热为标，两者互为因果，分为上、中、下三消。

　　针灸治疗本病既可祛除病因，又能有效改善症状。多种微针系统疗法对本病有较好的疗效。

　　【耳针】

　　取穴：①主穴：三焦、内分泌。②配穴：皮肤瘙痒者，加耳背肺、耳背沟、对屏尖、肺；糖尿病眼病者，加屏间后、肝等。

　　方法：常规耳针操作，可采用毫针刺法、耳穴埋针及耳穴贴压等刺激方法。

　　【头针】

　　取穴：①主穴：额旁1线、额旁2线、额旁3线。②配穴：如出现糖尿病并发症，下肢麻木、疼痛、瘫痪，配顶中线、顶旁1线；眼病，如白内障等，配枕上正中线、枕上旁线。

　　方法：常规头针操作，可长时间留针。

　　【眼针】

　　取穴：肺、胃、肾区。

　　方法：采用眶外横刺法，得气以局部酸、麻、胀、重或温热、清凉等感觉为宜，或针感直达病所。一般采用静留针法，留针5~15分钟。

　　【舌针】

　　取穴：胰穴。

　　方法：用拇指、食指和中指捏住针柄，快速刺入穴位并捻转5~7下或小幅快速提插5~7下。做完基本手法后即可快速取针，多数情况下不留针。

　　【面针】

　　取穴：肺、胃、肾。

　　方法：根据部位选择横刺、斜刺或直刺。得气后留针10~30分钟，每隔5~10分钟捻针1次，或用皮内埋针法。

　　【口针】

　　取穴：胰穴。

　　方法：常规口针操作，隔日1次，10次为1个疗程。

　　【鼻针】

　　取穴：肺、胃、肾。

　　方法：采用斜刺或平刺，快速刺入所选定的穴位，针刺深度视具体部位而定，以2~5mm为宜，留针10~30分钟。

　　【腕踝针】

　　取穴：双侧上1。

　　方法：选用25mm或40mm的毫针。针身与皮肤成15°~30°快速刺入皮下，不捻针，不可出现得气感。一般情况下留针20~30分钟。

第十七章　外科及皮肤科疾病 ▷▷▷▷

第一节　急慢性胆囊炎

胆囊炎是胆管感染引起的炎症性疾病。此病目前已成为常见病，发病人数与日俱增，中老年肥胖体型者多见，女性发病率高于男性。胆汁滞留、胆管感染，特别是胆管蛔虫引起的感染是本病发病的重要原因。

胆囊炎有急性和慢性之分。急性胆囊炎主要表现为突然右上腹疼痛，为绞痛性质，并向肩背部放射，可伴有高热寒战、恶心、呕吐，有的还出现黄疸。患者呈屈曲体型，胆囊区触痛，或伴反跳痛，墨菲征阳性。血象粒细胞增多。老年患者易发生胆坏死和穿孔。

慢性胆囊炎为急性胆囊炎治疗不及时转化而来。由于炎症反复刺激或结石刺激，胆囊纤维化萎缩或增生肥厚，功能丧失，常出现上腹部不规则隐痛或钝痛，脂餐后尤甚，伴腹胀、便秘、消化不良、厌油、恶心、嗳气等胃肠道症状，吃油炸食物或脂肪多的食物等感到难以消化。因高脂肪餐、受寒等因素，可诱发急性发作，表现类似于急性胆囊炎。

本病属于中医"胁痛""腹痛""黄疸""结胸发黄""胆火"等范畴。多因情志抑郁，肝胆郁结，疏泄失常，或过食肥腻，内蕴湿热，阻于肝胆，胆汁排泄不畅，或因蛔虫上扰，胆气不通，胆汁外溢肌肤等引发。

【耳针】

取穴：①主穴：肝、胆、脾、十二指肠、神门。②配穴：根据临床症状灵活选取胃、直肠、皮质下、内分泌、交感、大肠、小肠等穴区。

方法：常规耳针操作，可采用毫针刺法、耳穴埋针及耳穴贴压等刺激方法。

【头针】

取穴：额旁2线。

方法：常规头针操作，留针20～40分钟，每隔5分钟行针1次。

【眼针】

取穴：中焦、肝、胆。

方法：选用30号0.5寸的毫针，行眶外横刺法，刺入后以有酸、麻、胀等得气感为佳，为促进得气，可做刮柄，留针5～15分钟，每日治疗1次，5次为1个疗程。

亦可行眶外埋针治疗。

【舌针】

取穴：肝穴、胆穴。

方法：毫针快速点刺，不留针。每日 1 次，10 次为 1 个疗程。针 5 次间隔 2 ~ 3 日。

【面针】

取穴：胆、肝、脾。

方法：一般取 0.5 ~ 1.5 寸的毫针，以右手持针，左手作押手配合，双手同时用力，快速刺入皮下 0.2 ~ 0.3 寸，得气后留针 10 ~ 30 分钟。每隔 5 ~ 10 分钟运针 1 次，每日或隔日 1 次，10 次为 1 个疗程，疗程间隔 1 周左右。

【鼻针】

取穴：肝穴、胆穴。

方法：选用 30 ~ 32 号 0.5 寸的毫针，以轻捷的手法，迅速捻转刺入皮下，然后根据穴位所在的位置斜刺或透刺 0.3 ~ 0.5 寸，得气后留针 10 ~ 30 分钟，每隔 5 ~ 10 分钟间歇运针 1 次，每日 1 次，10 次为 1 个疗程。

【口针】

取穴：胆囊。

方法：常规消毒，选用 26 ~ 32 号 0.5 ~ 1.5 寸的毫针向舌下黏膜皱襞处斜刺，进针 0.3 ~ 0.5 寸，不捻针，不行针，留针 20 ~ 30 分钟，每日治疗 1 次，10 次为 1 个疗程。

【人中针】

取穴：沟 5。

方法：常规消毒，选用 26 号 0.5 ~ 1.5 寸的毫针快速进针，先直刺而后向上斜刺 0.3 ~ 0.5 寸，得气后不留针，持续提插捻转 1 分钟后出针。

【足针】

取穴：肝、胆、内分泌、内太冲。

方法：以 28 ~ 30 号 0.5 寸的毫针快速刺入 0.5 ~ 1 寸，捻转提插，得气后留针 20 分钟，每隔 5 ~ 10 分钟捻针 1 次，每日 1 次，10 次为 1 个疗程。此法用于急性期。慢性期可施足部按摩法。

第二节　痔　疮

痔疮是肛门直肠底部及肛门黏膜的静脉丛发生曲张而形成的一个或多个柔软的静脉团的一种慢性疾病。男女均可得病，任何年龄都可发病，其中 20 ~ 40 岁的人较为多见，并随着年龄的增长而逐渐加重，故有"十人九痔"之说。

痔疮的发病原因颇多，久坐、久站、劳累等使人体长时间处于一种固定体位，从而影响血液循环，使盆腔内血流缓慢和腹内脏器充血，引起痔静脉过度充盈、曲张、隆起，静脉壁张力下降，进而引起痔疮，这是发病的重要原因之一。若运动不足，肠蠕动减慢，粪便下行迟缓或习惯性便秘，从而压迫静脉，使局部充血和血液回流障碍，引起痔静脉内压升高，静脉壁抵抗力降低，也可导致痔疮的发生。据临床观察及统计普查结果分析，不同职业患者中的患病率有显著差异，机关干部、汽车司机、售货员、教师的患病率明显较高。

痔疮按痔核的部位不同分成三型。痔核位于肛门里面黏膜的称为"内痔"，位于肛门口内侧附近的称为"外痔"，二者都有的称为"混合痔"。内痔一般不痛，以便血、痔核脱出为主要症状，严重时会喷血，痔核脱出后不能自行还纳者，还有大便困难、便后擦不干净、有坠胀感等症状。内痔根据病变程度和临床表现又可分为三期：一期内痔排便时带血，无脱垂，齿线上黏膜呈结节状隆起；二期内痔便时带血、滴血或射血，痔核脱出，便后可自行还纳；三期内痔排便时或咳嗽、劳累、负重引起腹压增加时，均发生内痔脱出，并需用手还纳。外痔位于齿线以下，以疼痛、肿块为主要症状，肛门周围长有大小不等、形状不一的皮赘。根据其病理特点的不同，又可分静脉曲张性、结缔组织性、血栓性及炎性四种。其中以炎性外痔最为多见，主要表现为肛缘皮肤皱襞突起，红肿热痛，水肿、充血明显，有压痛，排便时疼痛加重，并有少量分泌物，有的可伴有全身不适和发热。混合痔兼有内、外痔的双重特征，临床以直肠黏膜及皮肤脱出、坠胀、疼痛、反复感染为主要症状。

中医学认为，痔疮是由于久泻久痢，久坐久站，负重远行，便秘，妇女行经、怀孕、分娩、哺乳，慢性疾患，房事过度，情志郁结，思虑太过，导致脏腑虚弱，气血下坠，结聚肛门而成；或因过食肥腻、辛辣之品，饥饱失常，饮酒过量，导致湿热蕴结所致。

【耳针】

取穴：①主穴：直肠下段、大肠、神门、脑、脾。②配穴：根据临床症状灵活选取肺、肛门、交感等穴区。

方法：常规耳针操作，可采用毫针刺法、耳穴埋针及耳穴贴压等刺激方法。

【头针】

取穴：足运感区。

方法：一般选用 28 ~ 30 号 1 ~ 1.5 寸的毫针，针体与头皮成 15° ~ 30°进针，常规头针操作，留针 20 ~ 40 分钟，隔日 1 次，10 次为 1 个疗程。

【眼针】

取穴：取大肠区，配合左侧腹结皮内针。

方法：选用 30 号 0.5 寸的毫针，行眶外横刺法，刺入后以有酸、麻、胀等得气感为佳，不施用任何手法，为促进得气，可做刮柄。留针 5 ~ 15 分钟，每日治疗 1 次，5 次为 1 个疗程。亦可行眶外埋针治疗。

【舌针】

取穴：大肠穴。

方法：毫针快速点刺，不留针。每日 1 次，10 次为 1 个疗程。针 5 次间隔 2 ~ 3 日。

【腕踝针】

取穴：双侧下 6。

方法：一般选用 30 号 1.5 寸的毫针，局部常规消毒后，针与皮肤成 30°，快速进入皮下，然后轻捻针柄，使针体贴着皮肤浅层行进，以针下有松软感为宜，不可出现得气感，进针方向以朝向病端为原则。一般留针 30 分钟，不做提插捻转，隔日 1 次，10 次为 1 个疗程。

【面针】

取穴：心、脾、肝、大肠、痔点。

方法：一般取 0.5 ~ 1.5 寸的毫针，以右手持针，左手作押手配合，双手同时用力，快速刺入皮下 0.2 ~ 0.3 寸，得气后留针 10 ~ 30 分钟，每隔 5 ~ 10 分钟运针 1 次，每日或隔日 1 次，10 次为 1 个疗程，疗程间隔 1 周左右。

【鼻针】

取穴：大肠。

方法：选用 30 ~ 32 号 0.5 寸的毫针，以轻捷的手法，迅速捻转刺入皮下，留针 10 ~ 30 分钟，每隔 5 ~ 10 分钟间歇运针 1 次，每日 1 次，10 次为 1 个疗程。

【口针】

取穴：神经穴、泌尿区。

方法：患者正坐，半张口，医者用纱布垫在患者上、下唇部，以手指将两唇上下拉开。常规消毒，选用 26 ~ 32 号 0.5 ~ 1.5 寸的毫针斜刺，进针约 0.1 寸，不捻针，不行针，留针 20 ~ 30 分钟，每日治疗 1 次，10 次为 1 个疗程。

【足针】

取穴：膀胱、肛门。

方法：患者平卧，选用 30 号或 28 号 1 寸毫针，刺入 2 ~ 5 分深，轻捻转数下出针，或留针 15 分钟，10 次为 1 个疗程，疗程间休息 3 ~ 5 天。

第三节　落　枕

落枕又名失枕，西医称作颈部肌肉扭伤。常于起床时突然发生头部转动困难，一侧颈部肌群紧张僵硬、酸胀疼痛，疼痛严重时可放射至肩背、上肢及头部。患者颈部呈强迫斜颈状姿势，头向患侧倾斜，下颌转向健侧。落枕后会有 1 ~ 2 天的恢复期。本病是一种常见病，好发于青壮年，以冬、春季多见。中年及老年以后反复出现落枕现象，常是颈椎病的前驱症状。

西医学认为，落枕是因各种原因引起颈部一侧的肌肉，如胸锁乳突肌、斜角肌、斜方肌和颈长肌等肌纤维部分撕裂损伤，发生痉挛，使颈部活动受限。

睡眠时枕头不适，过低或过硬，颈部突然扭转，肩挑重物不当及睡眠时局部感受风寒是引起落枕的主要原因，此外，平时缺乏肌肉锻炼，身体虚弱，气血不足等也会诱发本病。

中医学认为，本病系局部感受风寒，气血凝滞，经络受阻；或因躺卧不适，颈部肌肉长时间受到牵拉，或者突然扭挫，致使气血瘀滞，使经脉闭阻不通；或由体弱年高，气血不足，循环不畅，经络失调，肌肉气血凝滞而痹阻不通，僵凝疼痛而发病。

【耳针】

取穴：①主穴：颈、颈椎、神门、压痛点。②配穴：根据临床症状灵活选取肝、肾等穴区。

方法：常规耳针操作，可采用毫针刺法、耳穴埋针及耳穴贴压等刺激方法，急性期重刺激。

【眼针】

取穴：双侧上焦区。

方法：选用 30 号 0.5 寸的毫针，行眶外横刺法，刺入后以有酸、麻、胀等得气感为佳，不施用任何手法，为促进得气，可做刮柄。留针 5 ~ 15 分钟，每日治疗 1 次，5 次为 1 个疗程。

【舌针】

取穴：上肢穴。

方法：毫针快速点刺，不留针。每日 1 次，10 次为 1 个疗程。针 5 次间隔 2 ~ 3 日。

【腕踝针】

取穴：双侧上 6。

方法：一般选用 30 号 1.5 寸的毫针，局部常规消毒后，针与皮肤成 30°，快速进入皮下。然后轻捻针柄，使针体贴着皮肤浅层行进，以针下有松软感为宜，不可出现得气感，进针方向以朝向病端为原则。一般留针 30 分钟，不做提插捻转，隔日 1 次，10 次为 1 个疗程。

【面针】

取穴：首面、背、肩。

方法：一般取 0.5 ~ 1.5 寸的毫针，以右手持针，左手作押手配合，双手同时用力，快速刺入皮下 0.2 ~ 0.3 寸，得气后留针 10 ~ 30 分钟，每日 1 ~ 2 次。

【鼻针】

取穴：项背。

方法：选用 30 ~ 32 号 0.5 寸的毫针，以轻捷的手法，迅速捻转刺入皮下，然后根据穴位所在的位置斜刺或透刺 0.3 ~ 0.5 寸，得气后留针 10 ~ 30 分钟，每隔 5 ~ 10 分钟间歇运针 1 次，每日 1 次，10 次为 1 个疗程。

【口针】

取穴：颈部、枕部。

方法：患者正坐，半张口，医者用纱布垫在患者上、下唇部，以手指将两唇上下拉开。常规消毒，选用 26 ~ 32 号 0.5 ~ 1.5 寸的毫针斜刺，进针约 0.1 寸，不捻针，不行针，留针 20 ~ 30 分钟，每日治疗 1 次。

【人中针】

取穴：沟 2。

方法：选用 26 号毫针，快速进针，向下斜刺 0.3 ~ 0.5 寸，稍施捻转，留针 5 分钟或不留针，每日 1 ~ 2 次。

【手针】

取穴：取颈项穴，可配用落枕穴。

方法：选用 28 号 1 寸的毫针直刺 0.3 ~ 0.6 寸，快速捻转、提插，行强刺激手法，留针 5 分钟，治疗时患者可配合活动颈部，每日 1 ~ 2 次。

【第二掌骨侧针】

取穴：后头、颈点。

方法：针刺之前用爪切法找准压痛点，选用 30 号毫针，在压痛点上沿着第二掌骨的桡侧面边缘刺入，针尖指向手心方向，针入 8 分，每隔 5 ~ 10 分捻转数下，以保持针感，每日 1 ~ 2 次。

【足针】

取穴：颈椎、新穴 20 号。

方法：选用 28 号 1.5 寸的毫针，直刺 1 寸，得气后留针 20 分钟，每隔 5 ~ 10 分捻转数下，以保持针感，每日 1 ~ 2 次。

第四节　颈椎病

颈椎病是指颈椎骨质增生、颈项韧带钙化、颈椎间盘萎缩退化等改变，刺激或压迫颈部神经、血管而产生的一系列症状和体征的病证，又称颈肩综合征。本病多见于 40 岁以上的成年人，为一种常见病、多发病。本病无明显的性别差异，病程长短不一，但大部分为慢性病程，拖延时间较长，其间反复发作，间隔时间不等。

西医学认为，颈椎病是颈椎及其周围的软组织，如椎间盘、黄韧带、脊髓鞘膜等发生病理改变，导致颈神经根、颈脊髓、椎动脉及交感神经受到压迫或刺激，从而产生的各种症状。成年后，颈椎间盘逐渐发生髓核脱水、弹性降低、纤维环破裂等一系列退行性变，进而可影响颈椎的稳定性。颈椎两侧对称分布的肌肉维持着颈椎的力学平衡，若颈部肌肉劳损，则颈椎的力学平衡失常。椎间盘的退行性变和颈部肌肉的劳损，二者互相影响，形成恶性循环，可引起一系列的病理改变。

外伤、劳累、风寒外感、炎症、枕头及卧姿不当，这些常为诱发因素。颈部软组织劳损和椎间盘退行性病变，是引起颈椎病的主要原因。故长期埋头工作，如缝纫、刺绣、绘图、谱写等，容易引起颈部肌肉劳损。落枕治疗不彻底或反复发作，也可致颈部肌肉劳损而诱发本病。

颈椎病按其受压的部位不同而出现不同的症状，一般分为颈型、神经根型、脊髓型和椎动脉型等。主要症状表现为颈、肩部痛，或伴有针刺样或触电样麻痛感，颈部活动受限，神经根受压严重者，可出现神经所支配的肌肉萎缩等现象，或见有头痛、眩晕、恶心、耳鸣、耳聋、视物不清等症。

本病属于中医学"痹证"的范畴。中医学认为，本病系外感风寒湿邪客于太阳经，致太阳经输布不利，经脉不通；或有扭挫损伤，气血瘀滞，使经脉闭阻不通；或因年老体弱、劳损等造成肝肾不足，筋骨失养。

【耳针】

取穴：①主穴：颈、颈椎、神门。②配穴：根据临床症状灵活选取肝、肾、内分泌、交感、脑点等穴区。如伴见头晕、头痛等头部症状者，加额、颞、枕等；上肢肩背麻木疼痛者，加肩、肩关节、肘、腕等穴区。

方法：常规耳针操作，可采用毫针刺法、耳穴埋针及耳穴贴压等刺激方法，急性期重刺激。

【头针】

取穴：根据临床症状的不同选取顶旁1线、顶旁2线、顶颞后斜线、顶颞前斜线，如伴见头痛者可配枕下旁线、枕上旁线、顶中线。

方法：一般选用28~30号1~1.5寸的毫针，针体与头皮成15°~30°进针，常规头针操作，留针20~40分钟，隔日1次，10次为1个疗程。

【眼针】

取穴：双侧上焦区。

方法：选用30号0.5寸的毫针，行眶外横刺法，刺入后以有酸、麻、胀等得气感为佳，不施用任何手法，为促进得气，可做刮柄。留针5~15分钟，每日治疗1次，5次为1个疗程。亦可行眶外埋针治疗。

【舌针】

取穴：重点选取与患病部位相关的舌穴，再根据辨证所涉及的脏腑选取相应的脏腑穴位。①主穴：颈穴、肩穴、附蒂穴、脑中穴。②配穴：疼痛放射至肩背部者，加肩穴、胸穴等；视听障碍者，加脑明穴；手指麻木者，加手穴；腰酸膝软，抬举无力，手足麻木者，加肝穴、肾穴。

方法：毫针快速点刺，不留针。每日1次，10次为1个疗程，针5次间隔2~3日。

【腕踝针】

取穴：双侧上5、上6。

方法：一般选用 30 号 1.5 寸的毫针，局部常规消毒后，针与皮肤成 30°快速进入皮下。然后轻捻针柄，使针体贴着皮肤浅层行进，以针下有松软感为宜，不可出现得气感，进针方向以朝向病端为原则。一般留针 30 分钟，不做提插捻转，隔日 1 次，10 次为 1 个疗程。

【面针】

取穴：背、肩、臂。

方法：一般取 0.5 ~ 1.5 寸的毫针，以右手持针，左手作押手配合，双手同时用力，快速刺入皮下 0.2 ~ 0.3 寸，得气后留针 10 ~ 30 分钟，每隔 5 ~ 10 分钟运针 1 次，每日或隔日 1 次，10 次为 1 个疗程，疗程间隔 1 周左右。

【鼻针】

取穴：主穴取项背，如伴有头部或上肢症状者加头面、上肢穴。

方法：选用 30 ~ 32 号 0.5 寸的毫针，以轻捷的手法，迅速捻转刺入皮下，然后根据穴位所在的位置斜刺或透刺 0.3 ~ 0.5 寸，得气后留针 10 ~ 30 分钟，每隔 5 ~ 10 分钟间歇运针 1 次，每日 1 次，10 次为 1 个疗程。

【口针】

取穴：颈、枕。

方法：患者正坐，半张口，医者用纱布垫在患者上、下唇部，以手指将两唇上下拉开。常规消毒，选用 26 ~ 32 号 0.5 ~ 1.5 寸的毫针斜刺，进针约 0.1 寸，不捻针，不行针，留针 20 ~ 30 分钟，每日治疗 1 次，10 次为 1 个疗程。

第五节　肩关节周围炎

肩关节周围炎（肩周炎）又称粘连性肩关节囊炎，俗称"冻结肩""漏肩风"。肩关节周围炎是一种中老年人的常见病。起病多缓慢，病程较长。主要表现为肩关节疼痛及关节僵直。疼痛可为阵发性或持续性，活动与休息均可出现，严重者一触即痛，甚至半夜会痛醒。部分病人疼痛可向颈、耳、前臂或手放射，肩部可有压痛。由于肩部上下左右活动受到不同程度的限制，病情严重的病人，连刷牙、洗脸、梳头、脱衣、插衣袋等都有一定的困难。

西医学认为，肩关节周围炎是肩关节周围肌肉、肌腱、韧带、筋膜等软组织的病变，发病原因目前尚不清楚。由于本病多发生在 40 ~ 50 岁以上的中年或老年女性，推测与老年性的退行性改变有关。此外，慢性外伤和肩部软组织退行性变也是发病原因之一。肩关节周围炎与颈椎病的关系密切。患颈椎病时，增生的骨质压迫颈神经前根中的交感纤维，这种慢性刺激会改变肩关节及其周围组织的血液供应，导致肩关节萎缩性改变。同时，颈神经根受压后的刺激也可以引起肩部牵涉痛，使其活动减少，形成恶性循环。近年研究发现，肩关节周围炎并不是一种完全孤立的疾病，它可能是某些潜在疾病，如糖尿病、颈椎病、冠心病、肺癌等的特殊表现，因此应引起警惕。

本病大多发生在 40 岁以上的中老年人,软组织退行病变,对各种外力的承受能力减弱是其内在因素,而长期过度活动、姿势不良等所产生的慢性致伤力是主要的诱发因素。此外,上肢外伤后肩部固定过久,肩部急性挫伤、牵拉伤后治疗不当,其他疾病如颈椎病、心、肺、胆道疾病发生的肩部牵涉痛长期不愈,而使肩部肌持续性痉挛、缺血而形成炎性病灶等,也可诱发本病。

肩关节周围炎初期表现为肩部隐痛,发展到持续性疼痛,剧烈者呈刀割样,常可放射至臂部,昼轻夜重,夜间常可因睡眠体位不当而痛醒,醒后不能入睡。白天常可因劳累、牵拉、碰撞、受寒等因素而肩痛加剧。全方位(前屈、后伸、内收、外展、内旋、外旋及环转)的肩关节活动受限,并且逐渐加重。后期因肩关节周围软组织广泛粘连,关节僵硬,运动功能丧失,出现肩部肌肉萎缩,尤以三角肌最为明显。在体征方面有"扛肩"现象,在肩峰、喙突或肱二头肌长头等肩关节周围有明显的压痛。

中医学认为,人过中年阳气虚弱,正气渐损,肝肾不足,气血虚弱,营卫失调,以致筋脉肌肉失去濡养,遇有风湿寒邪外侵,易使气血凝滞,阳气不布,脉络不通,故发本病。

【耳针】

取穴:①主穴:肩、锁骨、神门、肩关节、肾上腺。②配穴:根据临床症状灵活选取肝、脾、皮质下、内分泌等穴区。

方法:常规耳针操作,可采用毫针刺法、耳穴埋针及耳穴贴压等刺激方法,急性期重刺激。

【头针】

取穴:对侧感觉区中 2/5、对侧运动区中 2/5、顶旁 2 线。

方法:一般选用 28 ~ 30 号 1 ~ 1.5 寸的毫针,针体与头皮成 15° ~ 30°进针,常规头针操作,留针 40 ~ 60 分钟,每 20 分钟运针 1 次,同时活动肩关节,隔日 1 次,10次为 1 个疗程。

【眼针】

取穴:双侧上焦区、大肠区。

方法:选用 30 号 0.5 寸的毫针,行眶外横刺法,刺入后以有酸、麻、胀等得气感为佳,不施用任何手法,为促进得气,可做刮柄。留针 5 ~ 15 分钟,每日治疗 1 次,5次为 1 个疗程。亦可行眶外埋针治疗。

【舌针】

取穴:肩穴、上臂穴。

方法:毫针快速点刺,不留针。每日 1 次,10 次为 1 个疗程,针 5 次间隔 2 ~ 3 日。

【腕踝针】

取穴:患侧上 4、上 5 或上 6。

方法：一般选用 30 号 1.5 寸的毫针，局部常规消毒后，针与皮肤成 30°，快速进入皮下。然后轻捻针柄，使针体贴着皮肤浅层行进，以针下有松软感为宜，不可出现得气感，进针方向以朝向病端为原则。一般留针 30 分钟，不做提插捻转，隔日 1 次，10 次为 1 个疗程。

【面针】

取穴：背、肩、臂。

方法：一般取 0.5 ~ 1.5 寸的毫针，以右手持针，左手作押手配合，双手同时用力，快速刺入皮下 0.2 ~ 0.3 寸，得气后留针 10 ~ 30 分钟，每隔 5 ~ 10 分钟运针 1 次，每日或隔日 1 次，10 次为 1 个疗程，疗程间隔 1 周左右。

【鼻针】

取穴：肩、臂、肘、上肢、心。

方法：选用 30 ~ 32 号 0.5 寸的毫针，以轻捷的手法，迅速捻转刺入皮下，然后根据穴位所在的位置斜刺或透刺 0.3 ~ 0.5 寸，得气后留针 10 ~ 30 分钟，每隔 5 ~ 10 分钟间歇运针 1 次，每日 1 次，10 次为 1 个疗程。

【口针】

取穴：前臂、上臂、肩前、肩后。

方法：患者正坐，半张口，医者用纱布垫在患者上、下唇部，以手指将两唇上下拉开。常规消毒，选用 26 ~ 32 号 0.5 ~ 1.5 寸的毫针斜刺，进针约 0.1 寸，不捻针，不行针，留针 20 ~ 30 分钟，每日治疗 1 次，10 次为 1 个疗程。

【手针】

取穴：肩、颈项。

方法：选用 28 号 1 寸的毫针直刺 0.3 ~ 0.6 寸，快速捻转、提插，行中等强度的刺激手法，留针 10 分钟，治疗时患者可配合活动颈部，每日 1 次，10 次为 1 个疗程。

第六节　急性扭挫伤

急性扭挫伤是指躯干或关节附近的韧带及组织，突然受到扭曲或拉扯所造成。常见的部位有腰、脚踝、膝、腕、手肘及肩关节。

扭挫伤的主要病理变化为皮下出血和软组织损伤。本病一般多有外伤史，临床主要症状有局部红肿热痛、瘀血肿胀、关节功能活动障碍、活动时疼痛加剧等。

本病属于中医学"跌打损伤""伤筋"的范畴。中医学认为，本病是因外伤导致筋脉受损，气血运行受阻，局部气血瘀滞而成。

【耳针】

取穴：①主穴：敏感点、神门。②配穴：根据临床症状选取肾上腺、肝、脾、肾等穴区。

方法：常规耳针操作，可采用毫针刺法、耳穴埋针及耳穴贴压等刺激方法；急性期重刺激。

【眼针】

取穴：上肢部、肩部取双侧上焦区；下肢部、踝部取双侧下焦区；腰部取肾区、下焦区、膀胱。

方法：选用 30 号 0.5 寸的毫针，行眶外横刺法，刺入后以有酸、麻、胀等得气感为佳，不施用任何手法，为促进得气，可做刮柄。留针 5 ~ 15 分钟，每日治疗 1 次，5 次为 1 个疗程。治疗期间嘱患者活动患部。

【腕踝针】

取穴：上肢部、肩部取双侧上 4、上 5、上 6；下肢部、腰部取双侧下 6。

方法：一般选用 30 号 1.5 寸的毫针，局部常规消毒后，针与皮肤成 30°，快速进入皮下。然后轻捻针柄，使针体贴着皮肤浅层行进，以针下有松软感为宜，不可出现得气感，进针方向以朝向病端为原则。一般留针 30 分钟，不做提插捻转，隔日 1 次，10 次为 1 个疗程。

【面针】

取穴：根据扭伤的部位选取手、臂、背、股、膝、膝髌、胫、足。

方法：一般取 0.5 ~ 1.5 寸的毫针，以右手持针，左手作押手配合，双手同时用力，快速刺入皮下 0.2 ~ 0.3 寸，得气后留针 10 ~ 30 分钟，每隔 5 ~ 10 分钟运针 1 次，每日 1 次，10 次为 1 个疗程。

【鼻针】

取穴：腰背部扭伤选用腰脊。

方法：选用 30 ~ 32 号 0.5 寸的毫针，以轻捷的手法，迅速捻转刺入皮下 0.3 ~ 0.5 寸，得气后留针 10 ~ 30 分钟，每隔 5 ~ 10 分钟间歇运针 1 次，每日 1 次，5 次为 1 个疗程。

【口针】

取穴：根据扭伤的部位选取相应的穴位。上肢区域取肩前、肩后、上臂、臂内、外腕、内腕；下肢区域取大腿、膝关节、小腿、足踝；腰部区域取腰、尾骶。

方法：患者正坐，半张口，医者用纱布垫在患者上、下唇部，以手指将两唇上下拉开。常规消毒，选用 26 ~ 32 号 0.5 ~ 1.5 寸的毫针斜刺，进针约 0.1 寸，不捻针，不行针，留针 20 ~ 30 分钟，每日治疗 1 次，5 次为 1 个疗程。

【人中针】

取穴：根据扭伤的部位选取相应的穴位。腰部取沟 5；上肢部取沟 3；下肢部取沟 8。

方法：选用 26 号毫针，快速进针，直刺后向上斜刺 0.3 ~ 0.5 寸，稍施捻转，留针 5 分钟或不留针，每日 1 ~ 2 次。

【手针】

取穴：根据扭伤的部位选取相应的穴位，如踝、肩、腰、腰痛、脊柱。

　　方法：选用 28 号 1 寸毫针直刺 0.3 ～ 0.6 寸，快速捻转、提插，行强刺激手法，留针 5 分钟，治疗时患者可配合活动患部，每日 1 ～ 2 次。

【第二掌骨侧针】

　　取穴：腰部扭伤取肾、腰；膝部扭伤取腿。

　　方法：针刺之前用爪切法找准压痛点，选用 30 号毫针，在压痛点上沿着第二掌骨的桡侧面边缘刺入，针尖指向手心方向，针入 8 分，每隔 5 ～ 10 分钟捻转数下，以保持针感，每日 1 ～ 2 次。

【足针】

　　取穴：腰部扭伤取腰痛点、新穴 18 号。

　　方法：选用 28 号 1.5 寸的毫针，直刺 1 寸，得气后留针 20 分钟，每隔 5 ～ 10 分钟捻转数下，以保持针感，每日 1 ～ 2 次。

第七节　类风湿关节炎

　　类风湿关节炎，是一种以关节病变为主的全身慢性自身免疫性疾病。常好发于青壮年，约 80% 的患者发病年龄在 20 ～ 45 岁，男女之比为 1:（2 ～ 4）。初起时发病缓慢，患者先有几周到几个月的疲倦乏力、体重减轻、胃纳不佳、低热和手足麻木刺痛等前驱症状。随后发生某一关节疼痛、僵硬，以后关节肿大，日渐疼痛。开始时可能一二个关节受累，往往是游走性的，以后发展为对称性多关节炎。关节的受累常从四肢远端的小关节开始，以后再累及其他关节。近侧的指间关节最常发病，呈梭状肿大；其次为掌指、趾、腕、膝、肘、踝、肩和髋关节等。晨间关节僵硬，肌肉酸痛，适度活动后僵硬现象可减轻。僵硬程度和持续时间，常和疾病的活动程度一致。由于关节的肿痛和运动的限制，关节附近肌肉的僵硬和萎缩也日益显著，以后关节周围组织也变得僵硬。随着病变的发展，患者出现不规则发热，脉搏加快，显著贫血。病变关节最后变得僵硬而畸形，膝、肘、手指、腕部都固定在屈位。手指常在掌指关节处向外侧成半脱位，形成特征性的尺侧偏向畸形，此时患者的日常生活都需人协助。多处关节受累的患者更是终日不离床褥，不能动弹而极度痛苦。

　　西医学认为，类风湿关节炎的病理为关节腔滑膜炎症、渗液、细胞增殖、肉芽肿形成，软骨及骨组织破坏，最后关节强直及功能障碍。由于多系统损害，血清中可查到自身抗体，故认为本病是自身性疾病。

　　类风湿关节炎的病因尚未完全明确。本病与环境、细胞、病毒、遗传、性激素及神经精神状态等因素密切相关，但多数患者发病前常无明显诱因可查。

　　本病属于中医"痹证"的范畴，其临床特征与"历节病""白虎历节风"较为相似。湿邪阻滞和痰浊凝结是导致本病的重要因素。本病的发病初期，多为急性发作，出现关节肿痛，身热有汗不解，累及关节屈伸不利，晨起僵硬，烦躁，尿少且颜色变深，属湿热痹。中晚期，由于迁延日久，伤及阳气，或者阳虚体质的患者，每遇阴雨冷天则疼痛加剧，关节剧痛但不灼热，肿胀僵硬而无法弯曲，属寒湿痹。晚期因为病久累及肝肾，造成骨枯筋痿，关节僵硬变形，身体虚瘦，生活不能自理，为肝肾两虚。

【耳针】

取穴：①主穴：内分泌、指、腕、肘、肩、趾、踝、膝、髋等点。②配穴：根据临床症状选取肝、脾、肾等穴区。

方法：常规耳针操作，可采用毫针刺法、耳穴埋针及耳穴贴压等刺激方法，急性期重刺激。

【眼针】

取穴：上肢部、肩部取双侧上焦区；下肢部、踝部取双侧下焦区。

方法：选用 30 号 0.5 寸的毫针，行眶外横刺法，刺入后以有酸、麻、胀等得气感为佳，不施用任何手法，为促进得气，可做刮柄。留针 5 ~ 15 分钟，每日治疗 1 次，5 次为 1 个疗程。

【舌针】

取穴：主穴取肝、脾、肾、膀胱等穴。再根据患病部位选取手、前臂、肘、肩、腰、骶、大腿、膝、小腿、足等穴。

方法：毫针快速点刺，不留针。每日 1 次，10 次为 1 个疗程。

【腕踝针】

取穴：上肢部、肩部取上 1 ~ 6；下肢部取下 1 ~ 6。

方法：根据压痛部位选择相关的针刺点。选用 30 号 1.5 寸的毫针，局部常规消毒后，针与皮肤成 30°快速进入皮下。然后轻捻针柄，使针体贴着皮肤浅层行进，以针下有松软感为宜，不可出现得气感，进针方向以朝向病端为原则。一般留针 30 分钟，不做提插捻转，隔日 1 次，10 次为 1 个疗程。

【面针】

取穴：根据患病部位选取手、臂、背、股、膝、膝髌、胫、足。

方法：一般取 0.5 ~ 1.5 寸的毫针，以右手持针，左手作押手配合，双手同时用力，快速刺入皮下 0.2 ~ 0.3 寸，得气后留针 10 ~ 30 分钟，每隔 5 ~ 10 分钟运针 1 次，每日 1 次，10 次为 1 个疗程。

【口针】

取穴：根据患病部位选取相应的穴位。上肢区域取肩前、肩后、上臂、臂内、外腕、内腕；下肢区域取大腿、膝关节、小腿、足踝。

方法：患者正坐，半张口，医者用纱布垫在患者上、下唇部，以手指将两唇上下拉开。常规消毒，选用 26 ~ 32 号 0.5 ~ 1.5 寸的毫针斜刺，进针约 0.1 寸，不捻针，不行针，留针 20 ~ 30 分钟，每日治疗 1 次，5 次为 1 个疗程。

【人中针】

取穴：根据患病部位选取相应的穴位。上肢取沟 3；下肢取沟 8。

　　方法：选用 26 号毫针，快速进针，直刺后向上斜刺 0.3 ~ 0.5 寸，稍施捻转，留针 5 ~ 10 分钟，隔日 1 ~ 2 次。

【手针】

　　取穴：根据患病部位选取相应的穴位，如踝、肩、腰、腰痛、脊柱。

　　方法：选用 28 号 1 寸毫针直刺 0.3 ~ 0.6 寸，快速捻转、提插，行强刺激手法，留针 5 分钟，每日 1 ~ 2 次。

第八节　乳腺炎

　　乳腺炎是指乳腺的急性化脓性感染，临床表现为乳房肿胀、疼痛，可伴有发热、畏寒，病侧乳房红肿热痛，出现硬块，最后形成脓肿等。本病常见于哺乳期妇女，尤其是初产妇，好发于产后第 3 ~ 4 周。发病前常有乳头皲裂、乳头隐畸形、乳房受挤压、乳汁淤积等诱因。

　　西医学认为，本病为细菌（金黄色葡萄球菌等）经乳头皲裂处或乳管口侵入乳腺组织所引起，若病情进一步发展，则局部组织发生坏死、液化，大小不等的感染灶相互融合形成脓肿。脓肿有可能穿破胸大肌筋膜前疏松的结缔组织，形成乳房后脓肿，或乳汁自创口处溢出而形成乳漏，甚者可发生脓毒败血症。

　　乳腺炎按照疾病的表现主要分两种：一为急性单纯乳腺炎，具体表现为乳房胀痛，局部皮温高、压痛，出现边界不清的硬结，有触痛。二是急性化脓性乳腺炎，表现为局部皮肤红、肿、热、痛，出现较明显的硬结，触痛更甚，同时可出现寒战、高热、头痛、无力、脉数等全身症状。腋下可出现肿大的淋巴结，有触痛，化验示血白细胞升高，严重时可合并败血症。

　　中医学认为，本病初期主要表现为积乳，热毒内盛，其治疗原则为解毒清热，通乳消肿。成脓期主要是热毒壅盛，脓液积聚，其治疗原则为回乳，清热解毒，排毒透脓。

【耳针】

　　取穴：①主穴：胸、内分泌、肾上腺、神门。②配穴：根据临床症状灵活选取肝、脾、下屏间。

　　方法：常规耳针操作，可采用毫针刺法、耳穴埋针及耳穴贴压等刺激方法，急性期重刺激。

【腕踝针】

　　取穴：患侧上 2、上 4。

　　方法：一般选用 30 号 1.5 寸的毫针，局部常规消毒后，针与皮肤成 30°，快速进入皮下。然后轻捻针柄，使针体贴着皮肤浅层行进，以针下有松软感为宜，不可出现得气感，进针方向以朝向病端为原则。一般留针 30 分钟，不做提插捻转，隔日 1 次，10 次为 1 个疗程。

【面针】

取穴：膺乳、肝。

方法：一般取 0.5 ~ 1.5 寸的毫针，以右手持针，左手作押手配合，双手同时用力，快速刺入皮下 0.2 ~ 0.3 寸，得气后留针 10 ~ 30 分钟，每隔 5 ~ 10 分钟运针 1 次，每日或隔日 1 次，10 次为 1 个疗程，疗程间隔 1 周左右。

【鼻针】

取穴：胸、乳。

方法：选用 30 ~ 32 号 0.5 寸的毫针，以轻捷的手法，迅速捻转刺入皮下，然后根据穴位所在的位置斜刺 0.3 ~ 0.5 寸，得气后留针 10 ~ 30 分钟，每隔 5 ~ 10 分钟间歇运针 1 次，每日 1 次，10 次为 1 个疗程。

【人中针】

取穴：沟 4。

方法：选用 26 号毫针，快速进针，直刺后根据症状向上或向下斜刺 0.3 ~ 0.5 寸，稍施捻转，留针 5 ~ 10 分钟，每日 1 次，10 次为 1 个疗程。

【第二掌骨侧针】

取穴：肺心点附近的敏感点。

方法：针刺之前用爪切法找准压痛点，选用 30 号毫针，在压痛点上沿着第二掌骨的桡侧面边缘刺入，针尖指向手心方向，针入 8 分，每隔 5 ~ 10 分钟捻转数下，以保持针感，每日 1 ~ 2 次，10 次为 1 个疗程。

第九节　腰肌劳损

腰肌劳损是指腰骶部肌肉、筋膜等软组织的慢性损伤，又称"功能性腰痛"或"腰背肌筋膜炎"。临床以反复发作，病程长而缠绵为特点。既是多种疾病的一个症状，又可作为独立的疾病。

本病的病因病机主要为腰肌的慢性积累性损伤，如经常用同一侧肩部扛抬重物、长期从事弯腰工作或由于习惯性的姿势不良等而引起腰肌酸痛；此外，腰部软组织急性损伤后，没有及时治疗或治疗不彻底，或反复多次损伤，先天性畸形等，也是发病的诱因。

本病有长期慢性腰痛史，反复发作，疼痛多为隐痛或酸痛，病变常发生在腰骶部一侧或两侧，压痛范围广泛，没有固定的压痛点，按揉之后感觉舒适。肌肉僵硬但能够做腰屈伸活动，稍活动后痛感减轻，腰生理前屈减少或消失。酸痛在劳累后加剧，休息后减轻，并与气候变化有关。屈腰试验、拾物试验均阳性。

中医学认为，本病多因肝肾虚弱，筋骨不健，气血不和，复加劳损，久病正气亏虚或复感风寒湿邪，阻塞络道所致；或平素体虚，肾气不足，精气不能充养筋骨、经络，患部多气血不畅；或者由于肝郁气滞，气滞血瘀，留于经络，血不荣筋，筋脉不疏，而致腰部痉挛疼痛；或风寒湿邪乘虚侵袭，经脉痹阻不通，不通则痛。

【耳针】

取穴：①主穴：腰骶椎、神门、肾。②配穴：寒湿重者加脾；刺痛感觉明显者加肝、脾；疼痛剧烈者加内分泌、肾上腺。

方法：常规耳针操作，可采用毫针刺法、耳穴埋针及耳穴贴压等刺激方法，急性期重刺激。

【头针】

取穴：顶中线、顶旁1线（双侧）。

方法：选用28～30号1～1.5寸的毫针，针体与头皮成15°～30°进针，常规头针操作，留针20～40分钟，隔日1次，10次为1个疗程。

【眼针】

取穴：肝区（双侧）、肾区（双侧）、下焦区（双侧）。

方法：选用30号0.5寸的毫针，行眶外横刺法，刺入后以有酸、麻、胀等得气感为佳，不施用任何手法，为促进得气，可做刮柄。留针5～15分钟，每日治疗1次，5次为1个疗程。亦可行眶外埋针治疗。

【舌针】

取穴：肾穴、肝穴。

方法：毫针快速点刺，不留针。每日1次，10次为1个疗程，针5次间隔2～3日。

【腕踝针】

取穴：下6（双侧）。

方法：选用30号1.5寸的毫针，无名指、小指在中指下夹持针柄，用另一手拇指拉紧皮肤，针体与皮肤成30°，用拇指轻旋针柄，快速进针，针进入皮肤后，一般留针30分钟，可适当延长留针时间，隔日1次，10次为1个疗程。

【面针】

取穴：背（听宫）、肾、股。

方法：一般取0.5～1.5寸的毫针，以右手持针，左手作押手配合，双手同时用力，快速刺入皮下0.2～0.3寸，得气后留针10～30分钟，每隔5～10分钟运针1次，每日或隔日1次，10次为1个疗程，疗程间隔1周左右。

【鼻针】

取穴：肾、肝、腰脊、腰三角、敏感点。

方法：常规消毒，选用30～32号0.5寸的不锈钢毫针，以轻缓手法捻转刺入穴位，先直立刺入皮下，然后根据穴位所在的位置斜刺或透刺。捻转要轻，待患者有酸、胀感时，留针10～20分钟，之后捻针1次。针刺到1～2分深时，向下斜刺。一般10次为1个疗程，隔日或每日1次，两个疗程之间休息7天左右。

【口针】

取穴：腰部区、大腿穴。

方法：患者正坐，半张口，医者用纱布垫在患者上、下唇部，以手指将两唇上下拉开。常规消毒，选用 26 ~ 32 号 0.5 ~ 1.5 寸的毫针斜刺，进针约 0.1 寸，不捻针，不行针，留针 20 ~ 30 分钟，每日治疗 1 次，10 次为 1 个疗程。

【手针】

取穴：腰腿穴（双侧）。

方法：手取自然弯曲位，选用 28 ~ 30 号 0.5 寸的毫针，针身与皮肤表面成 15° ~ 30°，针尖向掌面侧，从伸指肌腱与掌骨之间刺入，深度 5 ~ 8 分，行针时嘱患者尽量活动腰部或做局部按摩。留针 20 ~ 30 分钟，每日治疗 1 次，10 次为 1 个疗程。可配合埋针疗法，或针刺时加电针。

【第二掌骨侧针】

取穴：腰穴（双侧）。

方法：常规消毒，针刺之前用指压法找准压痛点。选用 1 寸 30 号毫针，在压痛点上沿着第二掌骨侧的桡侧面边缘刺入第二掌骨侧手心的一侧，垂直于平面的方向进针，针入压痛点 8 分。针入后如无强针感，则须将针尖稍变换一下方向（不必拔出针），以探寻针感最强点，同时腰部感觉有热感为最佳效果，找到强针感点后，留针 45 分钟。其间每隔 5 ~ 10 分钟，略捻转提插数下，以保持针感，还可配合局部指压按摩法。每天 1 次，7 天为 1 个疗程，疗程间休息 2 ~ 3 天。

【足针】

取穴：腰穴（双侧）、15 号（双侧）、21 号（双侧）、26 号（双侧）。

方法：患者平卧位，选用 30 号或 28 号 1 寸的毫针，刺入 2 ~ 5 分，轻捻转数下出针，或留针 15 分钟。10 次为 1 个疗程，疗程间休息 3 ~ 5 天。

第十节　腰椎间盘突出症

腰椎间盘突出症，又称腰椎间盘纤维环破裂症，是临床上腰部的常见病、多发病，指椎间盘内的髓核突出并压迫神经根而致腰腿痛的一种常见病。临床上以 L4 ~ L5 和 L5 ~ S1 之间的椎间盘病变最为常见。

随着年龄的增长或在外界因素的作用下，腰椎间盘各部分（髓核、纤维环及软骨板），尤其是髓核，发生不同程度的退行性改变，导致椎间盘的纤维环破裂，髓核组织从破裂之处突出（或脱出）于后方或椎管内，引起相邻组织，如脊神经根、脊髓等受到刺激或压迫，从而产生腰部疼痛，一侧或两侧下肢麻木、疼痛等一系列临床症状。

西医学认为，本病的病因分为内因和外因两个方面。内因是椎间盘本身退行性变或椎间盘发育上的缺陷；外因有损伤、慢性劳损及感受风寒刺激等。此外，突然的腰部负荷增加，尤其是快速弯腰、侧屈或旋转，起床、起立等日常生活和某些工作中的姿势不当，剧烈咳嗽、打喷嚏、大便秘结、用力屏气时造成的腹压增高等，都是发病的诱因。

腰椎间盘突出症常表现为反复发作的下腰痛和臀部疼痛，短期休息后缓解。疼痛可由于弯腰而突然加重，表现为突然的、比腰痛更剧烈的腿痛。与腰痛的疼痛程度相当或比腰痛更严重（可见于许多病例）的腿痛，是由于突出的髓核压迫神经根而引起的放射性疼痛。如果腿痛很轻而腰痛很重，则诊断腰椎间盘突出时应慎重。由于椎间盘突出而产生的疼痛通常是间歇性的，活动时特别是坐位时加重。

本病属于中医学"腰腿痛"的范畴。本病多因肾气不足，感受风寒湿等外邪，或用力不当，损伤筋脉，气血瘀滞，经络不通所致。

【耳针】

取穴：①主穴：腰骶椎、肾、臀、坐骨神经、神门。②配穴：伴见肢体多汗、肿胀等症状者，加内分泌、皮质下；膝关节麻木疼痛者，加膝。

方法：常规耳针操作，可采用毫针刺法、耳穴埋针及耳穴贴压等刺激方法，急性期重刺激。

【头针】

取穴：①主穴：顶中线、顶旁1线（对侧）、枕上正中线。②配穴：下肢疼痛者，加顶颞前斜线（对侧）上1/5、顶颞后斜线上1/5。

方法：选用28～30号1～1.5寸的毫针，针体与头皮成15°～30°进针，常规头针操作，留针20～40分钟，隔日1次，10次为1个疗程。

【眼针】

取穴：肾区（双侧）、下焦区（双侧）。

方法：选用30号0.5寸的毫针，行眶外横刺法，刺入后以有酸、麻、胀等得气感为佳，不施用任何手法，为促进得气，可做刮柄。留针5～15分钟，每日治疗1次，5次为1个疗程。

【舌针】

取穴：肾穴、下肢穴。

方法：毫针快速点刺，不留针。每日1次，10次为1个疗程，针5次间隔2～3日。

【腕踝针】

取穴：下6（双侧）、下4（双侧）。

方法：一般选用30号1.5寸的毫针，局部常规消毒后，针与皮肤成30°，快速进入皮下。然后轻捻针柄，使针体贴着皮肤浅层行进，以针下有松软感为宜，不可出现得气感，进针方向以朝向病端为原则。一般留针30分钟，不做提插捻转，隔日1次，10次为1个疗程。

【面针】

取穴：膝、股、肾、背（听宫）。

方法：一般取0.5～1.5寸的毫针，以右手持针，左手作押手配合，双手同时用力，快速刺入皮下0.2～0.3寸，得气后留针10～30分钟。每隔5～10分钟运针1次，每日或隔日1次，10次为1个疗程，疗程间隔1周左右。

【鼻针】

取穴：腰三角、腰脊、肾、膝胫。

方法：选用 30 ~ 32 号 0.5 寸的毫针，以轻捷的手法，迅速捻转刺入皮下，然后根据穴位所在的位置斜刺或透刺 0.3 ~ 0.5 寸，得气后留针 10 ~ 30 分钟，每隔 5 ~ 10 分钟间歇运针 1 次，每日 1 次，10 次为 1 个疗程。

【口针】

取穴：腰部区、大腿穴、大腿上穴、膝关节穴。

方法：患者正坐，半张口，医者用纱布垫在患者上、下唇部，以手指将两唇上下拉开。常规消毒，选用 26 ~ 32 号 0.5 ~ 1.5 寸的毫针斜刺，进针约 0.1 寸，不捻针，不行针，留针 20 ~ 30 分钟，每日治疗 1 次，10 次为 1 个疗程。

【手针】

取穴：腰腿穴（双侧）、坐骨神经穴（双侧）、脊柱（双侧）。

方法：手取自然弯曲位，选用 28 ~ 30 号 0.5 寸的毫针，针身与皮肤表面成 15° ~ 30°，针尖向掌面侧，从伸指肌腱与掌骨之间刺入，深度 5 ~ 8 分，行针时嘱患者尽量活动腰部或做局部按摩。留针 20 ~ 30 分钟，每日治疗 1 次，10 次为 1 个疗程。

【第二掌骨侧针】

取穴：腰穴（双侧）。

方法：常规消毒，针刺之前用指压法找准压痛点。选用 1 寸 30 号毫针，在压痛点上沿着第二掌骨侧的桡侧面边缘刺入第二掌骨侧手心的一侧，垂直于平面的方向进针，针入压痛点 8 分。针入后如无强针感，则须将针尖稍变换一下方向（不必拔出针），以探寻针感最强点，同时腰部感觉有热感为最佳效果，找到强针感点后，留针 45 分钟。其间每隔 5 ~ 10 分钟，略捻转提插数下，以保持针感，还可配合局部指压按摩法。每天 1 次，7 天为 1 个疗程，疗程间休息 2 ~ 3 天。

【足针】

取穴：腰穴（双侧）、3 号（双侧）、35 号（双侧）。

方法：患者平卧位，选用 30 号或 28 号 1 寸的毫针，刺入 2 ~ 5 分，轻捻转数下出针，或留针 15 分钟。10 次为 1 个疗程，疗程间休息 3 ~ 5 天。

第十一节　坐骨神经痛

坐骨神经痛是指因某种病因产生的沿坐骨神经通路及分布区的疼痛综合征，多为急性或亚急性发病，少数为慢性，病程可达数年至数十年。它是一种症状，并不是一个独立的疾病。发病年龄常在 20 ~ 60 岁，其中 40 岁左右最多见。

按病损累及的部位不同，分为根性、丛性和干性坐骨神经痛三种。根性坐骨神经痛累及腰骶神经的前、后根，病因以腰椎间盘突出最多见，其次有椎管内肿瘤、腰椎结核、腰骶神经根炎等；丛性坐骨神经痛的病变部位主要在腰骶神经丛，常继发于慢性盆腔炎、附件炎、骨盆外伤、髂腰肌和梨状肌损伤或炎症及骶髂关节炎、前列腺炎等；干性坐骨神经痛的病变主要是在椎管外坐骨神经主干及其分支，病因有臀部外伤、梨状肌综合征、臀肌注射不当及糖尿病等。

疼痛为本病最主要的临床表现，疼痛多为单侧，间歇性发作，日益加重，常与外伤、弯腰负重或受凉有关。典型的疼痛位于腰部、臀部，并向股后、小腿后外侧和足外侧放射，呈持续性钝痛，并有发作性加剧，呈烧灼和刀割样痛，常在夜间加重。沿坐骨神经通路有压痛，局限于棘突（L4、L5）旁、骶髂点、髂点、臀点、股后点等。牵拉坐骨神经而引发疼痛即牵引痛，也称坐骨神经牵拉试验，如直腿抬高试验等。神经系统检查可发现轻微体征，如患侧臀肌松弛、小腿萎缩、足背外侧及小腿外侧的感觉减退、跟腱反射减弱或消失等。

本病属于中医学"痹证""腰腿痛""伤筋"等范畴，为下肢腰腿经络阻滞，气血运行不畅所致。病因多与正气不足、感受外邪或生活与气候条件有关。由于肝肾不足，或气血两亏，风寒湿邪乘虚侵袭，留滞经络，气血运行不畅可致本病；也有因久居寒湿之地，或冒雨当风，或感受寒湿，或汗出入水等，风寒湿邪入侵，或郁而化热入侵，使经络气血闭阻不通而致本病者。

【耳针】

取穴：坐骨神经、肾、膝、交感、肾上腺、皮质下。

方法：常规耳针操作，可采用毫针刺法、耳穴埋针及耳穴贴压等刺激方法，急性期重刺激。

【头针】

取穴：顶旁1线（对侧）、顶中线、顶颞后斜线（对侧）上1/5。

方法：选用28~30号1~1.5寸的毫针，针体与头皮成15°~30°进针，常规头针操作，留针20~40分钟，隔日1次，10次为1个疗程。

【眼针】

取穴：肾区、下焦区（患侧）。

方法：选用30号0.5寸的毫针，行眶外横刺法，刺入后以有酸、麻、胀等得气感为佳，不施用任何手法，为促进得气，可做刮柄。留针5~15分钟，每日治疗1次，5次为1个疗程。亦可行眶外埋针治疗。

【舌针】

取穴：肾穴、腰穴、骶穴、尾穴、下肢穴。

方法：毫针快速点刺，不留针。每日1次,10次为1个疗程。针5次间隔2~3日。

【腕踝针】

取穴：下5（双侧）、下6（双侧）。

方法：一般选用30号1.5寸的毫针，局部常规消毒后，针与皮肤成30°快速进入皮下。然后轻捻针柄，使针体贴着皮肤浅层行进，以针下有松软感为宜，不可出现得气感，进针方向以朝向病端为原则。一般留针 30 分钟，不做提插捻转，隔日 1 次，10 次为 1 个疗程。

【面针】

取穴：股、膝、胫。

方法：一般取 0.5 ~ 1.5 寸的毫针，以右手持针，左手作押手配合，双手同时用力，快速刺入皮下 0.2 ~ 0.3 寸，得气后留针 10 ~ 30 分钟。每隔 5 ~ 10 分钟运针 1 次，每日或隔日 1 次，10 次为 1 个疗程，疗程间隔 1 周左右。

【鼻针】

取穴：肾、腰脊、腰三角。

方法：选用 30 ~ 32 号 0.5 寸的毫针，以轻捷的手法，迅速捻转刺入皮下，然后根据穴位所在的位置斜刺或透刺 0.3 ~ 0.5 寸，得气后留针 10 ~ 30 分钟，每隔 5 ~ 10 分钟间歇运针 1 次，每日 1 次，10 次为 1 疗程。

【口针】

取穴：坐骨神经穴、大腿穴。

方法：患者正坐，半张口，医者用纱布垫在患者上、下唇部，以手指将两唇上下拉开。常规消毒，选用 26 ~ 32 号 0.5 ~ 1.5 寸的毫针斜刺，进针约 0.1 寸，不捻针，不行针，留针 20 ~ 30 分钟，每日治疗 1 次，10 次为 1 个疗程。

【手针】

取穴：腰腿穴（双侧）、坐骨神经穴（双侧）。

方法：手取自然弯曲位，选用 28 ~ 30 号 0.5 寸的毫针，针身与皮肤表面成 15°~ 30°，针尖向掌面侧，从伸指肌腱与掌骨之间刺入，深度 5 ~ 8 分，行针时嘱患者尽量活动腰部或做局部按摩。留针 20 ~ 30 分钟，每日治疗 1 次，10 次为 1 个疗程。可配合埋针疗法，或针刺时加电针。

【足针】

取穴：5 号（双侧）、15 号（双侧）、21 号（双侧）、30 号（双侧）。

方法：患者平卧位，选用 30 号或 28 号 1 寸的毫针，将针刺入 0.5 ~ 1 寸时，进行捻转提插，得气后留针 20 分钟，每隔 5 ~ 10 分钟捻针 1 次，10 次为 1 个疗程，疗程间休息 3 ~ 5 天。

第十二节　肋间神经痛

肋间神经痛是指胸神经后根或肋间神经由于各种原因受损而产生的肋间神经支配区疼痛的综合征。发病多为成年人，原发性者少。肋间神经痛是一组症状，由于不同原因的损害，使肋间神经受到压迫、刺激而出现炎性反应，进而出现一系列病变。

西医学认为，感染性或中毒性原因而致原发性肋间神经痛者较少见，大多数人是因邻近器官和组织发生病变引起胸神经的刺激、压迫所致，如胸膜炎、慢性肺部炎症、主动脉瘤、胸椎退变、胸椎结核、胸椎损伤、胸椎硬脊膜炎、老年性脊椎骨性关节炎等疾病。

肋间神经痛分继发性和原发性两种。典型的肋间神经痛最突出的症状是由后向前，即从胸椎始，沿相应的肋间到胸骨呈半环形的剧烈放射性疼痛，也可以表现为一个或几个肋间神经分布区的经常性疼痛和由背部向腹部呈带状区的放射性疼痛。深呼吸、咳嗽、打喷嚏或躯体活动时，常可使疼痛加剧，多为刺痛或灼痛、刀割样疼痛。

本病属于中医学"胁痛"的范畴。胁属少阳，初起多因情志不遂，肝失条达，而致气阻络痹，或内因于肝胆病变，或外伤于风寒湿邪，均可导致少阳经气不利，使经络阻滞不畅，引起胁肋疼痛，或过食肥甘，嗜酒无度，或久病体虚，忧思劳倦，或跌仆外伤等，皆可导致本病的发生。

【耳针】

取穴：胸椎、肝、胆、交感、皮质下。

方法：常规耳针操作，可采用毫针刺法、耳穴埋针及耳穴贴压等刺激方法，急性期重刺激。

【头针】

取穴：额旁 2 线（同侧）、顶颞后斜线中 2/5（对侧）。

方法：选用 28 ~ 30 号 1 ~ 1.5 寸的毫针，针体与头皮成 15° ~ 30°进针，常规头针操作，留针 20 ~ 40 分钟，隔日 1 次，10 次为 1 个疗程。

【眼针】

取穴：上焦区（双侧）、肝区（双侧）、胆区（双侧）。

方法：选用 30 号 0.5 寸的毫针，行眶外横刺法，刺入后以有酸、麻、胀等得气感为佳，不施用任何手法，为促进得气，可做刮柄。留针 5 ~ 15 分钟，每日治疗 1 次，5 次为 1 个疗程。亦可行眶外埋针治疗。

【舌针】

取穴：胸穴、胆穴、心穴、肺穴。

方法：毫针快速点刺，不留针。每日 1 次。

【腕踝针】

取穴：上 3（双侧）。

方法：一般选用 30 号 1.5 寸的毫针，局部常规消毒后，针与皮肤成 30°快速进入皮下。然后轻捻针柄，使针体贴着皮肤浅层行进，以针下有松软感为宜，不可出现得气感，进针方向以朝向病端为原则。一般留针 30 分钟，不做提插捻转，隔日 1 次，10 次为 1 个疗程。

【面针】

取穴：肝、胆、膺乳。

方法：一般取 0.5 ~ 1.5 寸的毫针，以右手持针，左手作押手配合，双手同时用力，快速刺入皮下 0.2 ~ 0.3 寸，得气后留针 10 ~ 30 分钟。每隔 5 ~ 10 分钟运针 1 次，每日或隔日 1 次，10 次为 1 个疗程，疗程间隔 1 周左右。

【鼻针】

取穴：肝、胸、敏感点。

方法：选用 30 ~ 32 号 0.5 寸的毫针，以轻捷的手法迅速捻转刺入皮下，然后根据穴位所在的位置斜刺或透刺 0.3 ~ 0.5 寸，得气后留针 10 ~ 30 分钟，每隔 5 ~ 10 分钟间歇运针 1 次，每日 1 次，10 次为 1 个疗程。

【口针】

取穴：肝穴、胆囊穴、肋间穴。

方法：患者正坐，半张口，医者用纱布垫在患者上、下唇部，以手指将两唇上下拉开。常规消毒，选用 26 ~ 32 号 0.5 ~ 1.5 寸的毫针斜刺，进针约 0.1 寸，不捻针，不行针，留针 20 ~ 30 分钟，每日治疗 1 次，10 次为 1 个疗程。

【手针】

取穴：胸穴（双侧）。

方法：手取自然弯曲位，选用 28 ~ 30 号 0.5 寸的毫针，紧靠骨膜外面垂直于掌面直刺入穴位，以不刺入骨膜为准，深度 3 ~ 5 分。一般用捻转、提插的强刺激手法。留针 3 ~ 5 分钟，每日治疗 1 次，10 次为 1 个疗程。可配合埋针疗法，或针刺时加电针。

第十三节　皮肤瘙痒症

皮肤瘙痒症是指仅有皮肤瘙痒而无原发性损害的皮肤感觉异常性皮肤病。以皮肤阵发性瘙痒，搔抓后常出现抓痕、血痂、色素沉着和苔藓样变等继发损害为特征。皮肤瘙痒症属于神经精神性皮肤病，是一种皮肤神经官能症疾患。

西医学认为，化学的、机械的、电的和热的刺激均可诱发皮肤瘙痒，其发生与机体的某些化学物质（如蛋白质、组胺和激肽等）的释放有关，尤其是蛋白酶，起着重要的化学递质作用。这种蛋白酶在表皮、血液及细菌、真菌中都存在，由于创伤或其他原因可在组织中释放活化，导致皮肤瘙痒的发生。

皮肤瘙痒症的病因尚不明了，多认为与某些疾病有关，如糖尿病、肝病、肾病等；同时，还与一些外界因素的刺激有关，如寒冷、温热、化纤织物等。

皮肤瘙痒症分为全身瘙痒症和局限性瘙痒症。全身瘙痒症一般先由一处开始，然后逐渐扩展到全身，呈阵发性的剧烈瘙痒和继发性皮损；局限性瘙痒症好发于肛门、阴囊或阴部、头皮、小腿、外耳道等处。两种瘙痒症一般均会因情绪变化、入睡前、气温变化、饮酒、过食辛辣等而加剧。由于频繁搔抓，皮肤常出现抓痕及血痂，时间久了会见色素沉着。

本病属于中医学"痒风"的范畴。中医学认为，本病多因先天禀赋不足，血热内蕴，加之外感之邪侵袭，导致血热生风而致痒；或者年老体弱，久病体虚，气血亏虚，体肤失养而致；或饮食不节，过食辛辣、油腻、酒类，损伤脾胃，湿热内生，不得疏泄，郁于腠理而发；或因情志抑郁，烦恼焦虑，脏腑气机失调，五志化火而致。

【耳针】

取穴：肺、对屏尖、风溪、神门、内分泌、敏感点。

方法：常规耳针操作，可采用毫针刺法、耳穴埋针及耳穴贴压等刺激方法，急性期重刺激。

【眼针】

取穴：肺区（双侧）、心区（双侧）、肝区（双侧）。

方法：选用 30 号 0.5 寸的毫针，行眶外横刺法，刺入后以有酸、麻、胀等得气感为佳，不施用任何手法，为促进得气，可做刮柄。留针 5 ~ 15 分钟，每日治疗 1 次，5 次为 1 个疗程。亦可行眶外埋针治疗。

【腕踝针】

取穴：主穴取上 1（双侧），外阴瘙痒明显者加下 1（双侧）。

方法：一般选用 30 号 1.5 寸的毫针，局部常规消毒后，针与皮肤成 30°快速进入皮下。然后轻捻针柄，使针体贴着皮肤浅层行进，以针下有松软感为宜，不可出现得气感，进针方向以朝向病端为原则。一般留针 30 分钟，不做提插捻转，隔日 1 次，10 次为 1 个疗程。

【口针】

取穴：皮肤区、五脏区。

方法：患者正坐，半张口，医者用纱布垫在患者上、下唇部，以手指将两唇上下拉开。常规消毒，选用 26 ~ 32 号 0.5 ~ 1.5 寸的毫针斜刺，进针约 0.1 寸，不捻针，不行针，留针 20 ~ 30 分钟，每日治疗 1 次，10 次为 1 个疗程。

【手针】

取穴：止痒穴（双侧）、肺穴（双侧）、后头穴（双侧）。

方法：手取自然弯曲位，选用 28 ~ 30 号 0.5 寸的毫针，紧靠骨膜外面垂直于掌面直刺入穴位，以不刺入骨膜为准，深度 3 ~ 5 分。一般用捻转、提插的强刺激手法。留针 3 ~ 5 分钟，每日治疗 1 次，10 次为 1 个疗程。

【足针】

取穴：腰穴（双侧）、15 号（双侧）、21 号（双侧）、26 号（双侧）。

方法：患者取平卧位，选用 30 号或 28 号 1 寸的毫针，刺入 2 ~ 5 分，轻捻转数下出针，或留针 15 分钟。10 次为 1 个疗程，疗程间休息 3 ~ 5 天。

第十八章　妇科疾病 ▷▷▷▷

第一节　月经不调

月经不调，是指月经期（周期、经期、经间期）、量（经量）的病变，又称月经失调。本病为妇科常见病，多见于青春期及高龄妇女。

西医学认为，引起月经不调的原因有两大类：一是由神经内分泌功能失调引起，主要是下丘脑－垂体－卵巢轴的功能不稳定或是有缺陷，即月经病。二是由器质性病变或药物等引起，包括生殖器官局部的炎症、肿瘤及发育异常、营养不良，颅内疾患，其他内分泌功能失调，如甲状腺、肾上腺皮质功能异常、糖尿病、席汉病等，肝脏疾患，血液疾患，使用治疗精神病的药物，内分泌制剂或采取宫内节育器避孕者，均可能发生月经不调。

情绪异常、过度节食、吸烟酗酒等不良的生活习惯常为诱发因素，器质性病变或功能失常是引起月经不调的主要原因，压力、贪凉、电磁波、便秘、噪声、滥用药物等也可诱发本病。

月经不调在临床上一般可分为月经先期、月经后期、月经先后不定期、月经过多、月经过少、经期延长、经间期出血。主要表现：月经周期缩短，经行提前 7 天以上，甚至 10 余天一行者，称月经先期；月经周期延长，经行错后 7 天以上，甚至 3 ~ 5 个月一行者，称月经后期；月经周期时或提前时或延后 7 天以上，连续 3 个周期以上者，称月经先后不定期；月经量较正常明显增多，而周期基本正常者，称月经过多；月经周期正常，月经量明显减少（< 30mL），或经行时间缩短至 1 ~ 2 天，经血量亦少，甚至点滴即止者，称月经过少；月经周期基本正常，经行持续时间超过 7 天，甚至淋漓不净达半个月之久者，称经期延长；在月经间期，出现周期性阴道少量出血者，称经间期出血。崩漏和闭经是月经不调的特殊类型。

本病属于中医学"经早""经迟""经乱"的范畴。本病的发生与肾、肝、脾之精气有关。中医学认为，本病系脏腑功能失常，气血不和，冲任二脉损伤以及肾－天癸－冲任－胞宫轴失调所致。

【耳针】

取穴：盆腔、内生殖器、内分泌、肝、脾、肾。

方法：常规耳针操作，可采用毫针刺法、耳穴埋针及耳穴贴压等刺激方法，急性期重刺激。

【头针】

取穴：额旁 3 线。

方法：一般选用 28 ～ 30 号 1 ～ 1.5 寸的毫针，针体与头皮成 15°～ 30°进针，常规头针操作，留针 20 ～ 30 分钟，每日 1 次，10 次为 1 个疗程。

【眼针】

取穴：①主穴：双侧下焦区。②配穴：肾、肝、脾。

方法：选用 30 号 0.5 寸的毫针，行眶外横刺法，刺入后以有酸、麻、胀等得气感为佳，不施用任何手法，为促进得气，可做刮柄。留针 5 ～ 15 分钟，每日治疗 1 次，5次为 1 个疗程。亦可行眶外埋针治疗。

【舌针】

取穴：子宫穴、卵巢穴、肾穴、肝穴、脾穴。

方法：毫针快速点刺，不留针。每日 1 次，10 次为 1 个疗程，针 5 次间隔 2 ～ 3 日。

【面针】

取穴：膀胱、子处、肾、脐。

方法：一般取 0.5 ～ 1.5 寸的毫针，以右手持针，左手作押手配合，双手同时用力，快速刺入皮下 0.2 ～ 0.3 寸，得气后留针 10 ～ 30 分钟。每隔 5 ～ 10 分钟运针 1 次，每日或隔日 1 次，10 次为 1 个疗程，疗程间隔 1 周左右。

【鼻针】

取穴：肾、前阴、卵巢、膀胱。

方法：选用 30 ～ 32 号 0.5 寸的毫针，以轻捷的手法，迅速捻转刺入皮下，然后根据穴位所在的位置斜刺或透刺 0.3 ～ 0.5 寸，得气后留针 10 ～ 30 分钟，每隔 5 ～ 10 分钟间歇运针 1 次，每日 1 次，10 次为 1 个疗程。

【口针】

取穴：生殖。

方法：患者正坐，半张口，医者用纱布垫在患者上、下唇部，以手指将两唇上下拉开。常规消毒，选用 26 ～ 32 号 0.5 ～ 1.5 寸的毫针斜刺，进针约 0.1 寸，不捻针，不行针，留针 20 ～ 30 分钟，每日治疗 1 次，10 次为 1 个疗程。

第二节　功能性子宫出血

功能性子宫出血，简称"功血"，是由于调节生殖的神经内分泌机制失常引起的异常子宫出血，为非器质性疾病。多发生于青春期及更年期妇女，亦可发生于月经初潮至绝经期间的任何年龄。

西医学认为，功能性子宫出血主要是由于神经系统和内分泌系统功能失调而引起的月经不正常。正常的月经周期有赖于中枢神经系统的控制，下丘脑 – 垂体 – 卵巢性腺轴系统的相互调节及制约。任何内、外因素干扰了性腺轴的正常调节，均可导致本病的发生。

常见的发病因素有因精神过度紧张，环境、气候改变，过度劳累，营养不良及其他全身性疾病等。

功能性子宫出血的临床表现为月经周期紊乱，经血量多，出血时间延长，甚或不规则阴道流血。根据排卵与否，通常分为无排卵型及排卵型两大类，前者最为多见，约占80%～90%，主要发生在青春期及更年期，后者多见于生育期妇女。

本病属于中医学"崩漏"的范畴，系指妇女在非行经期间阴道大量出血或持续淋漓不断，前者称"崩中"或"经崩"，后者称"漏下"或"经漏"。中医学认为，本病主要为肝、脾、肾功能失调，冲任损伤，不能制约经血所致。

【耳针】

取穴：①主穴：盆腔、内分泌、皮质下。②配穴：根据临床症状灵活选取肝、肾、脾、肾上腺、缘中。

方法：常规耳针操作，可采用毫针刺法、耳穴埋针及耳穴贴压等刺激方法，急性期重刺激。

【头针】

取穴：额旁 3 线。

方法：一般选用 28 ～ 30 号 1 ～ 1.5 寸的毫针，针体与头皮成 15°～ 30°进针，常规头针操作，留针 20 ～ 30 分钟，每日 1 次，10 次为 1 个疗程。

【眼针】

取穴：①主穴：双侧下焦区。②配穴：肾、肝、脾。

方法：选用 30 号 0.5 寸的毫针，行眶外横刺法，刺入后以有酸、麻、胀等得气感为佳，不施用任何手法，为促进得气，可做刮柄。留针 5 ～ 15 分钟，每日治疗 1 次，5 次为 1 个疗程。亦可行眶外埋针治疗。

【舌针】

取穴：①主穴：子宫穴、卵巢穴。②配穴：肾穴、肝穴、脾穴。

方法：毫针快速点刺，不留针。每日 1 次，10 次为 1 个疗程，针 5 次间隔 2 ～ 3 日。

【面针】

取穴：膀胱、子处、肾、脐。

方法：一般取 0.5 ～ 1.5 寸的毫针，以右手持针，左手作押手配合，双手同时用力，快速刺入皮下 0.2 ～ 0.3 寸，得气后留针 10 ～ 30 分钟。每隔 5 ～ 10 分钟运针 1 次，每日或隔日 1 次，10 次为 1 个疗程，疗程间隔 1 周左右。

【鼻针】

取穴：前阴、卵巢。

方法：选用 30 ～ 32 号 0.5 寸的毫针，以轻捷的手法，迅速捻转刺入皮下，然后根据穴位所在的位置斜刺或透刺 0.3 ~ 0.5 寸，得气后留针 10 ~ 30 分钟，每隔 5 ~ 10 分钟间歇运针 1 次，每日 1 次，10 次为 1 个疗程。

【口针】

取穴：生殖。

方法：患者正坐，半张口，医者用纱布垫在患者上、下唇部，以手指将两唇上下拉开。常规消毒，选用 26 ~ 32 号 0.5 ~ 1.5 寸的毫针斜刺，进针约 0.1 寸，不捻针，不行针，留针 20 ~ 30 分钟，每日治疗 1 次，10 次为 1 个疗程。

第三节　痛　经

痛经是指妇女在经期及其前后，出现小腹或腰部疼痛，甚至痛及腰骶。每随月经周期而发，严重者可伴恶心呕吐、冷汗淋漓、手足厥冷，甚至昏厥，给工作及生活带来影响。本病属妇科临床常见病，我国妇女的发病率约为 33.1%，原发性痛经占 36.6%，严重影响工作者占 13.59%。

西医学临床常将其分为原发性和继发性两种。原发性痛经多指生殖器官无明显病变者，故又称功能性痛经，多见于青春期少女、未婚及已婚未育者，此种痛经在正常分娩后疼痛多可缓解或消失。继发性痛经多因生殖器官有器质性病变所致，如盆腔炎症、肿瘤或子宫内膜异位症，多见于生育后及中年妇女。

下腹部疼痛是痛经的主要症状，多发生在经前或经期 1 ~ 2 天，常表现为胀痛、冷痛、灼痛、刺痛、隐痛、坠痛、绞痛、痉挛性疼痛、撕裂性疼痛，疼痛可延至腰骶、外阴部，或伴有烦躁易怒、头痛头晕、恶心呕吐、腹泻、面色苍白、冷汗淋漓、虚脱昏厥等症状。

本病属于中医学"月水来腹痛""经行腹痛""经期腹痛""经痛"的范畴。中医学认为，本病由于邪气内扰或精血素亏，更值经期前后冲任二脉气血的生理变化急骤，导致胞宫的气血运行不畅，"不通则痛"，或胞宫失于濡养，"不荣则痛"，故使痛经发作。

【耳针】

取穴：①主穴：角窝上、内分泌、皮质下。②配穴：根据临床症状灵活选取腹、神门、肝。

方法：常规耳针操作，可采用毫针刺法、耳穴埋针及耳穴贴压等刺激方法，急性期重刺激。

【头针】

取穴：额旁 3 线。

方法：一般选用 28 ~ 30 号 1 ~ 1.5 寸的毫针，针体与头皮成 15° ~ 30° 进针，常规头针操作，留针 20 ~ 30 分钟，每日 1 次，10 次为 1 个疗程。

【眼针】

取穴：①主穴：双侧下焦区。②配穴：肝、肾。

方法：选用30号0.5寸的毫针，行眶外横刺法，刺入后以有酸、麻、胀等得气感为佳，不施用任何手法，为促进得气，可做刮柄。留针5～15分钟，或适当延长留针时间，以缓解疼痛为度。每日治疗1次，5次为1个疗程。亦可行眶外埋针治疗。

【舌针】

取穴：①主穴：子宫穴。②配穴：肝穴、胃穴。

方法：毫针快速点刺，不留针。每日1次，10次为1个疗程，针5次间隔2～3日。

【腕踝针】

取穴：双侧下1。

方法：一般选用30号1.5寸的毫针，局部常规消毒后，针与皮肤成30°，快速进入皮下。然后轻捻针柄，使针体贴着皮肤浅层行进，以针下有松软感为宜，不可出现得气感，进针方向以朝向病端为原则。一般留针30分钟，不做提插捻转，隔日1次，10次为1个疗程。

【面针】

取穴：膀胱、子处、脐、肾、肝。

方法：一般取0.5～1.5寸的毫针，以右手持针，左手作押手配合，双手同时用力，快速刺入皮下0.2～0.3寸，得气后留针10～30分钟。每隔5～10分钟运针1次，每日或隔日1次，10次为1个疗程，疗程间隔1周左右。

【鼻针】

取穴：肾、前阴、卵巢、膀胱。

方法：选用30～32号0.5寸的毫针，以轻捷的手法，迅速捻转刺入皮下，然后根据穴位所在的位置斜刺或透刺0.3～0.5寸，得气后留针10～30分钟，每隔5～10分钟间歇运针1次，每日1次，10次为1个疗程。

【口针】

取穴：生殖。

方法：患者正坐，半张口，医者用纱布垫在患者上、下唇部，以手指将两唇上下拉开。常规消毒，选用26～32号0.5～1.5寸的毫针斜刺，进针约0.1寸，不捻针，不行针，留针20～30分钟，每日治疗1次，10次为1个疗程。

第四节　围绝经期综合征

1994年世界卫生组织（WHO）废弃"更年期"，推荐采用"围绝经期"的概念，即从接近绝经，出现与绝经相关的内分泌、生物学和临床特征起，至绝经1年内的期间。绝经指月经完全停止1年以上。绝经提示卵巢功能衰退、生殖能力终止。城市妇女平均的绝经年龄为 49.5 岁，农村妇女为 47.5 岁。约 1/3 的妇女可以平稳过渡，没有明显不适，约 2/3 的妇女出现程度不同的低雌激素血症引发的一系列症状，称之"围绝经期综合征"。

西医学认为，围绝经期综合征是由于在围绝经期，妇女卵巢、性激素、促性腺激素及催乳素的变化引起的。也与精神因素、社会因素、环境因素等有密切的关系。此外，卵巢受到严重破坏或手术切除亦可发生此病。

围绝经期的症状主要表现为月经紊乱、潮热汗出、眩晕耳鸣、心悸失眠、情志异常、骨质疏松、浮肿、便溏等。

本病属于中医学"经断复来""脏躁""经断前后诸症"等范畴。中医学认为，本病是由肾气渐衰，冲任亏虚，天癸将竭，精血不足，阴阳平衡失调，脏腑气血不相协调所致。调养应以固肾为主，兼以疏肝健脾。

【耳针】

取穴：①主穴：内分泌、三焦、神门、交感、皮质下。②配穴：肝、肾、心、脾。

方法：常规耳针操作，可采用毫针刺法、耳穴埋针及耳穴贴压等刺激方法，急性期重刺激。

【眼针】

取穴：下焦、肾、肝、心、脾。

方法：每次选 1 ~ 2 个穴，用 30 号 0.5 寸的毫针，行眶外横刺法，刺入后以有酸、麻、胀等得气感为佳，不施用任何手法，为促进得气，可做刮柄。留针 5 ~ 15 分钟，或适当延长留针时间，以缓解疼痛为度。每日治疗 1 次，5 次为 1 个疗程。亦可行眶外埋针治疗。

【面针】

取穴：膀胱、子处、脐、肾。

方法：一般取 0.5 ~ 1.5 寸的毫针，以右手持针，左手作押手配合，双手同时用力，快速刺入皮下 0.2 ~ 0.3 寸，得气后留针 10 ~ 30 分钟。每隔 5 ~ 10 分钟运针 1 次，每日或隔日 1 次，10 次为 1 个疗程，疗程间隔 1 周左右。

第五节 闭 经

闭经是指从未有过月经或月经周期已建立后又停止的现象，是妇科疾病中的常见症状，它不是一个独立的疾病。闭经一般可分为原发性闭经和继发性闭经两类。年满 18 周岁的妇女仍无月经来潮者，称原发性闭经；以往已建立正常的月经周期，因某种病理性原因而月经停止 6 个月以上者，称继发性闭经。

西医学认为，闭经的原因有功能性和器质性两种。下丘脑－垂体－卵巢轴的功能失调所致的闭经为功能性闭经；器质性闭经的诱发因素有生殖器官发育不全、肿瘤、创伤、慢性消耗性疾病（如结核）等。按解剖部位不同分为子宫性闭经、卵巢性闭经、脑垂体及下丘脑性闭经。

本病属于中医学"女子不月""月事不来""血枯""经水断绝""月水不通"等范畴。中医学认为，本病是由于精神、饮食、失血、寒邪、湿浊等而致心、脾、肝、肾功能失调，影响冲任二脉所致。其病位在胞宫，基本病机为冲任气血失调，导致血海不能满溢，包括虚、实两大类。

【耳针】

取穴：内分泌、皮质下、肝、肾。

方法：常规耳针操作，可采用毫针刺法、耳穴埋针及耳穴贴压等刺激方法，急性期重刺激。

【头针】

取穴：额旁3线。

方法：一般选用28~30号1~1.5寸的毫针，针体与头皮成15°~30°进针，常规头针操作，留针20~30分钟，每日1次，10次为1个疗程。

【眼针】

取穴：①主穴：双侧下焦区。②配穴：肝、肾。

方法：选用30号0.5寸的毫针，行眶外横刺法，刺入后以有酸、麻、胀等得气感为佳，不施用任何手法，为促进得气，可做刮柄。留针5~15分钟，或适当延长留针时间，以缓解疼痛为度。每日治疗1次，5次为1个疗程。亦可行眶外埋针治疗。

【舌针】

取穴：①主穴：子宫。②配穴：肝、肾。

方法：毫针快速点刺，不留针。每日1次，10次为1个疗程，针5次间隔2~3日。

【腕踝针】

取穴：双侧下1。

方法：一般选用30号1.5寸的毫针，局部常规消毒后，针与皮肤成30°，快速进入皮下。然后轻捻针柄，使针体贴着皮肤浅层行进，以针下有松软感为宜，不可出现得气感，进针方向以朝向病端为原则。一般留针30分钟，不做提插捻转，隔日1次，10次为1个疗程。

【面针】

取穴：膀胱、子处、脐、肾。

方法：一般取0.5~1.5寸的毫针，以右手持针，左手作押手配合，双手同时用力，快速刺入皮下0.2~0.3寸，得气后留针10~30分钟。每隔5~10分钟运针1次，每日或隔日1次，10次为1个疗程，疗程间隔1周左右。

【鼻针】

取穴：肾、前阴、膀胱。

方法：选用30~32号0.5寸的毫针，以轻捷的手法，迅速捻转刺入皮下，然后根据穴位所在的位置斜刺或透刺 0.3 ~ 0.5 寸，得气后留针 10 ~ 30 分钟，每隔 5 ~ 10 分钟间歇运针 1 次，每日 1 次，10 次为 1 个疗程。

【口针】

取穴：生殖。

方法：患者正坐，半张口，医者用纱布垫在患者上、下唇部，以手指将两唇上下拉开。常规消毒，选用 26 ~ 32 号 0.5 ~ 1.5 寸的毫针斜刺，进针约 0.1 寸，不捻针，不行针，留针 20 ~ 30 分钟，每日治疗 1 次，10 次为 1 个疗程。

第六节 缺 乳

缺乳，产后乳汁甚少或乳汁全无，又称"产后乳汁不行"。

西医学认为，影响泌乳的神经体液机制是复杂的，雌二醇、胎盘生乳素、垂体生乳素等激素参与刺激乳腺分泌细胞的生长与发育，在胎盘娩出后，黄体酮和雌二醇水平突然下降，进而开始泌乳。正常情况下，泌乳大部分是由婴儿吸吮乳头所给予的刺激所控制的。生乳素是泌乳的基础，每一次吸吮乳头的动作都可使之上升。此外，乳汁的分泌与乳腺的发育、产妇的营养、健康状况、情绪等有关。

中医学认为，缺乳多因素体脾胃虚弱，产时失血耗气，气血津液生化不足，乳汁生成无源，或素体抑郁，产时不顺，产后肝失条达，气机不畅，经脉滞涩，阻碍乳汁运行等引起。

【耳针】

取穴：脾、肝、胃。

方法：常规耳针操作，可采用毫针刺法、耳穴埋针及耳穴贴压等刺激方法，急性期重刺激。

【头针】

取穴：额旁 2 线。

方法：一般选用 28 ~ 30 号 1 ~ 1.5 寸的毫针，针体与头皮成 15°~ 30°进针，常规头针操作，留针 20 ~ 30 分钟，每日 1 次，10 次为 1 个疗程。

【眼针】

取穴：脾、胃、肝、胆。

方法：选用 30 号 0.5 寸的毫针，行眶外横刺法，刺入后以有酸、麻、胀等得气感为佳，不施用任何手法，为促进得气，可做刮柄。留针 5 ~ 15 分钟，或适当延长留针时间，以缓解疼痛为度。每日治疗 1 次，5 次为 1 个疗程。亦可行眶外埋针治疗。

【舌针】

取穴：脾、胃、肝。

方法：毫针快速点刺，不留针。每日 1 次,10 次为 1 个疗程，针 5 次间隔 2 ~ 3 日。

【腕踝针】

取穴：上 2。

方法：一般选用 30 号 1.5 寸的毫针，局部常规消毒后，针与皮肤成 30°快速进入皮下。然后轻捻针柄，使针体贴着皮肤浅层行进，以针下有松软感为宜，不可出现得气感，进针方向以朝向病端为原则。一般留针 30 分钟，不做提插捻转，隔日 1 次，10 次为 1 个疗程。

【面针】

取穴：膺乳（双侧）。

方法：一般取 0.5 ~ 1.5 寸的毫针，以右手持针，左手作押手配合，双手同时用力，快速刺入皮下 0.2 ~ 0.3 寸，得气后留针 10 ~ 30 分钟。每隔 5 ~ 10 分钟运针 1 次，每日或隔日 1 次，10 次为 1 个疗程，疗程间隔 1 周左右。

第十九章　儿科疾病 ▷▷▷▷

第一节　小儿腹泻

小儿腹泻是以大便次数增多，以及大便性状有改变（如稀便、水样便、黏液便或脓血便）或夹有不消化食物为特点的儿童常见病。多发生在夏、秋季节。中医学认为，小儿腹泻的病位主要在脾胃。胃受纳腐熟水谷，脾主运化水湿和水谷精微，小儿脾常不足，易于感受外邪，伤于乳食，或脾肾气阳亏虚，导致脾虚湿盛，清浊不分，合污而下，发生泄泻。

西医学根据病因将小儿腹泻分为感染性和非感染性两类，前者包括肠炎、痢疾和霍乱，后者也称消化不良或单纯性腹泻。同时，根据腹泻的性质不同可分为单纯型（轻症）和中毒型（重症）。中毒型症状较为危急，可逐渐出现脱水、酸中毒的危象。轻型的腹泻多数由饮食不当或肠道感染引起，患儿精神较好，无发热和精神症状。如患儿腹泻、呕吐较严重，多为轮状病毒、致病性大肠杆菌、空肠弯曲菌及霉菌等感染引起，大多伴有发热、烦躁不安、精神委靡、嗜睡、脱水等症状。

【耳针】

取穴：大肠、小肠、腹、胃、脾、神门。

方法：常规耳针操作，可采用毫针刺法、耳穴埋针、耳穴贴压及耳穴刺血等刺激方法。

【眼针】

取穴：下焦区、大肠区。

方法：选用 30 号 0.5 寸的毫针，行眶外横刺法，刺入后以有酸、麻、胀等得气感为佳，不施用任何手法，为促进得气，可做刮柄。留针 5 ~ 15 分钟，每日治疗 1 次，5 次为 1 个疗程。亦可行眶外埋针治疗。

【舌针】

取穴：大肠穴。

方法：毫针快速点刺，不留针。每日 1 次，10 次为 1 个疗程，针 5 次间隔 2 ~ 3 日。

【腕踝针】

取穴：双侧下 2。

方法：一般选用 30 号 1.5 寸的毫针，局部常规消毒后，针与皮肤成 30°快速进入皮下。然后轻捻针柄，使针体贴着皮肤浅层行进，以针下有松软感为宜，不可出现得气感，进针方向以朝向病端为原则。一般留针 30 分钟，不做提插捻转，隔日 1 次，10 次为 1 个疗程。

【面针】

取穴：小肠点、大肠点。

方法：一般取 0.5 ~ 1.5 寸的毫针，以右手持针，左手作押手配合，双手同时用力，快速刺入皮下 0.2 ~ 0.3 寸，得气后留针 10 ~ 30 分钟。每隔 5 ~ 10 分钟运针 1 次，每日或隔日 1 次，10 次为 1 个疗程，疗程间隔 1 周左右。

【鼻针】

取穴：小肠穴、大肠穴。

方法：选用 30 ~ 32 号 0.5 寸的毫针，以轻捷的手法，迅速捻转刺入皮下，然后根据穴位所在的位置斜刺或透刺 0.3 ~ 0.5 寸，得气后留针 10 ~ 30 分钟，每隔 5 ~ 10 分钟间歇运针 1 次，每日 1 次，10 次为 1 个疗程。

【口针】

取穴：消化区。

方法：患者正坐，半张口，医者用纱布垫在患者上、下唇部，以手指将两唇上下拉开。常规消毒，选用 26 ~ 32 号 0.5 ~ 1.5 寸的毫针斜刺，进针约 0.1 寸，不捻针，不行针，留针 20 ~ 30 分钟，每日治疗 1 次，10 次为 1 个疗程。

第二节　小儿厌食症

小儿厌食症是以小儿长期食欲减退或食欲缺乏为主的症状。该病证可见于任何年龄的儿童，但临床多见于 1 ~ 6 岁的小儿。患儿主要表现为食欲不振，一般无其他明显不适。中医学认为，本病系喂养不当，小儿脾胃正常纳化功能受损；或他病伤脾，脾之运化失常；或先天不足，脾胃薄弱；或情志失调，过度紧张、恐惧、忧伤、思念而伤脾所致。

西医学认为，小儿厌食症主要由两大原因引起。一是机体内、外环境及各种刺激因素影响中枢神经系统导致，例如喂养不当、小儿偏食习惯养成、情绪刺激太过与季节变更影响等；二是全身或局部疾病影响消化功能，胃肠平滑肌张力下降，消化液分泌减少，酶活力降低导致，临床伴发于胃肠炎、肝炎、便秘、贫血、结核病、缺锌、维生素 A 或 D 中毒及部分药物催吐致恶心副作用等。

【耳针】

取穴：胃、脾、大肠、小肠、神门、皮质下。

方法：常规耳针操作，可采用毫针刺法、耳穴埋针、耳穴贴压及耳穴刺血等刺激方法。

【舌针】

取穴：胃穴、脾穴、大肠穴、小肠穴。

方法：毫针快速点刺，不留针。每日 1 次，10 次为 1 个疗程，针 5 次间隔 2～3 日。

【腕踝针】

取穴：双侧下 1、下 2 配下 3。

方法：一般选用 30 号 1.5 寸的毫针，局部常规消毒后，针与皮肤成 30°快速进入皮下。然后轻捻针柄，使针体贴着皮肤浅层行进，以针下有松软感为宜，不可出现得气感，进针方向以朝向病端为原则。一般留针 30 分钟，不做提插捻转，隔日 1 次，10 次为 1 个疗程。

【面针】

取穴：脾、胃、肝、胆。

方法：一般取 0.5～1.5 寸的毫针，以右手持针，左手作押手配合，双手同时用力，快速刺入皮下 0.2～0.3 寸，得气后留针 10～30 分钟。每隔 5～10 分钟运针 1 次，每日或隔日 1 次，10 次为 1 个疗程，疗程间隔 1 周左右。

【鼻针】

取穴：胃穴、肝穴、消化三角穴、脾穴、大肠穴。

方法：选用 30～32 号 0.5 寸的毫针，以轻捷的手法，迅速捻转刺入皮下，然后根据穴位所在的位置斜刺或透刺 0.3～0.5 寸，得气后留针 10～30 分钟，每隔 5～10 分钟间歇运针 1 次，每日 1 次，10 次为 1 个疗程。

【口针】

取穴：消化区。

方法：患者正坐，半张口，医者用纱布垫在患者上、下唇部，以手指将两唇上下拉开。常规消毒，选用 26～32 号 0.5～1.5 寸的毫针斜刺，进针约 0.1 寸，不捻针，不行针，留针 20～30 分钟，每日治疗 1 次，10 次为 1 个疗程。

第三节　小儿遗尿症

小儿遗尿症是指 3 岁以上的小儿睡眠中小便自遗、醒后方知的一种病证，又称"尿床""夜尿症"。3 岁以下的小儿由于脑髓未充，智力未健，正常的排尿习惯尚未养成，尿床不属病态。年长的小儿因贪玩少睡、过度疲劳、睡前多饮等偶然尿床也不作病论。中医学认为，本病的发生多因肾气不足，下元亏虚，或脾肺两虚，下焦湿热等，导致膀胱约束无权。

西医学认为，本病为大脑皮层、皮层下中枢功能失调引起。临床可分为原发性遗尿和继发性遗尿两种，前者是指持续的或持久的遗尿，其间控制排尿的时期从未超过 1 年；后者是指小儿控制排尿至少 1 年，但继后又出现遗尿。小儿遗尿症大多数属于功能性的。

【耳针】

取穴：肾、膀胱、肝、皮质下、内分泌、尿道。

方法：常规耳针操作，可采用毫针刺法、耳穴埋针、耳穴贴压及耳穴刺血等刺激方法。

【头针】

取穴：额旁 3 线、顶中线。

方法：常规头针操作，可长时间留针。

【眼针】

取穴：下焦区、肝区、肾区。

方法：选用 30 号 0.5 寸的毫针，行眶外横刺法，刺入后以有酸、麻、胀等得气感为佳，不施用任何手法，为促进得气，可做刮柄。留针 5 ~ 15 分钟，每日治疗 1 次，5 次为 1 个疗程。亦可行眶外埋针治疗。

【舌针】

取穴：下焦穴、肝穴、肾穴、膀胱穴。

方法：毫针快速点刺，不留针。每日 1 次，10 次为 1 个疗程，针 5 次间隔 2 ~ 3 日。

【腕踝针】

取穴：双侧下 1。

方法：一般选用 30 号 1.5 寸的毫针，局部常规消毒后，针与皮肤成 30°快速进入皮下。然后轻捻针柄，使针体贴着皮肤浅层行进，以针下有松软感为宜，不可出现得气感，进针方向以朝向病端为原则。一般留针 30 分钟，不做提插捻转，隔日 1 次，10 次为 1 个疗程。

【面针】

取穴：膀胱、肝、肾点。

方法：一般取 0.5 ~ 1.5 寸的毫针，以右手持针，左手作押手配合，双手同时用力，快速刺入皮下 0.2 ~ 0.3 寸，得气后留针 10 ~ 30 分钟。每隔 5 ~ 10 分钟运针 1 次，每日或隔日 1 次，10 次为 1 个疗程，疗程间隔 1 周左右。

【鼻针】

取穴：膀胱穴、肝穴、肾穴。

方法：选用 30 ~ 32 号 0.5 寸的毫针，以轻捷的手法，迅速捻转刺入皮下，然后根据穴位所在的位置斜刺或透刺 0.3 ~ 0.5 寸，得气后留针 10 ~ 30 分钟，每隔 5 ~ 10 分钟间歇运针 1 次，每日 1 次，10 次为 1 个疗程。

第四节　自闭症

自闭症又称儿童孤独性障碍，是一种较为严重的发育障碍性疾病。患儿与环境是隔离的，语言异常或者根本就没有语言，不寻求拥抱，待人如同待物，很少目光接触，行为刻板等，称为"孤独性情感交往紊乱"。本病属于中医"五迟""五软"的范畴，其病位在脑，与心、肾、肝、脾有密切的联系。

西医学认为，生物学因素（主要是遗传因素）和胎儿宫内环境因素在孤独症的发病中起重要作用。其他因素包括感染免疫因素、营养因素等作用于具有孤独症遗传易感性的个体中，可致神经系统发育障碍而发病。

针灸治疗本病有较好的调节作用，能有效改善症状。多种微针系统疗法对本病有较好的疗效。

【耳针】

取穴：胃、脾、心、肾、皮质下、神门、缘中、三焦、枕、肝。

方法：常规耳针操作，可采用毫针刺法、耳穴埋针及耳穴贴压等刺激方法。

【头针】

取穴：四神聪、神庭、本神（双）、额中线。

方法：常规头针操作，留针 20 ~ 40 分钟，隔日 1 次，10 次为 1 个疗程。

【眼针】

取穴：肝、肾、下焦。

方法：选用直径 0.3mm、长 15mm 的毫针，行眶外横刺法，刺入后以有酸、麻、胀等得气感为佳，不施用任何手法，为促进得气，可做刮柄。留针 5 ~ 15 分钟，每日治疗 1 次，5 次为 1 个疗程。亦可行眶外埋针治疗。

【舌针】

取穴：金津、玉液、心穴、肝穴、额穴。

方法：舌针常规操作，留针 5 分钟后出针。每日 1 次，10 次为 1 个疗程，针 5 次间隔 2 ~ 3 天。

【腕踝针】

取穴：上 1、上 5、下 4。

方法：腕踝针常规操作，留针 30 分钟，不做提插捻转，隔日 1 次，10 次为 1 个疗程。

【面针】

取穴：首面、心、脾、肝、肾。

方法：常规面针操作，得气后留针 10 ~ 30 分钟。每隔 5 ~ 10 分钟运针 1 次，每日或隔日 1 次，10 次为 1 个疗程，疗程间隔 1 周左右。

【鼻针】

取穴：肺、心、耳、肝、上肢。

方法：鼻针常规操作，得气后留针 10 ~ 30 分钟，每隔 5 ~ 10 分钟间歇运针 1 次。每日 1 次，10 次为 1 个疗程。

【人中针】

取穴：沟 1、沟 2、沟 3、沟 5、沟 6。

方法：常规人中针操作，得气后出针，每日 1 次，10 次为 1 个疗程。

第五节　注意力缺陷多动症

注意力缺陷多动症亦称儿童轻微脑功能障碍综合征，是儿童较常见的行为障碍性疾病，以注意力不集中，自我控制差，动作过多，情绪不稳，任性冲动，伴有学习困难，但智力正常或基本正常为主要临床特征的一种综合性障碍。中医学认为本病属于"失聪""健忘"等范畴，其病位在脑，多与肝、肾、心、脾功能失调关系密切。

西医学认为，本病与脑外伤、难产、早产、颅内出血、窒息和某些传染病、中毒等有关。近年积累的资料提示，本病有神经生理基础异常，认为多动和注意力不集中可能与脑内儿茶酚胺系统（去甲肾上腺素等，其前身为多巴胺）功能不足有关。

针灸治疗本病有较好的疗效，能大大改善症状，使注意力集中。多种微针系统疗法对本病有较好的疗效。

【耳针】

取穴：①主穴：皮质下、脑干、神门。②配穴：根据临床症状灵活选穴。阴虚阳亢加肝、肾；心脾两虚加心、脾等穴区。

方法：常规耳针操作，可采用毫针刺法、耳穴埋针及耳穴贴压等刺激方法。

【头针】

取穴：根据临床症状的不同选取顶中线、顶旁 1 线、顶旁 2 线、顶颞前斜线、额中线。

方法：常规头针操作，留针 20 ~ 40 分钟，隔日 1 次，10 次为 1 个疗程。

【眼针】

取穴：双侧肝区、肾区。

方法：眼针常规操作，留针 5 ~ 15 分钟，每日治疗 1 次，5 次为 1 个疗程。亦可行眶外埋针治疗。

【舌针】

取穴：心、脾、肝、肾。

方法：按舌针常规操作，留针 5 分钟后出针。每日 1 次，10 次为 1 个疗程，针 5 次间隔 2 ~ 3 天。

【腕踝针】

取穴：双侧上 4、上 5。

方法：常规腕踝针操作，一般留针 30 分钟，不做提插捻转，隔日 1 次，10 次为 1 个疗程。

【面针】

取穴：心、脾、肝、肾。

方法：面针常规操作，得气后留针 10 ～ 30 分钟，每隔 5 ～ 10 分钟运针 1 次，每日或隔日 1 次，10 次为 1 个疗程，疗程间隔 1 周左右。

【鼻针】

取穴：心、脾、肝、肾。

方法：鼻针常规操作，得气后留针 10 ～ 30 分钟，每隔 5 ～ 10 分钟间歇运针 1 次。每日 1 次，10 次为 1 个疗程。

【人中针】

取穴：沟 1、沟 2、沟 3。

方法：选用直径 0.45mm、长 15 ～ 50mm 的毫针，以轻捷的手法快速进针，刺入皮下，施以提、插、捻、转，得气后出针，每日 1 次，10 次为 1 个疗程。

【口针】

取穴：神经区、头部区。

方法：口针常规操作，进针约 0.1 寸，不捻针，不行针，留针 20 ～ 30 分钟，每日治疗 1 次，10 次为 1 个疗程。

第二十章 五官科疾病 ▷▷▷▷

第一节 近 视

近视是以视近清楚，视远模糊为主症的眼病，为眼科屈光不正的疾病之一。古称"能近怯远症"。清代黄庭镜的《目经大成》中称其为"近视"，与今相同。本病多见于青少年。

近视发生的原因与先天遗传和不良用眼习惯有关，如阅读、书写、近距离工作时照明不足或光线强烈，或姿势不正，或持续时间过久，或在走路、乘车过程中看书等，导致眼睛过度疲劳而引起。

中医学认为，本病多因先天禀赋不足，后天发育不良，劳心伤神，心阳耗损，使心、肝、肾气血亏虚，加上用眼不当，使目络瘀阻，目失所养而致。

针灸治疗本病多用于假性近视，能有效提高视力；对于真性近视，针灸可以延缓病情加重。多种微针系统疗法对本病有较好的疗效。

【耳针】

取穴：①主穴：眼、肝、目1、目2。②配穴：肾、心、神门。

方法：常规耳针操作，可采用毫针刺法、耳穴埋针及耳穴贴压等刺激方法。

【眼针】

取穴：①主穴：肝、胆、上焦。②配穴：脾、胃、血络明显区。

方法：常规眼针操作，用补法。

【舌针】

取穴：①主穴：目穴。②配穴：肝穴、肾穴。

方法：毫针快速点刺，不留针。

【腕踝针】

取穴：①主穴：上1。②配穴：上2。

方法：常规腕踝针操作。

【面针】

取穴：①主穴：肝、胆、肺、心。②配穴：脾、胃。

方法：常规面针操作，中度刺激。

【鼻针】

取穴：①主穴：肝、肺、心。②配穴：脾。

方法：常规鼻针操作，中度刺激，或用上焦、中焦针法。

【口针】

取穴：眼区。

方法：常规口针操作。

第二节 上睑下垂

上睑下垂即眼睑下垂，重者称"睑废"，是上睑提举无力、不能抬起，以致睑裂变窄，甚至遮盖部分或全部瞳仁，影响视力的一种眼病，常见于重症肌无力眼肌型、眼外伤、动眼神经麻痹等疾病中。

中医学认为，本病有先天、后天之分。气虚不能上提，血虚不能养筋为其主要病机。可因先天禀赋不足，肝肾两虚；肌腠空疏，风邪客于胞睑，阻滞经络，气血不和；脾虚气弱，中气不足，筋肉失养，经筋弛缓，以致胞睑松弛无力而下垂。

针灸能有效改善本病的临床症状，多种微针系统疗法对本病有较好的疗效。

【耳针】

取穴：脾、胃、肝、肾、皮质下、眼。

方法：常规耳针操作，可采用毫针刺法、耳穴埋针及耳穴贴压等刺激方法。

【头针】

取穴：①主穴：视区、额旁2线。②配穴：额中线。

方法：常规头针操作，中度刺激。

【眼针】

取穴：①主穴：脾、胃、上焦。②配穴：肝、肾。

方法：常规眼针操作，用补法。

【舌针】

取穴：①主穴：脾穴、中焦穴。②配穴：肝穴、肾穴、目穴。

方法：常规舌针操作，不留针。

【腕踝针】

取穴：①主穴：上1。②配穴：上2。

方法：常规腕踝针操作。

【面针】

取穴：①主穴：脾、胃。②配穴：肝、肾。

方法：常规面针操作，中度刺激。

【鼻针】

取穴：①主穴：脾。②配穴：肝、肾、心。

方法：常规鼻针操作，中度刺激，或用上焦、中焦针法。

【口针】

取穴：眼区、五脏区。

方法：常规口针操作。

第三节　急慢性鼻炎

急性鼻炎是一种常见的鼻黏膜急性传染性炎性疾病，俗称"伤风"和"感冒"，由于反复感冒，细菌侵入鼻黏膜而致病。若急性鼻炎治疗不当或延误治疗往往导致慢性鼻炎的发生。

慢性鼻炎是一种常见的鼻腔黏膜和黏膜下层的慢性炎症，通常包括慢性单纯性鼻炎、慢性肥厚性鼻炎和萎缩性鼻炎。

急性鼻炎中医又称为"伤风鼻塞"，由外感风寒、风热所致。慢性鼻炎中医又称为"鼻窒"，由脾肺气虚，邪滞鼻窍，或邪毒久留，气滞血瘀所致。

针灸疗法能有效改善鼻塞、流涕的症状。多种微针系统疗法对本病有较好的疗效。

【耳针】

取穴：内鼻、外鼻、肺、脾、肾上腺、内分泌、神门。

方法：常规耳针操作，可采用毫针刺法、耳穴埋针及耳穴贴压等刺激方法。

【舌针】

取穴：鼻穴、肺穴。

方法：常规舌针操作。

【眼针】

取穴：上焦区、肺区。

方法：常规眼针操作。

【腕踝针】

取穴：上1。

方法：常规腕踝针操作。

【第二掌骨侧针】

取穴：头区最敏感的压痛点。

方法：常规第二掌骨侧针法操作。

第四节　急慢性咽炎

急性咽炎是咽部黏膜、黏膜下组织和淋巴组织的急性炎症，常继发于急性鼻炎或急性扁桃体炎之后，常为上呼吸道感染的一部分，亦常为全身疾病的局部表现或为急性传染病之前驱症状。初起时咽部干燥、灼热，继有疼痛，吞咽唾液时咽痛往往比进食时更为明显。全身症状一般较轻，但因年龄、免疫力以及病毒、细菌毒力之不同而程度不一，可有发热、头痛、食欲不振和四肢酸痛等。如为脓毒性咽炎，则全身及局部症状都较严重。炎症侵及喉部，则有咳嗽和声嘶。本病多发于秋冬及冬春之交，多由于病毒、细菌感染及高温、粉尘、烟雾和刺激性气体所致。

慢性咽炎是咽部黏膜、黏膜下及淋巴组织的弥漫性炎症，以咽部不适、发干、异物感或轻度疼痛、干咳、恶心等为主要临床表现，咽部充血呈暗红色，咽后壁可见淋巴滤泡，常为上呼吸道慢性卡他性炎症的一部分，多由急性咽炎反复发作转化而来，有时病程很长，症状顽固，不易治愈。

慢性咽炎在临床上是一种常见病、多发病，比较顽固，且反复发作，以中年人多见，可由长期张口呼吸及鼻涕后流、粉尘、有害气体的刺激，慢性扁桃体炎和龋病的影响，长期烟酒过度，手术或放疗等因素引起。

急性咽炎中医称为"风热喉痹""风热喉""红喉"，常因气候急剧变化，起居不慎，肺卫失固，风热邪毒侵袭咽喉所致；慢性咽炎中医称为"虚火喉痹""帘珠喉痹"，多因肺肾亏损，虚火上炎，熏蒸咽喉所致。

针灸疗法对急慢性咽炎均有较好的临床疗效，尤其是急性咽炎。多种微针系统疗法对本病有较好的疗效。

【耳针】

取穴：扁桃体区压痛点、咽喉、肺、颈、气管、肾、大肠、轮1～6。

方法：常规耳针操作，可采用毫针刺法、耳穴埋针及耳穴贴压等刺激方法。急性咽炎行中强刺激，慢性咽炎施弱刺激。

【舌针】

取穴：咽喉穴、金津、玉液、肺穴。

方法：常规舌针操作，金津、玉液快速点刺，出血2～3滴。

【眼针】

取穴：肺区、上焦区。

方法：常规眼针操作。

【腕踝针】

取穴：上1。

方法：常规腕踝针操作。

【第二掌骨侧针】

取穴：头穴、肺心穴。

方法：按第二掌骨侧针疗法常规操作。

【鼻针】

取穴：咽喉穴、肺穴。

方法：常规鼻针操作，行轻捻转手法。

【面针】

取穴：咽喉穴、肺穴。

方法：常规面针操作。

【手针】

取穴：咽喉穴、扁桃体穴。

方法：常规手针操作。

第五节　牙　痛

　　牙痛是指牙齿因各种原因引起的疼痛，为口腔疾患中常见的症状之一，可见于西医学的龋齿、牙髓炎、牙周炎、牙龈炎、根尖周围炎和牙本质过敏等。遇冷、热、酸、甜等刺激时牙痛发作或加重，没有季节性，任何年龄均可发病。

　　牙痛属于中医"牙宣""骨槽风"的范畴。中医称本病为"齿痛"，风热侵袭，或胃火上炎，或肾阴亏损，虚火上炎，均可伤及牙体或龈肉而致病。

　　针灸疗法对多数牙痛均有疗效，但对于龋齿、牙髓炎等牙痛患者，在针灸止痛后还要请牙医进行诊治。多种微针疗法对本病有疗效。

　　【耳针】
　　取穴：①主穴：牙、神门、口、三焦、面颊、屏尖。②配穴：上牙痛配上颌、胃；下牙痛配下颌、大肠；胃火牙痛配耳尖；虚火牙痛配肾。
　　方法：常规耳针操作，可采用毫针刺法、耳穴埋针及耳穴贴压等刺激方法。耳尖穴可点刺放血。

　　【眼针】
　　取穴：上焦区。
　　方法：常规眼针操作。

　　【人中针】
　　取穴：沟1。
　　方法：按人中针疗法常规操作。

　　【腕踝针】
　　取穴：前牙肿痛取上1；后牙肿痛取上2。
　　方法：常规腕踝针疗法操作。

　　【第二掌骨侧针】
　　取穴：头区压痛点。
　　方法：常规第二掌骨侧针疗法操作。

　　【足针】
　　取穴：牙痛1、牙痛2。
　　方法：常规足针疗法操作。

第二十一章　其他疾病及美容 ▷▷▷▷

第一节　单纯性肥胖症

单纯性肥胖症是指无明显的内分泌和代谢性疾病的病因引起的肥胖，是因多食少动、能量的摄入超过消耗而转为脂肪储存于体内，导致 BMI（Body Mass Index，体重指数）超出正常范围（BMI ≥ 28）的慢性疾病。单纯性肥胖症可发生于任何年龄，以中年者居多。近年来，青少年的发病率呈逐年增长的趋势，女性发病率明显高于男性。

显著肥胖常造成身体的额外负担，患者畏热、多汗、呼吸短促、容易疲乏，不能耐受较重的体力劳动，常有头晕、头痛、心悸、腹胀、下肢轻度浮肿等。极度肥胖可产生肺泡换气不足，出现缺氧及二氧化碳潴留，嗜睡，严重时导致心肺功能衰竭。

肥胖者对感染的抵抗力较低，容易发生冠心病、高血压、糖尿病、痛风、胆石症等，各关节还可出现退行性病变，常有腰酸、关节疼痛等症状。妇女易见月经减少，常有闭经、不孕等现象。因此，对单纯性肥胖应积极治疗，不可忽视。

针灸能有效调节脂质的代谢过程，加速脂肪代谢；纠正患者异常的食欲，抑制胃酸分泌过多；调节内分泌紊乱，从而达到减肥的目的。多种微针系统疗法对本病均有较好的疗效。

【耳针】

取穴：①主穴：口、胃、三焦、神门。②配穴：肺、肾、小肠、缘中、肾上腺、内分泌。

方法：常规耳针操作，可采用毫针刺法、耳穴埋针、耳穴贴压、耳穴药线点灸法、耳穴按摩等刺激方法。

【头针】

取穴：胃区。

方法：常规头针操作。

【腕踝针】

取穴：双侧下 1。

方法：常规腕踝针操作。

【足部反射区疗法】

取穴：①肾上腺、肾、输尿管、膀胱、腹腔神经丛。②胰、胃、升结肠、横结肠、降结肠、乙状结肠及直肠、小肠、下腹部。③甲状腺、甲状旁腺、脾、心、垂体、喉与气管及食管。

方法：第一步，以中等力度按摩①组反射区，共5分钟；第二步，以重度手法按摩②组反射区，共15分钟；第三步，以中度手法按摩③组反射区，共10分钟。每天按摩1次，每次30分钟，10天为1个疗程。

第二节　戒断综合征

戒断综合征是指戒烟或戒酒，或戒断其他可成瘾的毒品后出现的头痛、乏力、全身不适、心悸不宁、手足无措、精力不集中，甚至出现烦躁不安、恶心呕吐、流涎等临床症状的一组综合征。

诊断要点：吸烟、饮酒或吸毒，当成瘾后，在戒断时可表现出心神不宁、精力不集中、全身无力或不适、头昏、头晕或头痛、手足无措、烦躁不安、恶心流涎等一系列临床症状。若再给予吸烟、饮酒或吸毒，其症状立即消失。

针灸疗法具有明显的镇痛、镇静作用，且在停止针刺等刺激后，效果在一定时间内仍可持续产生，从而达到治疗戒断症状的目的，多种微针疗法对本病均有较好的疗效。

【耳针】

1. 通用于戒断综合征（烟草、酒精、毒品等戒断综合征）

取穴：①主穴：肺、神门、内分泌、皮质下。②配穴：心、肝、胃、肾上腺。

方法：常规耳针操作，可采用毫针刺法、耳穴埋针、耳穴贴压、耳穴电热刺激等治疗方法。

2. 戒酒

取穴：口、肺、肝、脾、胃、三焦、神门、内分泌。

方法：常规耳针操作，可采用毫针刺法、耳穴埋针及耳穴贴压等刺激方法。

3. 戒毒

取穴：心、肺、脾、神门、交感、内分泌、皮质下。

方法：常规耳针操作，可采用毫针刺法、耳穴埋针及耳穴贴压等刺激方法。

【腕踝针】

取穴：上1、下1。

方法：常规腕踝针操作，适用于烟草戒断综合征。

第三节　竞技综合征

竞技综合征是指竞技（如考试、比赛）前或竞技过程中所出现的一系列症候，临床表现复杂，如心悸气急、头晕、头痛、烦躁、口干、食欲不振、恶心呕吐、腹痛、腹泻或便秘、月经紊乱、视物模糊、双手颤抖、智力减退、思维僵化、血压上升，甚至精神变态、晕厥，乃至猝然死亡等。好发于考试的学生或运动员，常会引起竞技水平不能正常发挥。

竞技综合征多是由于心理素质差，对考试、比赛事件产生歪曲的认知，面临考试、比赛而产生高度的紧张、焦虑和恐惧；或由于学习方法不灵活，用脑不科学，阻碍了学习能力的提高和发挥；或由于生活不规律，造成不良的身心状态。本病是由于生理、心理、社会之间的关系不协调，使神经、消化、心血管系统功能紊乱所致。

针灸治疗竞技综合征操作简单易行，且无副作用。多种微针疗法均有很好的疗效。

【耳针】

1. 耳穴贴压法

取穴：①主穴：心、神门、肝、脾、皮质下。②配穴：内分泌、胃、交感、额。

方法：每次选单侧 4 ~ 5 个穴位，常规耳穴贴压操作。

2. 耳穴埋针法

取穴：额、太阳、皮质下、枕、神门等穴。

方法：每次选单侧 3 ~ 4 穴，常规耳穴埋针操作。

第四节　美　容

一、黄褐斑

黄褐斑俗称"蝴蝶斑"，也叫"妊娠斑"，是一种常见的获得性色素沉着性皮肤病。中医学称为"肝斑"或"黧黑斑"。本病多发于双侧面颊部、颧部，对称分布，边界清晰，状如蝴蝶，还容易发生在前额、颈部、上唇等部位。病变部位通常为淡棕色、灰色、棕灰色、棕黑色，甚至深蓝色的斑疹，大小不一，可相互融合成片状、弓形或环形状。表面无鳞屑、不浸润、无红斑、无丘疹等，也无自觉症状，发展缓慢，可持续数月或数年。

西医学认为，黄褐斑的病因尚不明确，一般认为与内分泌功能失调有关。常见于妇女妊娠期或口服避孕药者，也见于慢性胃肠疾病、肝病、结核、癌瘤、恶性淋巴瘤和慢性酒精中毒等病证。长期应用某些药物如苯妥英钠、冬眠灵、避孕药均可诱发黄褐斑。此外，强烈的日晒、化妆品的不当应用也可诱发黄褐斑。黄褐斑也见于未婚、未孕的正常女性或男性，其病因不明。

中医学认为，黄褐斑多因情志不畅，阴阳失衡，肝、脾、肾功能失调等，引起气滞血瘀，精气血不能上荣于面所致。针灸疗法能够疏通经络，调和气血，平衡阴阳，标本兼治。多种微针疗法对黄褐斑均有较好的疗效。

【耳针】

1. 耳针法

取穴：①主穴：内分泌、肝、肺、面颊。②配穴：与月经失调有关者，加内生殖器；肝肾阴虚者，加肾、耳背、肝；气滞血瘀者，加心；食少纳呆者，加脾、胃。

方法：常规耳针操作。

2. 耳穴压丸法

取穴：①主穴：肺、缘中、内分泌、肝、脾、肾、交感、面颊。②配穴：月经不调者，加内生殖器、卵巢。

方法：常规耳穴压丸法操作。

3. 耳穴割治法

取穴：①主穴：肝、内生殖器、内分泌、面颊、肺。②配穴：肝肾阴虚加肾；气血瘀滞加心；食少纳呆加脾、胃。

方法：常规耳穴割治法操作。

4. 耳穴按摩法

取穴：内分泌、肝、肾上腺、肾、面颊。

方法：常规耳穴按摩法操作。

【足部反射区疗法】

取穴：①肾、输尿管、膀胱。②大脑、小脑及脑干、额窦、三叉神经、胰、胃、肝、胆囊、十二指肠、升结肠、横结肠、降结肠、乙状结肠及直肠、腹腔神经丛。③肾上腺、垂体、甲状腺、生殖腺、前列腺或子宫、上身淋巴系统、下身淋巴系统。

方法：第一步，以中等力度手法按摩①组反射区，共 2 ~ 3 分钟。第二步，以中、重度手法按摩②组反射区，共 10 ~ 15 分钟。第三步，以重度手法按摩③组反射区，共 10 ~ 15 分钟，以局部胀痛为度。

二、靓肤增白，防皱除皱

我国人民大多属于黄色人种，正常人的面色微黄，略带红润，稍有光泽，面部皮肤富有弹性，无皱纹或仅有少许皱纹。但是，某些人由于遗传因素、地域、工作环境、偏食、疾病、年龄增长等影响，造成皮肤偏黑、偏黄，枯槁失泽，皮肤松弛而缺乏弹性，皱纹增多，在一定程度上影响了容貌美观。

耳穴疗法可在一定程度上起到靓肤增白、防皱除皱的效用，从而达到美容的目的。

【耳针】

1. 靓肤增白

取穴：肝、肺、肾、皮质下、内分泌。

方法：每次选 3 ~ 5 穴，常规耳穴压丸法操作。

2. 防皱除皱

取穴：内分泌、皮质下、肺、相应部位的耳穴。

方法：常规耳穴压丸法操作。

参考文献

1. 陈少宗. 全息生物医学理论与临床应用. 济南：黄河出版社，1991.

2. 周建伟，张凡. 全息诊疗学. 成都：四川科学技术出版社，2008.

3. 郑卫东. 全息诊断治疗学. 西安：陕西科学技术出版社，1995.

4. 陆寿康. 刺法灸法学. 北京：中国中医药出版社，2003.

5. 郭长青. 中国微针疗法. 北京：学苑出版社，2007.

6. 梁繁荣. 针灸学. 上海：上海科学技术出版社，2006.

7. 王富春，王之虹. 当代微针疗法大全. 北京：科学技术文献出版社，1997.

8. 王雪苔. 中华针灸图鉴. 北京：人民军医出版社，2004.

9. 陆寿康. 针刺手法百家集成. 北京：中国中医药出版社，1998.

10. 李莱田，田道正，焦春荣，等. 全息医学大全. 北京：中国医药科技出版社，1997.

11. 齐凤军. 全息诊疗学. 武汉：湖北科学技术出版社，2009.

12. 针灸技术操作规范第 2 部分：头针（GB/T 21709.2-2008）. 北京：中国标准出版社，2009.

13. 针灸技术操作规范第 3 部分：耳针（GB/T 21709.3-2008）. 北京：中国标准出版社，2009.

14. 耳穴名称与定位（GB/T 13734-2008）. 北京：中国标准出版社，2009.

15. 针灸技术操作规范第 15 部分：眼针（GB/T 21709.15-2009）. 北京：中国标准出版社，2009.

16. 针灸技术操作规范第 17 部分：鼻针（GB/T 21709.17-2009）. 北京：中国标准出版社，2009.

17. 针灸技术操作规范第 18 部分：口唇针（GB/T 21709.18-2009）. 北京：中国标准出版社，2009.

18. 针灸技术操作规范第 19 部分：腕踝针（GB/T 21709.19-2009）. 北京：中国标准出版社，2009.

19. 黄丽春. 耳穴诊断学. 北京：科学技术文献出版社，2004.

20. 刘士佩. 新编耳穴望诊彩色图谱. 上海：上海科学技术文献出版社，2002.

21. 彭静山. 眼科疗法. 沈阳：辽宁科学技术出版社，1990.

22. 彭静山. 彭静山观眼识病眼针疗法. 北京：人民军医出版社，2009.

23. 孙介光，孙雪然. 实用舌针学. 北京：人民军医出版社，2008.

24. 张时宜. 面针探讨与临床应用. 中国针灸，1997，（3）：143-147.

25. 南京中医学院. 关于面针的初步研究. 江苏中医药，1960，（9）：16-24.

26. 刘金荣. 口针疗法. 郑州：中原农民出版社，1991.

27. 刘金荣. 口针治疗坐骨神经痛 233 例小结. 河北中医，1984，（2）：43.

28. 曾庆华. 实用眼耳鼻喉针灸学. 北京：人民卫生出版社，1998.

29. 张震康，邱蔚六，皮昕. 口腔颌面外科临床解剖学. 济南：山东科学技术出版社，2001.

30. 赵宏岩，祖薇，窦筠. 鼻针疗法探讨. 中国中医药信息杂志，1998，5（9）：52.

31. 吴绪平，张淑蓉，金来星. 现代针灸治疗大成. 北京：中国医药科技出版社，2006.

32. 郭长青，张莉，马惠芳. 针灸学现代研究与应用. 北京：学苑出版社，1998.

33. 冯春祥. 中国特种针法全书. 北京：华夏出版社，1995.

34. 孟庆良. 足针治疗癔病性瘫痪 30 例. 医学理论与实践，1992，5（1）：33.

35. 任元芬，黄永泉，郑祖钧. 足针治疗小儿遗尿 60 例的临床观察. 针灸临床杂志，2000，16（3）：27-28.

36. 吴汉芳，杨梅，罗正启. 足部反射区按摩治疗感冒 70 例. 湖北体育科技，2000，（2）：48-50.

37. 牛承疃，柳艳杰，牛承爽. 足部反射区按摩治疗便秘 108 例. 现代中西医结合杂志，2004，13（1）：88-89.

38. 何玲. 微针疗法治百病. 北京：人民军医出版社，2005.

39. 刘公望. 针灸全书. 北京：华夏出版社，1998.

40. 石学敏. 中国针灸奇术. 天津：天津科学技术出版社，1992.

41. 陈灏珠. 实用内科学. 北京：人民卫生出版社，2000.

42. 王小艳. 运动神经元病的中医证候分布规律研究. 广州中医药大学学报，2007，（6）：41-38.

43. 刘希茹. 腕踝针与体针治疗面肌痉挛 66 例疗效观察. 中国针灸，1996，（4）：19.

44. 唐智斌，潘达. 眼针体针并用治疗面肌痉挛 50 例. 上海针灸杂志，2002，21（5）：35.

45. 李良平. 腕踝针治疗周围性面瘫 40 例临床观察. 中国针灸，2001，21（4）：199-200.

46. 马小平，葛乃贵. 耳穴埋针治疗早期面肌痉挛疗效观察. 上海针灸杂志，2009，28（10）：579-580.

47. 姜云武，汤晓云. 耳针一穴验案举隅. 云南中医中药杂志，2009，30（12）：48.

48. 梁智慧. 头针治疗眩晕症疗效观察 67 例. 中国医药指南，2007，20（8）：264-265.

49. 彭静山. 眼针疗法简介. 冶金医药情报，1989，6（4）：130-131.

50. 赵荫生. 舌针治疗法的初步应用. 新疆中医药，1986，（1）：48.

51. 张心曙，凌昌全，周庆解. 实用腕踝针疗法. 北京：人民卫生出版社，2002.

52. 中国人民解放军第 371 医院. 面针"胸乳穴"下乳初步观察. 天津医药，1975，（10）：520.

53. 尚蓉，赵珂钰，李丽红. 面针及相应背俞穴穴注治疗黧黑斑 100 例. 针灸临床杂志，2001，17（8）：19-20.

54. 马崇仁. 鼻针疗法初步小结. 江苏中医，1980，（8）：33.

55. 马登旭. 手针治疗头痛 102 例. 北京中医杂志，1988，（3）：41.

56. 张锐金，林爱珍. 手针治疗腕关节扭伤 38 例. 新中医，1979，（4）：39.

57. 李春. 第二掌骨侧生物全息诊疗法临床应用. 中医药学报，2001，29（6）：42-43.

58. 张颖清. 全息生物医学. 北京：高等教育出版社，1989.